全国高等卫生职业院校课程改革规划教材

供五年制高职临床医学、护理、助产等医学相关专业使用

案例版™

人体解剖学与组织胚胎学

主　编　傅玉峰　余　寅

副主编　罗　明　魏宏志　徐　静

编　者　(按姓氏汉语拼音排序)

　　　　成　敏(南通卫生高等职业技术学校)

　　　　陈开润(四川护理职业学院)

　　　　方　杰(曲靖医学高等专科学校)

　　　　傅玉峰(江苏护理职业学院)

　　　　李玉彬(无锡卫生高等职业技术学校)

　　　　刘　军(唐山职业技术学院)

　　　　罗　明(南昌市卫生学校)

　　　　宋先兵(安徽医学高等专科学校)

　　　　魏宏志(河套学院医学系)

　　　　席　君(南昌市卫生学校)

　　　　徐　静(雅安职业技术学院)

　　　　杨德兵(山西大同大学医学院)

　　　　余　寅(无锡卫生高等职业技术学校)

　　　　张　磊(皖西卫生职业学院)

U0200030

科学出版社

北京

内 容 简 介

本教材是全国高等卫生职业院校课程改革规划教材之一,由教学一线的多位高年资老师结合模块化课程改革和案例教学的思路编写而成,在编写过程中编者力求贯彻科学性、实用性和创新性方针,对基础知识遵循"必需""够用""实用"的原则。本书主要内容包括 15 章;结合具体内容设置了"链接"、"案例"和"考点"。全书制作了配套的课件。

本教材主要供五年制高职临床医学、护理、助产等医学相关专业使用,也可供三年制高职及中职各专业选用,同时可供教师作参考书使用。

图书在版编目(CIP)数据

人体解剖学与组织胚胎学 / 傅玉峰,余寅主编 .—北京:科学出版社,2015. 5

全国高等卫生职业院校课程改革规划教材

ISBN 978-7-03-044165-2

Ⅰ. 人… Ⅱ.①傅…②余… Ⅲ.①人体解剖学-高等职业教育-教材②人体组织学-人体胚胎学-高等职业教育-教材　Ⅳ. R32

中国版本图书馆 CIP 数据核字(2015)第 081599 号

责任编辑:张映桥　邱　波 / 责任校对:鲁　素

责任印制:赵　博 / 封面设计:范璧合

科学出版社 出版

北京东黄城根北街 16 号

邮政编码:100717

http://www.sciencep.com

北京利丰雅高长城印刷有限公司　印刷

科学出版社发行　各地新华书店经销

*

2015 年 5 月第　一　版　开本:787×1092　1/16
2018 年 1 月第三次印刷　印张:20
字数:474 000

定价:74.80 元

(如有印装质量问题,我社负责调换)

前　言

　　本教材编者均为教学一线的教师，有着多年从事五年制高职教学的经历。编者们经过充分研讨，就如何编写好本教材达成了一些共识。一是要遵循高等职业教育教学改革和课程改革的趋势，在内容上"必需"、"够用"、"实用"，努力体现科学性、实用性和创新性；二是使教材内容更好地与相关课程内容衔接，满足护士执业资格考试的需要；三是使教材更好地方便学生和教师使用，教师"好教"、学生"好学"。具体说来，力争使教材体现以下特点：

　　1. 解剖学内容和组织学内容融合编写，精简内容，突出重点，形成对人体从微观到宏观的认识。

　　2. 淡化知识的系统性，按照知识单元结构编写章节。精简临床应用中不常用的概念，减轻学习负担。如取消脉管系统概念，直接编写心血管系统和淋巴系统。

　　3. 增加内脏和心血管系统等部分的内容和课时，以满足后续临床课程学习需求。

　　4. 每一章节前编写一案例，案例取材于与本章节内容相关的临床常见病、多发病和护士执业资格考试大纲中要求掌握的病种。旨在激发学生的学习兴趣，启迪思维，引导学生科学探究，教师也可以此案例来设计教学。

　　5. 教材链接内容多取材于教材正文内容的拓展，背景知识介绍、临床常用操作以及学法指导等，旨在增强教材趣味性，也利于学生拓展知识面。

　　6. 重点章节内容有一定深度，以满足不同专业学习的需要，也有利于学有余力的同学加深和拓展，教师可根据实际授课专业的需要作适当取舍。

　　本教材的编委们力图编写出一本有自己特色的教材，但是囿于能力和水平有限，离我们的目标还有很大差距，恳请各位同行在使用教材过程中多提宝贵意见，以便我们再版时完善提高。

　　在本教材编写过程中得到了各参编院校的大力支持，在此表示感谢！

编　者

2014 年 12 月

目　　录

绪论 ……………………………………… （1）

第一章　细胞 …………………………… （7）

第二章　基本组织 ……………………… （14）
　　第一节　上皮组织 ………………… （14）
　　第二节　结缔组织 ………………… （18）
　　第三节　肌组织 …………………… （26）
　　第四节　神经组织 ………………… （27）

第三章　皮肤 …………………………… （35）
　　第一节　表皮的结构 ……………… （35）
　　第二节　皮下组织 ………………… （38）
　　第三节　皮肤的附属结构 ………… （38）

第四章　运动系统 ……………………… （42）
　　第一节　骨与骨连结 ……………… （42）
　　第二节　骨骼肌 …………………… （71）

第五章　消化系统 ……………………… （90）
　　第一节　概述 ……………………… （90）
　　第二节　消化管 …………………… （93）
　　第三节　消化腺 …………………… （107）
　　第四节　腹膜 ……………………… （112）

第六章　呼吸系统 ……………………… （116）
　　第一节　呼吸道 …………………… （116）
　　第二节　肺 ………………………… （123）
　　第三节　胸膜和纵隔 ……………… （128）

第七章　泌尿系统 ……………………… （133）
　　第一节　肾 ………………………… （134）
　　第二节　输尿管 …………………… （139）
　　第三节　膀胱 ……………………… （140）
　　第四节　尿道 ……………………… （141）

第八章　男性生殖系统 ………………… （143）
　　第一节　男性内生殖器 …………… （144）
　　第二节　男性外生殖器 …………… （148）
　　第三节　男性尿道 ………………… （150）

第九章　女性生殖系统 ………………… （152）
　　第一节　女性内生殖器 …………… （152）
　　第二节　女性外生殖器 …………… （159）
　　第三节　乳房和会阴 ……………… （160）

第十章　心血管系统 …………………… （163）

　　第一节　心血管系统概述 ………… （163）
　　第二节　心 ………………………… （164）
　　第三节　血管 ……………………… （173）

第十一章　淋巴系统 …………………… （196）
　　第一节　淋巴管道 ………………… （197）
　　第二节　淋巴组织 ………………… （199）
　　第三节　淋巴器官 ………………… （199）

第十二章　神经系统 …………………… （208）
　　第一节　神经系统总论 …………… （208）
　　第二节　中枢神经系统 …………… （209）
　　第三节　周围神经系统 …………… （231）

第十三章　内分泌系统 ………………… （248）
　　第一节　概述 ……………………… （248）
　　第二节　甲状腺 …………………… （249）
　　第三节　甲状旁腺 ………………… （250）
　　第四节　肾上腺 …………………… （251）
　　第五节　垂体 ……………………… （252）
　　第六节　松果体 …………………… （254）

第十四章　感觉器官 …………………… （255）
　　第一节　眼 ………………………… （255）
　　第二节　耳 ………………………… （261）

第十五章　胚胎发育概要 ……………… （266）
　　第一节　生殖细胞与受精 ………… （266）
　　第二节　胚泡的形成与植入 ……… （267）
　　第三节　胚层的形成与分化 ……… （269）
　　第四节　胎膜与胎盘 ……………… （271）
　　第五节　双胎、多胎和联胎 ……… （273）
　　第六节　先天性畸形 ……………… （274）

实验指导 ………………………………… （276）
　　实验一　显微镜使用和细胞结构观察
　　　　　　 ………………………………（276）
　　实验二　基本组织 ………………… （278）
　　实验三　皮肤 ……………………… （280）
　　实验四　骨 ………………………… （282）
　　实验五　骨连接 …………………… （284）
　　实验六　肌肉 ……………………… （285）
　　实验七　消化管 …………………… （288）

实验八　消化腺和腹膜 …………… （289）

实验九　消化系统微细结构 ……… （290）

实验十　呼吸系统 ………………… （292）

实验十一　呼吸系统微细结构 …… （292）

实验十二　泌尿系统 ……………… （294）

实验十三　泌尿系统微细结构 …… （295）

实验十四　男性生殖器官 ………… （295）

实验十五　女性生殖器官 ………… （296）

实验十六　生殖器官微细结构 …… （297）

实验十七　心脏 …………………… （298）

实验十八　血管 …………………… （299）

实验十九　淋巴系统 ……………… （302）

实验二十　中枢神经系统 ………… （303）

实验二十一　周围神经系统 ……… （304）

实验二十二　内分泌系统 ………… （305）

实验二十三　感觉器官 …………… （306）

实验二十四　胚胎发育概要 ……… （306）

参考文献 ………………………… （308）

人体解剖学与组织胚胎学教学大纲…… （309）

绪 论

一、人体解剖学与组织胚胎学研究的内容

人体解剖学与组织胚胎学是研究正常人体形态结构及个体发生发育规律的科学,是包含人体解剖学、组织学和胚胎学等内容的一门重要的医学基础课程。**人体解剖学**(human anatomy)是研究正常人体形态结构的科学。从功能相关性的角度对正常人体形态结构进行描述和研究的学科,称为系统解剖学;在系统解剖学的基础上研究正常人体局部层次结构的学科,即为局部解剖学。**组织学**(histology)是主要借助各种显微镜研究正常人体的微细结构及其相关功能的科学,其研究内容主要是细胞、组织和器官的微细结构。随着现代科学技术水平的突飞猛进,对人体微细结构的研究已经越来越深入,但是人体仍然有很多"奥秘"亟待人们去探索。**胚胎学**(embryology)是研究男女两性生殖细胞结合及新个体发生发育规律的科学。

📚 链 接

人体解剖学与组织胚胎学发展简史

人体解剖学是在漫长的历史实践中发展起来的。西方国家的解剖学记载历史,是从古希腊名医希波克拉底(Hippocrates,公元前 460~前 377 年)开始。古罗马医学权威和解剖学家盖伦(Galen,130~200年)总结前人的资料并用自己的观察充实了解剖学,写了许多医学著作。文艺复兴时期比利时著名医生维扎里(Vesalius,1514~1564 年)亲自解剖人的尸体,于 1543 年出版了经典著作《人体的构造》,奠定了现代解剖学基础。我国的解剖学发展,在春秋战国时期的《黄帝内经》(公元前 300~前 200 年)中就已经有解剖学的记载。汉代,名医华佗将麻醉剂用于剖腹手术中;宋代,王惟一铸铜人、宋慈著《洗冤录》;清代,名医王清任著《医林改错》。这些都说明了解剖学在我国有着悠久的发展史。

组织胚胎学的发展是随着科学技术的进步而逐步发展起来的。意大利组织学家 M. Malpighi(1628~1694 年)于 1661 年用显微镜发现了毛细血管,真正完成了全部血液循环线路的发现,创立了组织学的开端;英国人 R. Hooke(1635~1703 年)于 1665 年发现了"细胞"(cella);瑞士组织学家 A. Kolliker 将组织分为四类;德国学者 M・J・Schleiden(1804~1881 年)和 T・Schwann(1810~1882 年)创立细胞学说,推动了组织学的发展。

二、学习人体解剖学与组织胚胎学的重要意义

从人体解剖学与组织胚胎学的研究内容我们不难看出,学好人体解剖学与组织胚胎学对于医学生很重要。只有在掌握正常人体形态结构及个体发生发育规律的基础上,才能正确理解人的生理现象和病理发展过程,判断人体的正常与异常,区别生理和病理的状态,才能有效采取防病、治病、护理措施;也只有学好这门课,才能学好后续的医学课程。据统计,医学中1/3以上的名词来自人体解剖学与组织胚胎学。恩格斯说:"**没有解剖学就没有医学。**"所以,人体解剖学与组织胚胎学是神圣医学殿堂的"基石",是一门重要的医学基础必修课。

三、学习人体解剖学与组织胚胎学的一些方法

人体解剖学与组织胚胎学的研究内容看起来纷繁复杂,需要记忆的知识较多。刚开始学习时,许多医学生都会感到"头疼",容易产生畏惧心理。其实这门课程与其他医学课程一样

都有其自身的学习规律性,只要我们遵循学习认知的一般规律,结合自己的特点,找到符合自己的行之有效的学习方法,慢慢形成医学的思维方式,一定会收到"事半功倍"的学习效果。下面介绍的一些学习观点、方法是经过长期的学习实践总结出来的,可以供同学们学习借鉴。

(一) 人体的结构与功能相互影响

结构和功能是人体相互联系的两个方面,形态结构是功能活动的物质基础,功能活动是形态结构的运动形式,如果形态结构发生变化,就会导致功能活动的改变。例如人体的运动往往伴随着肌肉的收缩,肌肉之所以具有收缩功能是因为人体参与运动的骨骼肌主要由骨骼肌细胞组成,而骨骼肌细胞具有收缩的结构。如果一些因素导致了肌肉损伤,就会表现出人体运动功能的障碍。如果人体功能长期改变,又会逐渐引起形态结构发生变化。例如,长期的体育锻炼能强化肌肉的功能,可使人体肌肉形态结构发生改变而显得粗大发达;长期卧床的病人,由于肌肉的功能长期减退,可导致人体肌肉形态结构发生改变而萎缩。

可见,人体的形态结构和功能紧密相关,并相互影响,简单地说就是"结构决定功能,功能影响结构"。临床上疾病的表现,往往伴随着患者身体形态结构和(或)功能的改变,我们既可以通过形态结构的改变来分析判断病情,也可以通过功能的异常表现寻找病情的线索。

(二) 局部和整体结构功能密切联系

人体各个器官有其自身的结构和功能,这些各自不同的功能并不是孤立的局部活动,而是整体活动的组成部分。各器官之间、器官与系统之间、系统与系统之间的活动都是互相联系、互相制约、互相影响的。并且在神经、体液的调节下,有机统一地完成人体的一些生理功能。例如人体的消化道有很多部分组成,口腔、咽、食管、小肠、大肠等,每一个部分形态结构不同,局部功能差别也很大,但是在神经体液的调节下,统一协调一致地完成人体的消化和吸收功能。如果其中一个或一些器官的形态结构发生病变就会引起局部功能障碍,而任何一个局部的功能障碍又会引起消化系统整体功能的异常。在临床工作中,针对复杂的消化系统疾病,我们要善于通过分析病情的特点,结合消化道组成局部结构及功能的差异去判断出病因。

学习人体解剖学和组织胚胎学是从个别器官入手,但必须注意整体意识的培养,因各个器官、系统的功能并不是孤立的局部活动,而是整体活动的组成部分。因此,应在学习中确立局部与整体统一的观点,从整体的角度更好地来理解局部的形态结构以及它们之间复杂的功能联系。

(三) 进化发展和环境影响结构与功能

达尔文进化论表明,人类是由古猿经长期进化而来的,在形态结构上还保留着灵长类哺乳动物的特点,如身体两侧对称,体腔被分成胸腔和腹腔等,以及人体出现一些变异、畸形、发育不全或返祖现象。现代人类劳动、语言、思维等功能的形成和完善,使得其形态结构也在不断地发展和变化,经历了从低级到高级、从简单到复杂的演变过程。这为我们研究和理解人体的形态结构和功能提供了诸多方法。可以通过一些动物实验探究人体的奥秘,例如我们可以通过解剖动物的心脏去学习研究心脏的形态结构和功能。当然,这种研究必须是符合国家动物保护等有关的法律法规的要求。

人生活于外环境之中,需要和外界环境进行物质交换,摄入物质、排出废物。因此,外环境的变化会直接或间接影响人体,人体也通过自身的调节机制,不断调节自身活动,以适应环境的变化,促进身体健康。

(四) 理论学习与实践研究紧密结合

学习人体解剖学与组织胚胎学的目的在于为后续的医学课程学习做好准备,也在于为今后临床实践应用奠定基础。因此,在学习的过程中要注意主动的用所学理论来指导实践,通过实践来验证理论,积极思考,仔细观察,在理解的基础上去记忆,通过理论和实践的反复结合把书本的知识转化为自己的知识。通过实验课学习尤其重要,要加强实物直观学习,通过观察尸体、大体标本、模型、组织切片、图谱、多媒体课件等,对临床上看得见、听得到、摸得着、用得上的解剖学知识要在自身活体上反复触摸,准确定位,通过对照、比较、综合分析,牢牢把握。人体解剖学与组织胚胎学研究的是正常的人体结构,自己就是最好的教科书和活的图谱。同时,还要多读些参考书籍,拓宽知识面;参与研究性学习,活跃思路。

　　需要注意的是人体解剖学与组织胚胎学的名词多,记忆大量名词是学习人体解剖学和组织胚胎学的特点,也是初学者的难点。合理地利用一些记忆技巧能达到事半功倍的效果。如加强在标本、模型和活体上直观辨认;结合生活、临床实例在理解基础上的记忆;编出记忆口诀和顺口溜等都可以增强记忆。

四、人体的组成和分部

(一) 人体的组成

考点:人体的组成

　　构成人体的基本结构和功能单位是**细胞**(cell)。人体细胞大小不一,形态多样,功能各异。许多形态相似、功能相近的细胞和细胞间质组合在一起构成**组织**(tissue)。人体的基本组织有上皮组织、结缔组织、肌组织和神经组织四类。几种不同的组织按照一定的规律组合,构成具有一定形态并能完成一定生理功能的**器官**(organ),如肝、肺、肾、心等。一些功能相关的器官联系在一起,共同完成人体某种生理功能,构成**系统**(system)。人体有运动、消化、呼吸,泌尿,生殖、心血管、淋巴、神经、内分泌系统以及感觉器官共十大系统。其中消化系统、呼吸系统、泌尿系统和生殖系统的大部分器官都位于体腔内,并借一定的孔道与外界直接或者间接相通,总称**内脏**。各系统在神经-体液的调节下,形成一个完整统一的有机体,以进行正常的生理功能活动。

(二) 人体的分部

　　人体按外部形态可区分为**头**部、**颈**部、**躯干**和**四肢**四部分。头部又分为前部的面和后部的颅。颈部可分为前部的颈和后部的项。躯干部分为胸部、腹部、盆部、会阴部、背部,背的下部为腰部。四肢分为上肢和下肢,上肢又分肩部、臂部、前臂部和手,下肢又分臀部、大腿部、小腿部和足。

五、解剖学姿势和常用术语

　　为了正确描述人体各器官的位置关系和形态结构,有利于交流和沟通,有必要约定统一标准,规范用语。因此,解剖学统一规定了解剖学姿势、方位、轴和面等术语。

(一) 解剖学姿势

考点:解剖学姿势和方位术语

　　解剖学姿势(anatomical position)是指身体直立,两眼向前平视,上肢下垂于躯干两侧,手掌向前,下肢并拢,足尖向前(图绪-1)。解剖学姿势是用以描述人体结构之间位置关系的特定标准姿势。在描述时,不管所描述的标本、模型、人体局部或病人处于俯卧位、仰卧位、横位或倒置,都必须以解剖学姿势为标准进行描述。

(二) 方位术语

　　方位术语是按解剖学姿势来描述人体结构位置关系的用语。位置关系的确定是相对的。常用方位术语有:

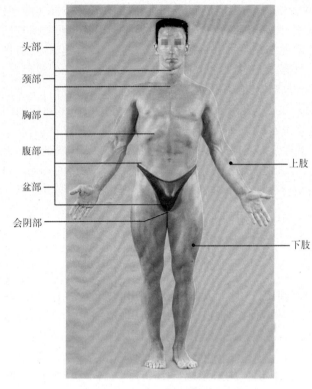

头部

颈部

胸部

腹部

盆部

会阴部

上肢

下肢

图绪-1　人体解剖学姿势

1. **上和下**　是描述人体结构部位高低关系的用语,近头顶者为**上**(superior),近足底者为**下**(inferior)。如鼻位于口之**上**,而位于眼之**下**。

2. **前和后**　近腹侧面者为**前**(anterior),近背侧面者为**后**(posterior)。前、后也可分别称**腹侧**和**背侧**。如心脏的表面靠近腹侧面有前室间沟,靠近背侧面有后室间沟。

3. **内侧和外侧**　以人体正中面为准,相对的位置关系时,靠近正中面者称**内侧**(medial),远离正中面者为**外侧**(lateral)。如心脏和左肺的关系,心脏在内侧,左肺在外侧。在前臂,常将内侧称**尺侧**,外侧称**桡侧**。在小腿,常将内侧称**胫侧**,外侧称**腓侧**。

4. **内和外**　用于描述空腔器官的位置关系,在腔内或近腔者为**内**(internal),在腔外或远离内腔为**外**(external)。如舌在口腔内,心在心包腔外。

5. **浅和深**　用于描述内部结构与体表的位置关系,凡近体表者称**浅**(superficial),远离体表者称**深**(profundal)。如浅静脉位置比较表浅,靠近体表,而深静脉远离体表,位置比较深。

6. **近侧与远侧**　用于描述四肢,靠近与躯体附着点为**近侧**(proximal),远离与躯体附着点为**远侧**(distal)。如肘关节位于肩关节的远侧,但是位于腕关节的近侧。

左右也时常用作方位术语,如左上肢、右上肢等。需要注意的是,左和右是以被观察者自身的左右为标准,而不是以观察者的左右为标准。

(三)轴

轴是假想的贯通人体的互相垂直的直线。人体有垂直轴、矢状轴、冠状轴三条互相垂直的轴。可以用轴组成的坐标来确定人体外部和内部各种结构的形态和位置,也可以用这些轴来描述关节的运动(图绪-2)。

1. **垂直轴**　上下方向,与地面垂直且和人体长轴平行的轴,称**垂直轴**。

2. **矢状轴**　前后方向,与地面平行且与人体长轴垂直的轴,称**矢状轴**。

3. **冠状轴**　左右方向,与地面平行且垂直于矢状轴和垂直轴的轴,称**冠状轴**。

(四)面

人体有相互垂直的三个切面,可以用来描述人体内部的形态结构。(图绪-2)

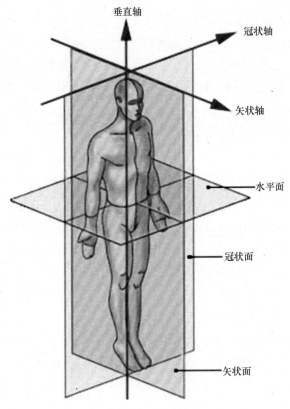

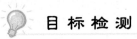

图绪-2　人体轴和面

1. **矢状面**　沿矢状轴将人体分成左、右两部分的切面,称**矢状面**。其中,通过人体正中线的矢状面,称**正中矢状面**,它将人体分成对称的两半。

2. **冠状面**　沿冠状轴将人体分成前、后两部分的切面,称**冠状面**,又称**额状面**。

3. **水平面**　与地面平行将人体分为上下两部分的切面,称**水平面**,又称**横断面**。若以器官本身为准,垂直其长轴的切面称横切面,平行于长轴的切面统称**纵切面**。

六、人体的变异和畸形

人体解剖学与组织胚胎学是研究正常人体的形态结构及个体发生发育规律的科学。这里所说的"正常"指的是根据中国人体质调查资料,在统计学上占优势的形态结构,都称为正常。但是我们也经常见到一些人局部的形态结构、位置、大小等与我们学习的正常情况不完全相同,但与正常值比较接近,且不影响其生理功能,称为**变异**。若超出一般的变异范围,统计学上出现的概率极低,并在一定程度上影响其生理功能,称为异常或**畸形**。

目 标 检 测

一、名词解释

1. 组织
2. 器官
3. 系统
4. 正中矢状面
5. 内脏

二、填空题

1. 人体解剖学与组织胚胎学是研究_____及_____以及_____的科学。

2. 人体的基本组织有_____、_____、__和_____四类。

3. 人体有_____、_____、_____、_____、_____、_____、_____、_____、_____以及_____等十大系统。

4. 人体按外部形态可区分为_____、_____、
   _____和_____四部分。

5. 解剖学姿势是用以描述_____的特定标准
   姿势。

6. 人体有_____、_____、_____等三条互
   相垂直的轴。

三、A 型选择题

1. 用于描述空腔器官的位置关系的方位术语
   是(　　)
   A. 上、下　　　　　　B. 前、后
   C. 内侧、外侧　　　　D. 浅、深
   E. 内、外

2. 与地面平行将人体分为上下两部分的切面是
   (　　)

A. 矢状面　　　　　　B. 冠状面
C. 水平面　　　　　　D. 额状面
E. 纵切面

3. 不属于内脏的是(　　)
   A. 消化系统　　　　　B. 呼吸系统
   C. 泌尿系统　　　　　D. 生殖系统
   E. 心血管系统

四、问答题

1. 请结合自身说出人体各部分名称。

2. 说出并做出解剖学姿势。

3. 试述方位术语的中英文名称。

4. 请用方位术语描述人体头部结构之间的位置
   关系。

（傅玉峰）

第一章 细 胞

某男,32 岁,建筑工人,三年前赴南非劳务输出。期间与当地女性有不洁性关系史。回国后去医院做体格检查,发现血清抗 HIV 阳性,说明该男子感染艾滋病病毒,成为艾滋病病毒携带者。

问题:1. 艾滋病病毒主要感染人体哪些细胞?

2. 细胞人体有哪些结构?各有什么功能?

细胞(cell)是人体结构和功能的基本单位。除病毒外,一切生物体不论其结构简单还是复杂,均由细胞构成。如果将人体比喻成高楼大厦,那么细胞就是其中的一砖一瓦。因此要想全面深入地了解人体的奥秘,就必须从认识细胞开始。

链 接

细胞的发现与细胞学说

1665 年英国物理学家罗伯特·胡克将树皮切成薄片,放在自制的显微镜下观察,发现有许多蜂窝状结构,胡克把它称为"细胞"。实际上,当时胡克看到的结构是只剩下细胞壁的死细胞。胡克的这一伟大发现使人类对生物体结构的认识进入到了细胞水平。

19 世纪 30 年代,随着科技的进步及显微镜技术的发展,德国植物学家施来登和动物学家施旺创立了细胞学说。该学说指出,一切动植物都是由细胞构成的,细胞是生命的基本单位,新细胞是从原细胞分裂来的。这为达尔文进化论奠定了基础,被恩格斯称为 19 世纪自然科学的三大发现。

一、细胞形态

人体由数以亿计的细胞组成,细胞大小不一,一般都要借助显微镜才能观察到。人体内多数细胞的直径为 $6 \sim 30\ \mu m$($1mm = 1000 \mu m$, $1 \mu m = 1000nm$)。细胞的形态与其生理功能和所处的部位密切相关,如具有接受刺激、传导冲动的神经细胞有很多细长突起;流动的血细胞多数呈球形;紧密排列的上皮细胞呈立方形、柱状和扁平形等(图 1-1)。

二、细胞的结构

人体细胞尽管各式各样,但有共同的基本结构。细胞经过染色,在光学显微镜(light microscope)下(以下简称光镜)观察,可见细胞分为**细胞膜**、**细胞质**和**细胞核**三部分。最常用的染色方法是 HE 染色。在电子显微镜(electron microscope)下(以下简称电镜),则又可将细胞分为膜相结构和非膜相结构(图 1-2)。

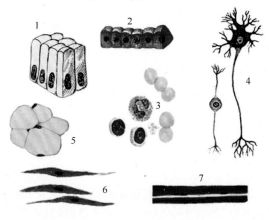

图 1-1 人体各种形态的细胞

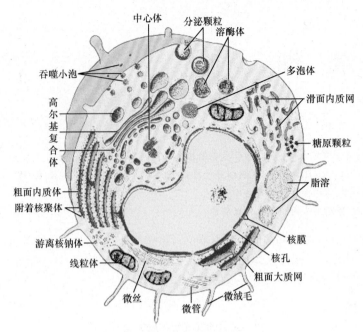

图 1-2　电镜下的细胞结构示意图

链 接

HE 染色

苏木精-伊红染色法（hematoxylin-eosin staining），简称 HE 染色法，是石蜡切片技术里常用的染色法之一。苏木精染色液为碱性，主要使细胞核内的染色质与胞质内的核糖体着紫蓝色；伊红为酸性染料，主要使细胞质和细胞外基质中的成分着红色。HE 染色法是组织学、胚胎学、病理学教学与科研中最基本、使用最广泛的技术方法。

（一）细胞膜

考点：单位膜
的概念

细胞膜（cell membrane）是细胞表面的一层薄膜，又称质膜。在光镜下呈一条致密的细线。在电镜下观察，细胞膜呈现出"两暗夹一明"的三层结构，即内、外两层深色的致密层和中间一层浅色的疏松层，总厚度为 7.5～10.5nm。一般将这样三层结构的膜称为单位膜（unit membrane）（图 1-3）。

细胞膜的化学成分主要是脂质、蛋白质和少量糖类。这些物质分子是如何组装成细胞膜结构的呢？1972 年，Singer 和 Nicholson 提出了液态镶嵌模型学说（图 1-4），该学说认为细胞膜主要由脂质双分子层和嵌入的球状蛋白质构成，并认为脂质分子呈液态，嵌入的蛋白质可做横位移动。液态镶嵌模型显示膜有两个特性：流动性和不对称性。这一结构使细胞膜能完成各种生理功能。

细胞膜不仅维持细胞结构的完整，而且在细胞与周围环境进行物质交换中起重要作用，可以调节和促进细胞的生理功能及物质代谢活动。

链 接

细胞外被

细胞外被又称糖萼，指覆盖在细胞质膜表面的一层黏多糖物质，它与膜蛋白或膜脂结合形成糖蛋白或糖脂。细胞外被是细胞表面结构的重要组成部分，在细胞识别、通讯联络、免疫应答等方面起着重要的作用。如人红细胞表面的 ABO 血型抗原，就是膜上的一种糖脂。血型的差异主要是糖脂中的糖链部分一个糖基的差异,A 型血的糖链末端为 N-乙酰半乳糖,B 型血为半乳糖,AB 型两种糖基都有,O 型血则缺少这两种糖基。

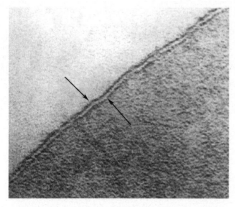

图 1-3 单位膜示意图

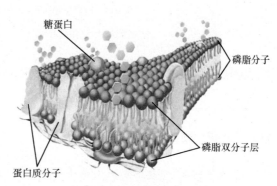

图 1-4 细胞膜液态镶嵌模型示意图

(二) 细胞质

考点:细胞质中主要细胞器的功能

细胞质(cytoplasm)位于细胞膜与细胞核之间,是细胞完成各种生命活动的场所。包括基质、内含物和细胞器三部分。

1. 基质 基质是细胞内无定型而半透明的胶状物,主要含有水、无机盐、脂质、糖类、蛋白质、氨基酸和核苷酸等,许多蛋白质是有特定催化剂功能的酶。基质是细胞进行多种物质代谢的重要场所,也为细胞器提供必需的环境。

2. 内含物 内含物是细胞质中具有一定形态的代谢产物或储备的营养物质,如糖原、脂滴、色素及分泌颗粒等。数量随细胞生理状态改变而改变。

3. 细胞器 细胞器是细胞质中具有特定形态和功能的结构,包括光镜下见到的线粒体、高尔基复合体、中心体等,以及只有在电镜下才可见的内质网、核糖体、溶酶体及细胞骨架(微管、微丝和中间丝)等细胞器(图 1-2)。若把细胞内部比作是一个繁忙的工厂,那么细胞器就是忙碌不停的"车间",承载着细胞的生长、维持、修复和控制等方面的功能。表 1-1 示细胞质中各种细胞器的结构与功能。

表 1-1 细胞质内细胞器的形态结构与功能

细胞器	形态结构	功能
核糖体	由 RNA 和蛋白质构成的没有被膜的致密小颗粒	蛋白质合成场所
内质网	粗面内质网(有核糖体附着)滑面内质网	合成和输送蛋白质与合成类固醇激素、解毒、糖、脂代谢有关
高尔基体	由小泡、扁平囊和大泡构成	对蛋白质进行加工、浓缩,形成分泌颗粒或溶酶体
溶酶体	内含丰富酸性水解酶的膜性微小颗粒	消化分解细胞质内衰老的细胞器或被细胞吞噬的异物(如细菌)
过氧化物酶体(微体)	单位膜包裹的内含过氧化氢酶的囊泡状小体	保护细胞

续表

细胞器	形态结构	功能
线粒体	杆状、线状或粒状，双层单位膜围成，外膜有孔，内膜折叠成嵴，含多种酶	对营养物质进行氧化，合成三磷酸腺苷（ATP），为细胞提供能量
细胞骨架	包括微管、微丝、中间纤维	维持细胞的特定形态，参与细胞运动和细胞分裂等
中心体	由中心粒和中心球组成，中心粒是一对互相垂直的短筒状小体	参与细胞分裂

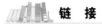
链　接

线粒体与寿命

　　线粒体为细胞活动提供能量，被称作"供能站"。研究表明，线粒体与人类的生老病死密切相关。人们一日三餐饮食中的糖、脂质与蛋白质，在细胞线粒体内经生物氧化产生能量，供生理活动所需。当线粒体受到损伤时，就无法为细胞代谢供应能量，人类疾病多与线粒体损伤有关，例如老年糖尿病、帕金森病、心脑血管疾病等，都与线粒体损伤有关。线粒体如同汽车的发动机，维护得当，可以多年不坏；维护不好则很快不能工作。同样道理，要想延年益寿，就必须维护好线粒体，避免暴饮暴食、超负荷运动和过度劳累，否则线粒体会受到损伤，很难得到有效恢复。有关线粒体研究已经表明，随着生命科学的不断发展，今后人们活到 150 岁不再是梦。

（三）细胞核

考点：细胞核结构与功能

　　细胞核（nuclear）是细胞遗传信息贮存、复制和转录的场所，是细胞生命活动的控制中心。人体内的细胞除成熟的红细胞外都有细胞核，多数为一个，少数有两个或多个细胞核。细胞核的形态多呈圆形、卵圆形或杆状，少数为不规则形（如分叶核、马蹄形核等）。细胞核的结构包括核膜、核仁、染色质和核基质四部分（图 1-5）。

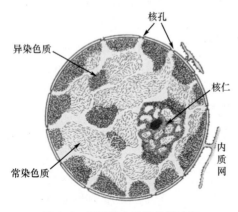

图 1-5　细胞核立体结构模式图

　　1. 核膜　是细胞核表面的一层薄膜，对核内物质起保护作用。电镜下，核膜由内、外两层单位膜构成，两层膜之间有间隙称核周隙。外层核膜表面附有核糖体，并与内质网膜延续，因此核周隙与内质网腔相通。核膜上有许多小孔，称核孔，是细胞核和细胞质之间进行物质交换的通道。

　　2. 核仁　光镜下，核仁呈圆形或椭圆形，一般为 1~2 个，常偏于核的一侧。电镜下，核仁主要由细丝和颗粒构成，外无膜包被。核仁的化学成分主要是蛋白质与核糖核酸（RNA），其功能是参与核糖体的形成。

　　3. 染色质与染色体　染色质是光镜下所见到的易被碱性染料着色的物质。电镜下，染色质呈细丝状结构，其化学成分主要是 DNA 和蛋白质。DNA 是人体细胞遗传的物质基础。在细胞分裂期，染色质细丝螺旋化，盘曲缠绕成一条条粗棒状的结构，即染色体。所以染色质与染色体是同一物质在细胞不同时期的两种表现形式。

　　各种生物的染色体数目恒定，正常人体细胞有 46 条染色体，组成 23 对（图 1-6）。其中 22

对为常染色体,其形态在男、女性都一样;另一对为性染色体,决定人类的性别,在男性为 XY,在女性为 XX。每条染色体由两条纵向排列的染色单体构成,它们借着丝粒相连接。从着丝粒向两端伸出染色体臂,着丝粒的位置决定了染色体的形态。染色体是遗传物质的载体。

4. 核基质　核基质是无定型胶状物质,为核内代谢活动提供了适宜的环境。其组成除含有水、蛋白质和无机盐外,还有由酸性蛋白构成的核内骨架,对细胞核起支架作用。

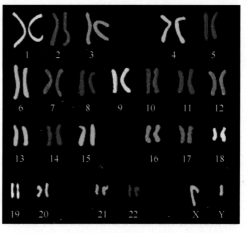

图 1-6　染色体形态结构和类型示意图

三、细 胞 增 殖

细胞增殖是细胞生命活动的特征之一,是细胞通过生长和分裂使数目增加的过程。人体的生长发育、细胞更新和损伤后的修复等均是细胞分裂增殖补充的结果。生物细胞分裂方式有三种:无丝分裂、有丝分裂和减数分裂。人体的体细胞以有丝分裂方式为主。

(一) 细胞周期的概念

考点:细胞周期的概念

细胞分裂是有周期性的,即细胞周期,是指连续分裂的细胞从上一次细胞分裂结束开始,到下一次细胞分裂结束为止所经历的增殖过程。整个细胞周期可分为分裂间期和分裂期两个阶段。分裂间期以细胞核内 DNA 合成为中心,可分为 DNA 合成前期(G_1 期)、DNA 合成期(S 期)和 DNA 合成后期(G_2 期);分裂期(M 期)根据染色体的形成和变化过程可分为前、中、后、末四个时期(图 1-7)。

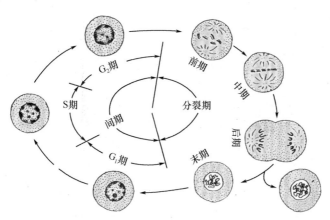

图 1-7　细胞周期示意图

(二) 细胞周期的特点

1. G_1 期　G_1 期是从上一次细胞分裂完成到 DNA 开始复制的时期。此期的特点是物质代谢活跃,RNA 和蛋白质合成迅速,细胞体积显著增大。这一期的主要意义在于为下阶段 S 期的 DNA 复制做好物质和能量的准备。

2. S 期　此期的特点是:DNA 复制,使细胞内 DNA 的含量增加一倍。从 G_1 期进入 S 期是细胞周期的关键时刻,DNA 的复制一旦开始,细胞增殖活动就会进行下去,直到分成两个子细胞。若在此期干扰细胞的 DNA 复制,则会引起细胞变异和分裂异常。

3. G$_2$期   此期的特点是 DNA 合成终止,但是还有少量 RNA、蛋白质的合成,特别是微管蛋白的合成,为分裂期纺锤丝微管的组装做好进一步的物质准备。

4. M 期   此期最明显的变化是细胞核中染色体的变化。根据形态变化,人为地将分裂期分为前、中、后、末四个时期。

(1) 前期:首先核内染色质通过螺旋化和折叠缩短变粗,形成有明显形态结构的染色体;细胞核膨大,核膜、核仁逐渐消失;已复制好的两对中心粒向两极移动,中间以纺锤丝相连,形成一个梭形纺锤体。

(2) 中期:每条染色体已纵裂为两条染色单体,两条染色单体在着丝粒处相连;中心粒已到达两极,纺锤丝与每个染色体着丝粒相连;在纺锤丝的牵引下,染色体排列在细胞中央的赤道板上。中期染色体的形态结构最清晰、典型,便于观察。

(3) 后期:染色体上的着丝粒纵裂,一分为二,原来连接在同一着丝粒上的两条染色单体也随之分开,成为两条子染色体。借纺锤丝的牵引,两组数目、形态结构相同的染色体分别移向两极。

(4) 末期:染色体到达两极后就解旋,逐渐恢复成间期松散的染色质;纺锤丝逐渐消失,核仁和核膜重新出现,形成两个新的细胞核。与此同时,细胞膜在中部向内凹陷,将细胞质分割成两等分,形成两个子细胞。

细胞周期是一个连续的动态过程,相互联系不可分割。在细胞周期中,分裂间期的主要生理意义是合成 DNA,复制两套遗传信息;而分裂期的主要生理意义是通过染色体的形成、分裂和移动,将两套遗传信息准确地分配到两个子细胞中,使子细胞具有与母细胞完全相同的遗传信息,保持遗传的稳定性和特异性。若某个阶段受到干扰,细胞增殖则发生障碍。

📚 **链 接**

抗肿瘤药

抗肿瘤药能抑制恶性肿瘤细胞的生长,主要原理为肿瘤细胞生长速度快、细胞周期短,抗肿瘤药阻滞其中一期或多期,使肿瘤细胞的细胞周期延长,生长缓慢,达到治疗目的。但在抑制恶性肿瘤细胞生长的同时,人体内一些分裂速度快细胞周期短的正常细胞如骨髓造血细胞和毛囊细胞等也受到抑制,从而引起骨髓抑制和脱发等副作用。

💡 **目 标 检 测**

一、名词解释

1. 单位膜   2. 细胞器   3. 染色质

4. 细胞周期

二、填空题

1. 光镜下细胞结构可分为_____、_____和_____三部分,在电镜下,则又可将细胞分为_____和_____。

2. 细胞膜在电镜下的三层结构总称为_____。

3. 主要的细胞器有_____、_____、_____、_____、_____、_____。

4. 提供能量的细胞器是_____,合成蛋白质的细胞器是_____,参与细胞分泌功能的细胞器是_____,参与细胞消化活动的细胞器是_____。

5. 遗传物质的载体是_____,它存在的部位是_____。

6. 细胞周期分为_____和_____阶段。

三、A 型选择题

1. 细胞膜的化学成分主要有( )
   A. 水和无机盐   B. 蛋白质与核酸
   C. 糖类与脂质
   D. 脂质、蛋白质和核酸
   E. 酶与维生素

2. 不属于细胞器的结构是( )
   A. 溶酶体   B. 中心体
   C. 线粒体   D. 糖原
   E. 内质网

3. 内含许多酶,可以促使物质氧化并释放能量的细胞器是( )

A. 溶酶体　　　　　B. 中心体

C. 线粒体　　　　　D. 高尔基复合体

E. 内质网

4. 细胞内合成蛋白质的场所在(　　　)

A. 核糖体　　　　　B. 内质网

C. 高尔基复合体　　D. 细胞核

E. 线粒体

5. 高尔基复合体的主要功能是参与(　　　)

A. 蛋白质的合成　　B. 蛋白质加工

C. 蛋白质消化　　　D. 能量转化

E. 支持作用

6. 染色质的主要化学成分是(　　　)

A. DNA 和 RNA　　　B. DNA 和蛋白质

C. RNA 和蛋白质　　D. DNA 和糖类

E. RNA 和糖类

7. 染色质的复制发生在细胞周期的哪个期(　　　)

A. G_1 期　　　　　B. G_2 期

C. S 期　　　　　　D. 前期

E. 后期

8. 在细胞周期中,哪一个时期最适合观察染色体的形态结构(　　　)

A. 间期　　　　　　B. 前期

C. 中期　　　　　　D. 后期

E. 末期

四、问答题

1. 简述细胞内主要细胞器的功能。

2. 试述细胞分裂间期和分裂期的重要意义。

（余　寅）

第二章 基本组织

案例 2-1

某患者,男性,36岁。因骑摩托车摔伤前来就诊。体格检查:患者神志清楚,呼吸、脉搏、体温及血压正常。右大腿前中部见大片血迹,立即剪开右侧裤腿,发现右大腿前正中有 5cm 的伤口,出血不止。经过皮肤消毒、局部清创、充分止血、缝合、包扎等处理,并给予抗菌类药物预防感染等治疗,痊愈出院。

问题: 在伤口修复中有哪些组织细胞参与? 各有什么功能?

组织由形态与功能相似的细胞和细胞间质构成。根据人体组织的结构和功能特点,可将其分为上皮组织、结缔组织、肌组织和神经组织,这四类组织是构成人体各器官的基本成分,总称**基本组织**。

第一节 上皮组织

考点:上皮组织的结构特点及分类

上皮组织(epithelial tissue)是由大量排列紧密的上皮细胞和少量细胞间质所构成。其结构特点是:① 细胞数量多且排列紧密,细胞间质少。② 上皮细胞呈极性分布,即一面朝向身体表面或有腔器官的腔面,称游离面;与其相对的一面朝向深部的结缔组织,称基底面。③ 上皮组织一般没有血管,其营养来自深部的结缔组织,但常有丰富的神经末梢。

根据结构和功能的不同,上皮组织分为被覆上皮、腺上皮和特殊上皮三大类。一般所说的上皮是指被覆上皮。上皮组织具有保护、吸收、分泌、排泄和感觉等功能。

一、被覆上皮

考点:各类被覆上皮的结构、功能特点与分布

被覆于人的体表或衬贴于体腔及有腔器官腔面的上皮,称被覆上皮(covering epithelium)。按细胞的形态和排列的层数不同,被覆上皮可分为以下几类(表 2-1)。

表 2-1 被覆上皮的类型及主要分布

被覆上皮	类型	主要分布
单层上皮	单层扁平上皮	心、血管和淋巴管的腔面,胸膜、心包膜和腹膜的表面
	单层立方上皮	肾小管、甲状腺滤泡等
	单层柱状上皮	胃、肠、胆囊、输卵管和子宫等的腔面
	假复层纤毛柱状上皮	气管、支气管等呼吸道的腔面
复层上皮	复层扁平上皮	未角化型:口腔、食管和阴道等的腔面
		角化型:皮肤表皮
	变移上皮	肾盂、输尿管和膀胱等的腔面

1. 单层扁平上皮 又称单层鳞状上皮,由一层扁平形细胞紧密排列而成(图 2-1)。从表面看,细胞呈多边形,似鱼鳞状;从侧面看,细胞连成线状,细胞扁薄,核椭圆形,位于细胞中央,胞质少。单层扁平上皮分布较广,衬于心、血管和淋巴管腔面的单层扁平上皮,称**内皮**

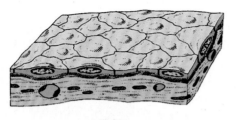

模式图

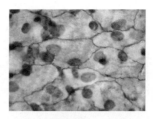

光镜图

图 2-1 单层扁平上皮

（endothelium），内皮薄而光滑，有利于液体的流动和物质交换；构成胸膜、腹膜和心包膜表面的单层扁平上皮，称**间皮**（mesothelium）。间皮光滑湿润，可减少器官活动时的摩擦。另外单层扁平上皮还参与构成肺泡壁和肾小囊壁等。

2. 单层立方上皮 由一层立方形细胞紧密排列而成（图 2-2）。从表面看，细胞呈多边形；从侧面看，细胞呈立方形，核圆形，位于中央。这类上皮主要分布于小叶间胆管、甲状腺滤泡、肾小管等处，具有分泌、吸收和排泄功能。

3. 单层柱状上皮 由一层棱柱状细胞紧密排列而成（图 2-3）。从侧面看，细胞呈柱状，核长椭圆形，位于细胞的基底部。这类上皮主要分布于胃、肠、胆囊、子宫和输卵管等器官的腔面，具有吸收和分泌的功能。在肠道内表面的单层柱状上皮细胞间还有许多散在的杯状细胞，它形似高脚酒杯，能分泌黏液，有润滑和保护上皮的作用。

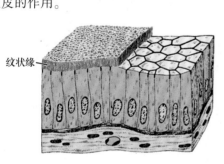

模式图

光镜图

图 2-2 单层立方上皮

纹状缘

模式图

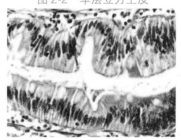

光镜图

图 2-3 单层柱状上皮模式图

4. 假复层纤毛柱状上皮 由一层高矮不等、形态不同的细胞紧密排列而成（图 2-4）。从侧面看，各细胞核并不排列在同一平面上，外观似多层，但所有细胞的基底面都附着于基膜上，实际上只有一层细胞，故称假复层。这类上皮主要分布于呼吸道的内表面，由于此上皮内夹有杯状细胞，可分泌黏液，并且上皮细胞游离面有纤毛，能做节律性摆动，将黏液连同粘附的尘粒、细菌等推向咽部，故起到清洁保护作用。

5. 复层扁平上皮 又称复层鳞状上皮，由多层细胞紧密排列而成（图 2-5）。从侧面看，表面为数层扁平鳞状细胞，中间为数层多边形细胞，基底为一层矮柱状或立方形细胞，并附着

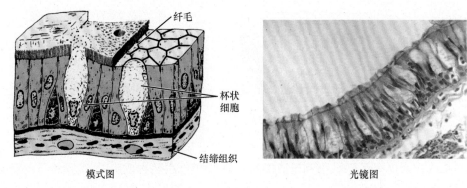

模式图　　　　　　　　　　　光镜图

图 2-4　假复层纤毛柱状上皮

于基膜上。基底部细胞分裂增殖能力强,新生的细胞不断向表层推移,以补充衰老或损伤而脱落的表层细胞。

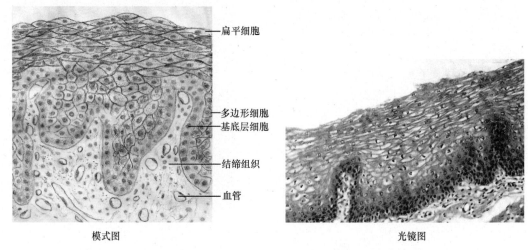

模式图　　　　　　　　　　　光镜图

图 2-5　复层扁平上皮

　　分布于皮肤表面的复层扁平上皮,其表层细胞,细胞核消失,胞质内充满大量角蛋白,细胞干硬,并不断脱落成为角化层,因此这种上皮被称为角化的复层扁平上皮;分布于口腔、咽、食管、阴道等处的复层扁平上皮,表层细胞湿润、不角化,称未角化复层扁平上皮。复层扁平上皮具有耐摩擦和阻止异物入侵等作用,损伤后有很强的再生修复能力。

　　6. 变移上皮　由多层细胞组成(图 2-6)。细胞形态随所在器官的收缩或扩张而发生变化。这种上皮主要分布于输尿管、膀胱等部位。如当膀胱收缩(空虚)时,细胞层数增多、体积增大,上皮变厚;当膀胱扩张(充盈)时,细胞层数减少,表层细胞变薄。

链　接

上皮组织的更新与再生

　　上皮组织具有较强的再生修复能力,在正常生理状态下,机体内各种上皮细胞(如皮肤的表皮和肠上皮细胞)经常有衰老、死亡、脱落,基底细胞不断分裂增生,以补充表面脱落的细胞,这种现象称为生理性更新。

　　在病理状态下,由于炎症、外伤所致的上皮损伤,一般由未受损的上皮增殖、分化进行修复。例如表皮损伤后,由伤口周围的上皮增殖、分化并向伤口表面推移,形成新的上皮,覆盖创面,这种现象称为病理性再生。

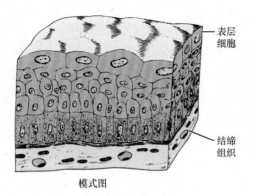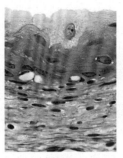

表层
细胞

结缔
组织

模式图　　　　　　　　　　　光镜图

图 2-6　变移上皮

二、腺上皮和腺

考点:腺上皮
概念、腺的
类型

以分泌功能为主的上皮称为腺上皮(glandular epithelium),以腺上皮为主要成分所构成的器官称为腺(gland),包括外分泌腺(图 2-7)和内分泌腺(图 5-31)。外分泌腺亦称有管腺,是胚胎时期上皮下陷到深层结缔组织分化而成的,腺的导管直接开口于相应器官腔面或皮肤表面,分泌物经导管排出,如汗腺、唾液腺、胰腺等;内分泌腺的形成与外分泌腺相同,但无导管形成,故亦称无管腺,其分泌物称激素,经血液或淋巴输送,发挥调节作用,如甲状腺、肾上腺、垂体等。

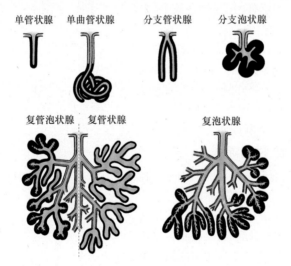

单管状腺　　单曲管状腺　　　分支管状腺　　分支泡状腺

复管泡状腺　复管状腺　　　　　复泡状腺

图 2-7　外分泌腺

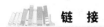 **链　接**

外分泌腺异常

外分泌腺的功能紊乱会导致一系列疾病和症状:痤疮是皮脂腺的炎症;溃疡常伴有胃中的壁细胞分泌胃酸过多;腮腺炎是分泌唾液的腮腺的传染性疾病。

三、上皮组织的特殊结构

上皮组织与其功能相适应,在上皮细胞的游离面、基底面和侧面常形成各种特殊结构。

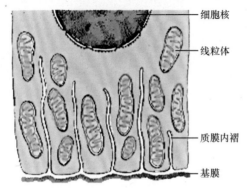

考点:微绒毛
与纤毛的比较

细胞核
线粒体
质膜内褶
基膜

图 2-8　质膜内褶超微结构模式图

(一)上皮细胞的游离面

1. **微绒毛**(microvillus)　是上皮细胞游离面伸出的细小指状突起,电镜下才能辨认。微绒毛表面为细胞膜,内为细胞质,其中含有纵行的微丝。微绒毛扩大了细胞的表面积,利于细胞的吸收。高倍镜下所见小肠上皮细胞的纹状缘即是密集排列的微绒毛。

2. **纤毛**(cilium)　是细胞游离面伸出的能摆动的较长的突起,比微绒毛粗、长,光镜下可分辨。电镜下可见纤毛表面有细胞膜,内为细胞质,其中有纵向排列的微管。纤毛可定向地节律性摆动,有利于清除黏附在细胞表面的分泌物或细小的异物。

(二)上皮细胞的基底面

1. **基膜**(basement membrane)　是介于上皮细胞基底面与结缔组织之间的一层薄膜。基膜除具有支持、连接作用外,还是半透膜,有利于上皮与结缔组织之间的物质交换。

2. **质膜内褶**(plasma membrane infolding)是上皮细胞基底面的细胞膜折入胞质所形成的许多内褶(图 2-8),其主要作用是扩大细胞基底面的表面积,有利于水和电解质的迅速转运。常见于肾小管上皮细胞的基底面。

(三)上皮细胞的侧面

在上皮细胞的侧面有一些特殊的细胞间连接结构,如紧密连接、中间连接、桥粒和缝隙连接(图 2-9)。它们主要由相邻细胞间局部特化的细胞膜、胞质和细胞间隙组成,具有加强细胞间牢固联系,封闭细胞间隙,参与细胞间信息传递(缝隙连接)等不同功能。这些结构也存在于结缔组织、肌组织和神经组织内。

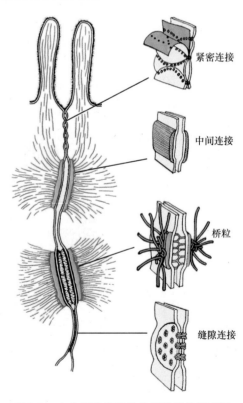

紧密连接
中间连接
桥粒
缝隙连接

图 2-9　上皮细胞间的连接超微结构模式图

第二节　结缔组织

考点:结缔组
织的结构特
点、分类

结缔组织(connective tissue)由细胞和大量细胞间质构成。及主要特点是:①细胞数量少但种类多,且分布稀疏无极性。②细胞间质多,包括无定形匀质状的基质和细丝状的纤维。③不直接与外界环境接触,因而称为内环境组织。④有丰富的血管、神经和淋巴管等。

结缔组织在人体内分布广泛,形态结构和功能多样,种类较多,有液态的血液和淋巴、松软的固有结缔组织、固态的软骨组织和骨组织。一般所讲的结缔组织是指固有结缔组织。结缔组织的主要功能是支持、连接、营养、运输、保护、修复和防御等。

一、固有结缔组织

固有结缔组织按结构和功能分为疏松结缔组织、致密结缔组织、脂肪组织和网状组织。

（一）疏松结缔组织

考点：疏松结缔组织中各种细胞的功能

疏松结缔组织（loose connective tissue）广泛分布于人体各种器官、组织和细胞之间。其结构特点是基质丰富，细胞种类多而分散，纤维排列疏松交织成网，整个组织松软，状如蜂窝，故又称蜂窝组织（arcolar tissue）（图 2-10）。

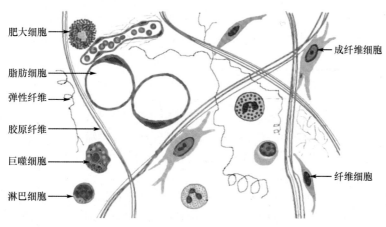

肥大细胞
脂肪细胞
弹性纤维
胶原纤维
巨噬细胞
淋巴细胞

成纤维细胞

纤维细胞

图 2-10．疏松结缔组织铺片示意图

1. 细胞

（1）成纤维细胞（fibroblast）：是疏松结缔组织中的主要细胞。细胞扁平、多突，呈星状；细胞核椭圆，着色浅，核仁明显；细胞质内有丰富的粗面内质网和高尔基复合体。成纤维细胞具有合成纤维和基质的功能。当组织损伤时，成纤维细胞大量增生，分泌基质，形成纤维以使组织再生和修复。当成纤维细胞的功能处于静止状态时，称纤维细胞。

（2）巨噬细胞（macrophage）：又称组织细胞。细胞呈卵圆形或有突起的不规则形；核小，染色深；细胞质内含有丰富的溶酶体、吞噬体、吞饮小泡。巨噬细胞具有活跃的变形运动能力，能聚集在病灶部位；有吞噬作用，可吞噬细菌等异物和衰老的细胞；参与免疫应答调节。

（3）浆细胞（plasma cell）：细胞为圆形或卵圆形；核圆，多位于细胞一侧，染色质粗块状，沿核膜呈车轮状分布；细胞质内有丰富的粗面内质网和发达的高尔基复合体。浆细胞能合成和分泌免疫球蛋白（即抗体），参与体液免疫。浆细胞多分布于消化道、呼吸道的黏膜中，正常时少见，慢性炎症时数量较多。

（4）肥大细胞（mast cell）：常成群分布于小血管周围。细胞卵圆形；核小而圆，位于细胞中央；胞质内充满粗大的异染性颗粒，颗粒内含肝素、组胺等活性物质。肝素有抗凝血作用；组胺可使小支气管平滑肌收缩痉挛，毛细血管通透性增加，造成全身或局部的过敏反应，如支气管哮喘、荨麻疹等。

（5）脂肪细胞（fat cell）：细胞较大，呈圆形或卵圆形。成熟脂肪细胞的胞质内充满脂肪滴，核被挤到一侧。在 HE 染色的标本中，脂肪滴被酒精等溶解，呈空泡状。脂肪细胞能合成、贮存脂肪，参与能量代谢。

（6）未分化的间充质细胞：多分布于结缔组织中毛细血管的附近。其形态与成纤维细胞相似，是较原始、幼稚的细胞，保留着多向分化的潜能。在炎症或创伤时能转化为纤维细胞和脂肪细胞,或血管壁的平滑肌和内皮细胞。

 链　接

花粉与肥大细胞脱颗粒

春暖花开的时节,不少市民呼朋引伴地踏青郊游。可有些人在那"乱花渐欲迷人眼"的地方,却不停的喷嚏、咳嗽、流涕,甚至满身发红疹。这些都是过敏反应。原来,空气中弥漫的花粉,通过呼吸进入了人体。某些花粉对于某些人是过敏原。他们在以往的郊游中,吸入这种花粉后,体内浆细胞便受到刺激,产生了一种称为IgE的抗体。每个肥大细胞表面有$10^5 \sim 10^6$个IgE受体。当IgE与肥大细胞的IgE受体结合后,机体对该过敏原便处于致敏状态。当再次吸入相同花粉时,这种过敏原便与结合在肥大细胞表面的IgE结合,使肥大细胞激活而脱颗粒,释放出组胺、白三烯等物质,引起过敏反应。仅极少数人对花粉过敏,而且即使这种人也不是每次接触都必定发生过敏反应,所以大可不必抑制与大自然接触的愿望。当然,有过敏史的人最好采取必要的预防措施。

2. 细胞间质

包括纤维和基质。

(1)纤维:埋于基质中,包括胶原纤维、弹性纤维和网状纤维三种。

考点:疏松结缔组织中三种纤维的特性

1)胶原纤维:在结缔组织中数量最多,新鲜时呈白色,有光泽,又称白纤维。HE染色呈粉红色,纤维粗细不一,呈波浪形,并相互交织。胶原纤维的化学成分为胶原蛋白,韧性大,抗拉力强。胶原纤维是伤口愈合的主要成分。

2)弹性纤维:数量较胶原纤维少,新鲜时呈黄色,又称黄纤维。纤维较细,有分支,交织成网。弹性纤维的化学成分为弹性蛋白,富有弹性,其弹性随年龄增长而减弱。

3)网状纤维:数量最少,HE染色不易着色,用银染法处理呈黑色,故又称嗜银纤维。纤维细短且分支较多,彼此交织成网(图2-11)。网状纤维主要分布在网状组织内和基膜内。

(2)基质:是一种无色透明的胶状物质,具有一定的黏性。基质化学成分主要是蛋白多糖和水。透明质酸是构成蛋白多糖的主要分子,它可结合大量蛋白质和多糖,形成带有微小孔隙的筛状结构,称为**分子筛**。分子筛可限制大于孔隙的大分子物质、细菌和肿瘤细胞的扩散,起到屏障作用。但某些细菌、癌细胞、蛇毒等可分泌透明质酸酶,分解透明质酸而破坏分子筛,导致感染和肿瘤的扩散。

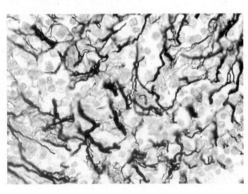

图2-11　网状纤维

基质中还有少量从毛细血管动脉端渗出的液体,称组织液(tissue fluid)。组织液是血液与组织细胞进行物质交换的媒介。

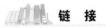 **链　接**

蜂窝织炎

蜂窝织炎是皮下、筋膜下、肌肉间或深部疏松结缔组织的急性弥漫性化脓性炎症。致病菌多为溶血性链球菌、其次是金黄色葡萄球菌,亦可为厌氧菌。炎症可向四周扩散,应及时给予足量的抗生素治疗。

（二）致密结缔组织

致密结缔组织（dense connective tissue）主要特点是细胞和基质少，胶原纤维多而粗大，排列致密，以支持和连接为其主要功能。包括：①规则致密结缔组织：主要分布于肌腱、腱膜、韧带等处。②不规则致密结缔组织：分布于皮肤的真皮、硬脑膜、巩膜及器官的被膜（图2-12）。

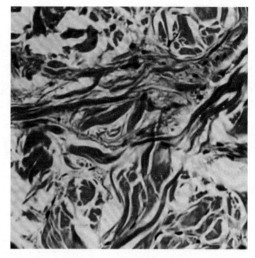

图 2-12　致密结缔组织

（三）脂肪组织

脂肪组织（adipose tissue）主要由大量脂肪细胞聚集而成，并被少量疏松结缔组织分隔成许多脂肪小叶（图2-13）。脂肪组织分布于皮下、肠系膜、网膜、肾周围等处。具有充填固定，缓冲外力，储存脂肪和保温等作用。

（四）网状组织

网状组织（reticular tissue）由网状细胞、网状纤维和基质组成（图2-14）。网状细胞为星形多突起细胞，其突起彼此连接成网，细胞核大，染色浅。网状细胞能产生网状纤维。网状纤维相互交织分布于基质中。网状组织不单独存在，而是构成造血组织、淋巴组织的基本成分，为血细胞的发生和淋巴细胞的发育提供适宜的微环境。

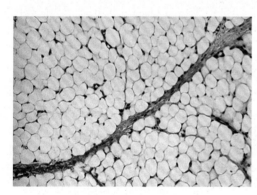

图 2-13　脂肪组织

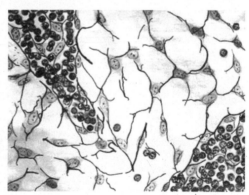

图 2-14　网状组织

二、血　液

血液（blood）是流动于心血管系统内的液态结缔组织，由血浆和血细胞组成。

考点：血浆与血清

（一）血浆

血浆（plasma）相当于结缔组织的细胞间质，为淡黄色的液体，约占血液容积的55%，其中90%是水，其余为血浆蛋白（包括白蛋白、球蛋白、纤维蛋白原）、酶、营养物质（糖、脂类、维生素）、代谢产物、激素及无机盐等。

血液流出血管后，由于溶解状态的纤维蛋白原转变成不溶解状态的纤维蛋白，血液凝固成血块，1~2小时后析出的淡黄色透明液体，称血清（serum）。

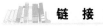

链　接

采 血 方 式

　　常用的采血方式有皮肤穿刺、静脉穿刺和动脉穿刺。皮肤穿刺采血时用穿刺针从手指、耳垂等处取一两滴血,这种方式简便易行,但采血量少。静脉穿刺采血最长用的穿刺部位是肘前部的肘正中静脉,采血量比较多,临床上常用来检测肝、肾功能。动脉穿刺采血常用于紧急情况下,通常选择在手腕的桡动脉或腹股沟的股动脉穿刺,穿刺的技术要求比较高。

(二)血细胞

考点:各类血细胞形态、结构和功能

　　血细胞(blood cell)约占血液容积的45%,包括红细胞、白细胞和血小板。正常情况下血细胞有一定的形态结构,并有相对稳定的数量。血细胞的形态结构通常采用 Wright 或 Giemsa 染色的血涂片标本进行光镜观察(图2-15)。血细胞的分类和正常值如下:

$$血细胞\begin{cases}红细胞\begin{cases}男:(4.5\sim5.5)\times10^{12}/L\\女:(3.5\sim4.5)\times10^{12}/L\end{cases}\\[2mm]白细胞\\(4.0\sim10.0)\times10^{9}/L\begin{cases}有粒白细胞\begin{cases}中性粒细胞\ 50\%\sim70\%\\嗜酸性粒细胞\ 0.5\%\sim3\%\\嗜碱性粒细胞\ 0\sim1\%\end{cases}\\无粒白细胞\begin{cases}单核细胞\ 3\%\sim8\%\\淋巴细胞\ 20\%\sim30\%\end{cases}\end{cases}\\[2mm]血小板(100\sim300)\times10^{9}/L\end{cases}$$

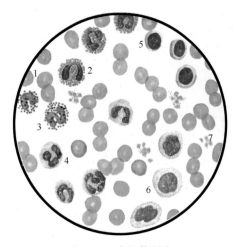

图 2-15　血细胞形态

1. 红细胞(red blood cell,RBC)是血液中数量最多的一种细胞。成熟的红细胞呈双凹圆盘状,直径6.5~8 μm,中央较薄,周缘较厚,无细胞核和细胞器,胞质内充满血红蛋白(hemoglobin,Hb)。血红蛋白是一种含铁蛋白,它使血液呈红色。正常成人血液中血红蛋白的含量,男性为120~150g/L,女性为110~140g/L。血红蛋白具有结合与运输 O_2 和 CO_2 的功能,所以红细胞能供给全身细胞所需的 O_2,并能带走细胞所产生的大部分 CO_2,从而维持细胞的生命活动。

　　正常成人的外周血液中还有少量未完全成熟的红细胞,称网织红细胞。网织红细胞内有少量核糖体,呈小颗粒或细网状。成人网织红细胞占红细胞总数的0.5%~1.5%,新生儿可达3%~6%。网织红细胞数值的变化,可作为了解骨髓造血功能的一种指标。

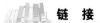

链　接

贫 血

　　外周血液中红细胞数量或血红蛋白含量低于正常最低值,称贫血。引起贫血的原因很多,有原材料缺乏(如营养不良、缺铁)、长期慢性失血(月经过多、痔疮等)、血液再生障碍等因素。贫血的原因一旦找到,应当尽快消除,如及时足量补充体内缺乏的物质(蛋白、维生素 B_{12}、铁等),治疗慢性病(痔疮手术等)。

2. 白细胞(white blood cell, WBC) 为无色、有核的球形细胞,体积比红细胞大,能以变形运动穿过毛细血管壁进入周围组织,具有防御和免疫功能。

白细胞按其胞质内有无特殊颗粒,分为有粒白细胞和无粒白细胞两大类。前者又按特殊颗粒的嗜色性不同,可分为中性粒细胞、嗜酸性粒细胞、嗜碱性粒细胞三种;后者可分为单核细胞和淋巴细胞两种。

(1)中性粒细胞:是白细胞中数量最多的一种。细胞呈球形,直径 10~12 μm。细胞核呈杆状或分叶状,分叶状核一般为 2~5 叶,叶间有细丝相连。细胞质中充满细小而分布均匀的淡紫红色颗粒,颗粒中含有多种水解酶。中性粒细胞具有活跃的变形运动和较强吞噬及杀菌能力。当机体受到细菌等感染时,白细胞总数增加,中性粒细胞的比例也显著提高。中性粒细胞在吞噬细菌后,自身也死亡成为脓细胞,与坏死组织及细菌一起成为脓液。

(2)嗜酸性粒细胞:细胞呈球形,直径 10~15 μm。细胞核常分两叶,呈八字形,胞质内充满粗大而分布均匀的橘红色嗜酸性颗粒。颗粒内含有组胺酶和多种酸性水解酶。嗜酸性粒细胞也能做变形运动,可选择性地吞噬抗原抗体复合物,灭活组胺,从而减轻过敏反应;还可借助免疫物质,杀灭寄生虫。在过敏性炎症(如支气管哮喘)或寄生虫病时,血液中嗜酸性粒细胞明显增多。

(3)嗜碱性粒细胞:数量最少,细胞呈球形,直径 10~12 μm。细胞核呈 S 形或不规则形,染色淡,常被胞质颗粒遮盖。胞质内充满大小不等,分布不均的紫蓝色嗜碱颗粒。颗粒中含肝素、组胺等,功能与肥大细胞相似,参与过敏反应。

(4)单核细胞:是白细胞中体积最大的一种,直径 14~20 μm,呈圆形或卵圆形。细胞核呈肾形、马蹄形或不规则形。胞质丰富,呈弱嗜碱性,染成浅灰蓝色,内有少量嗜天青颗粒。单核细胞具有活跃的变形运动及一定的吞噬能力,它在血液中停留 1~2 天后,即离开血管进入结缔组织或其他组织,分化为巨噬细胞等具有吞噬功能的细胞。

(5)淋巴细胞:细胞呈圆形或卵圆形,直径 6~20 μm,依其体积可分大、中、小三种,循环血中主要是小淋巴细胞。细胞核多为圆形,一侧常有凹陷,染色深,占细胞大部分。胞质少,在核周成一窄缘,染成天蓝色。

淋巴细胞根据其发生部位、表面特性、寿命长短和免疫功能不同,可分为 T 细胞(胸腺依赖淋巴细胞)、B 细胞(骨髓依赖淋巴细胞)、K 细胞(杀伤淋巴细胞)和 NK 细胞(自然杀伤淋巴细胞)等。T 细胞参与机体细胞免疫,B 细胞参与机体体液免疫,K 细胞和 NK 细胞可直接参与杀伤、杀灭或摧毁靶细胞的过程。

3. 血小板(blood platelet) 又称血栓细胞,是骨髓中巨核细胞脱落下来的胞质碎块。呈双凸圆盘状,直径 2~4 μm,无细胞核,其中央部分是紫蓝色的颗粒区,周围部分为淡蓝色的透明区。在血涂片上,血小板形态不规则,常聚集成群。血小板在止血和凝血过程中起重要作用。如果血小板数量严重不足或功能障碍时,会导致皮肤和黏膜出血。

(三)血细胞的发生

考点:血细胞生成的部位

血液中各类血细胞都有一定的寿命,如红细胞寿命约 120 天,血小板仅 10 天左右。衰老死亡的血细胞被巨噬细胞清除,同时红骨髓不断生成和释放血细胞进入血液,使外周血中血细胞的数量和质量维持动态平衡。

人的血细胞是由造血干细胞定向分化、增殖而成。人的造血干细胞最早是由胚胎第 3 周初的卵黄囊壁等处的血岛生成。胚胎的第 6 周,从卵黄囊迁入肝的造血干细胞开始造血。胚胎的第 4~5 个月,脾内造血干细胞增殖分化产生各种血细胞。从胚胎后期至出身后,红骨髓成为主要的造血器官。

红骨髓是分布在骨松质内的造血组织,它由网状组织及充满于网孔中不同发育阶段的血细胞组成。血细胞发育成熟后离开红骨髓进入血循环中。所有血细胞均来源于造血干细胞,该细胞能向各种血细胞方向分化,临床上用造血干细胞治疗血液病。

链接

骨髓移植和骨髓捐献

生命科学是二十世纪发展最为迅猛的学科之一,已经成为自然科学中最引人注目的领域。1957年,美国华盛顿大学多纳尔·托马斯发现正常人的骨髓移植到病人体内,可以治疗造血功能障碍。作为这一技术的发现者,多纳尔·托马斯荣获了1990年诺贝尔奖。这一技术很快得到全世界的认可,并已成为根治白血病等病的主要手段。特别是21世纪初人类开始的生命方舟计划对于造血干细胞移植技术的发现和应用取得了突破性的进展。造血干细胞移植是现代生命科学的重大突破。造血干细胞移植可治疗恶性血液病、部分恶性肿瘤、部分遗传性疾病等,因为有了造血干细胞移植技术,世界各地成千上万患有以上疾病的患者,重新燃起了生命的希望。

需要进行异基因骨髓移植时,但不是任何人的骨髓拿来都可以移植的,如果两个人免疫标记相差太大就会造成过强的排异反应,使得移植失败,病人死亡。所以需要建立骨髓库,将捐献者在血液中心采集的干细胞样本进行基因存档,当有病人需要异基因骨髓移植,而他和捐献者的骨髓配型相近的话,血液中心会通知捐献者捐献干细胞,也就是献骨髓。它不是想象中的那么可怕,对身体也无害,就是将您的血液循环到一个采集机器中,机器自动采集,就像献血一样。

三、软骨组织和软骨

(一) 软骨组织

软骨组织由软骨细胞和细胞间质构成(图2-16)。细胞间质的基质呈固态凝胶状,纤维散布其中。软骨细胞单个或多个聚集成群,包埋于基质中。软骨组织中无血管,故细胞的营养依靠软骨膜血管中营养物质的渗透来提供。

(二) 软骨

软骨由软骨组织及其周围的软骨膜构成。软骨膜为致密结缔组织膜,对软骨组织有营养、保护和促进生长发育等作用。根据软骨基质中的所含纤维成分的不同,可将软骨分透明软骨、弹性软骨和纤维软骨三种(表2-2,图2-17)。

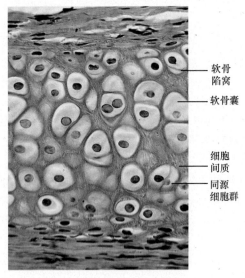

软骨陷窝
软骨囊
细胞间质
同源细胞群

图2-16 透明软骨

考点:软骨的分类

表2-2 软骨的特点和分布

类型	结构特点	分布
透明软骨	含少量胶原纤维,其折光率与基质相同新鲜时呈半透明状	喉、气管、支气管、肋软骨、关节软骨等处
弹性软骨	含大量弹性纤维,多交织成网,有弹性	耳部、会厌软骨等
纤维软骨	含大量胶原纤维束,呈平行或交错排列,韧性好	耻骨联合、椎间盘、关节盘等

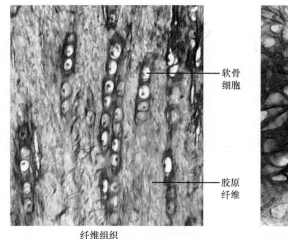

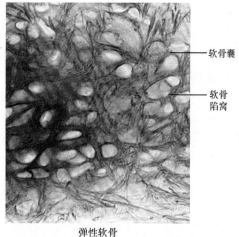

纤维组织　　　　　　　　　　弹性软骨

图 2-17　软骨组织

四、骨 组 织

骨组织(osseous tissue)由大量钙化的细胞间质及多种细胞构成(图 2-18)。

(一) 细胞间质

骨组织的细胞间质又称骨基质,由有机成分和无机成分构成。有机成分包括大量胶原纤维和少量无定形基质,基质呈凝胶状,具黏合作用。无机成分又称骨盐,主要为呈细针状的羟磷灰石结晶。在骨组织中,骨胶原纤维平行排列,借基质黏合在一起,并有钙盐沉积,形成薄板状的结构,称**骨板**。骨板间或骨板内有许多小腔,称骨陷窝;由陷窝向四周发出放射状的小管称骨小管。相邻陷窝的骨小管可以互相通连(图 2-19)。骨板是骨质的基本结构形式,它以不同形式排列,形成骨密质和骨松质。

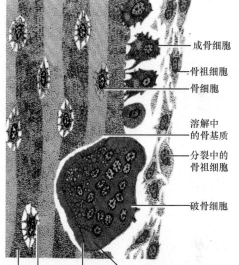

考点:骨组织的一般结构

骨板　骨陷窝　皱褶区　亮区

图 2-18　骨组织结构模式图

(二) 骨组织的细胞

骨组织中的细胞有骨原细胞、成骨细胞、破骨细胞和骨细胞。其中骨细胞最多,位于骨基质内,其余三种细胞则位于骨组织的周边(图 2-18)。骨细胞是一种扁椭圆形的星形细胞,有许多细长突起,呈蜘蛛状。骨细胞的胞体位于骨陷窝内,其突起则位于骨小管内。相邻骨细胞借突起互相接触。在骨陷窝和骨小管内含有组织液,可使骨细胞从中得到营养并排出代谢产物。

图 2-19　骨细胞与骨板结构模式图

第三节 肌 组 织

案例 2-2

某患者,男,30 岁。1 个月前右小腿骨折,经复位石膏固定治疗后,在家长期休息。几天前到医院复查骨愈合良好。取掉石膏后发现右下肢明显变细,肌力下降,不能支撑身体重量。临床诊断:右下肢肌萎缩。

问题:1. 什么原因导致患者右下肢变细?能否恢复?

2. 恢复过程中,肌组织形态结构会发生什么样的变化?

肌组织(muscle tissue)主要由收缩功能的肌细胞构成,肌细胞之间有少量的结缔组织、丰富的血管、淋巴管和神经等。肌细胞细长呈纤维状,又称肌纤维,其细胞膜称肌膜,细胞质称肌浆。肌浆内含大量排列成束的肌丝,它们是肌纤维舒缩功能的主要物质基础。根据结构和功能特点,可将肌组织分为骨骼肌、心肌和平滑肌三类。

一、骨 骼 肌

考点:骨骼肌一般结构和功能特点

骨骼肌(skeletal muscle)因附着于骨骼上而得名,主要分布于头、颈、躯干和四肢。骨骼肌收缩快而有力,并受人的意识支配,属随意肌。

骨骼肌纤维呈细长圆柱状,直径 10～100 μm,长短不一,长的可超过 10 cm,短的仅数毫米。细胞核呈扁椭圆形,数量多,可达几十甚至几百个,位于细胞的周边,紧靠肌膜(图 2-20)。肌浆内含有许多与细胞长轴平行排列的肌原纤维。

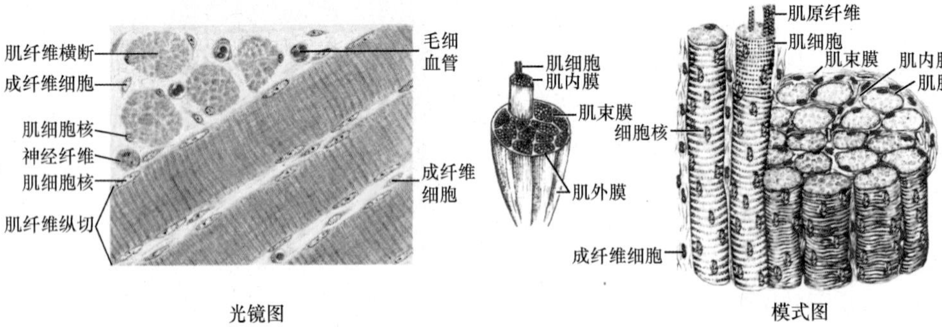

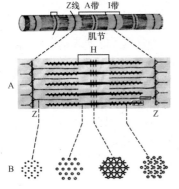

光镜图　　　　　　　模式图

图 2-20　骨骼肌光镜图及其结构模式图

肌原纤维呈细丝状,每条肌原纤维内有着色浅的明带和着色深的暗带,两者交替排列。由于每一肌纤维内的所有肌原纤维的明带、暗带互相对齐,排列在同一平面上,所以肌纤维呈现出明暗相间的横纹,故称横纹肌。肌原纤维上的明带又称 I 带,暗带又称 A 带。在 I 带的中央有一条深色的细线称 Z 线。相邻两条 Z 线之间的一段肌原纤维称**肌节**(sarcomere)。每个肌节包括(1/2)I 带 + A 带 +(1/2)I 带(图 2-21)。肌节是肌原纤维收缩的结构和功能单位。

图 2-21　骨骼肌肌原纤维结构模式图

二、心　肌

心肌(cardiac muscle)分布于心脏及其邻近心脏的大血管根部。心肌具有自动节律性收缩特点,收缩持久而不易疲劳。其收缩不受意识控制,属不随意肌。

光镜下,心肌纤维呈短圆柱状,有分支并互相连接成网状(图 2-22)。心肌纤维的核一般为 1 个,偶有两个,卵圆形,位于细胞中央;肌质丰富,在核的两端富含线粒体、糖原和脂褐素等。心肌纤维也有横纹,但不如骨骼肌明显。相邻心肌纤维的连接处有一条染色较深的带状结构,称为**闰盘**(intercalated disk),是心肌纤维间互相传递信息之处。

考点:心肌一般结构和功能特点

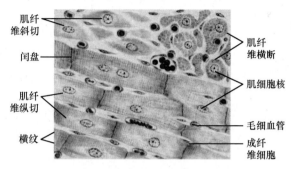

肌纤维斜切　　　　　　　肌纤维横断
闰盘　　　　　　　　　肌细胞核
肌纤维纵切　　　　　　毛细血管
横纹　　　　　　　　成纤维细胞

图 2-22　心肌

三、平 滑 肌

考点:平滑肌的一般结构特点

平滑肌(smooth muscle)广泛分布于血管壁和许多内脏器官,收缩呈阵发性,缓慢而持久,不受意识控制,属不随意肌。

平滑肌纤维呈长梭形,无横纹,细胞核一个,呈长椭圆形或杆状,位于细胞中央。平滑肌纤维在不同的器官内长短不一,短的仅 20 μm(如小血管壁),长的可达 500 μm(如妊娠子宫平滑肌)。平滑肌纤维多成层排列,但相邻肌层内平滑肌纤维的排列方向不同,两肌层之间有结缔组织、血管、神经等;在同一层内,每个肌纤维的中部与邻近肌纤维两端的细部互相嵌合,因此在横切面上肌纤维的直径粗细不等,有的可见细胞核,有的未见细胞核(图 2-23)。

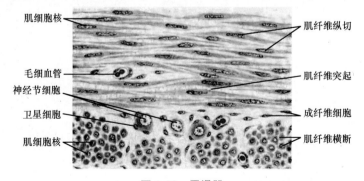

肌细胞核　　　　　　　　肌纤维纵切
毛细血管　　　　　　　　肌纤维突起
神经节细胞
卫星细胞　　　　　　　　成纤维细胞
肌细胞核　　　　　　　　肌纤维横断

图 2-23　平滑肌

第四节　神 经 组 织

神经组织(nervous tissue)是构成神经系统的主要成分,由神经细胞和神经胶质细胞组成。

神经细胞,又称神经元,是神经系统结构和功能的基本单位,具有感受刺激、整合信息和传导神经冲动的功能。某些神经细胞还具有内分泌功能。神经胶质细胞不能接受刺激和传导冲动,对神经元有支持、营养、绝缘和防御等作用。

一、神　经　元

（一）神经元的形态结构

考点:神经元的形态结构

神经元形态多样,大小不一,但均可分为胞体和突起两部分(图 2-24)。

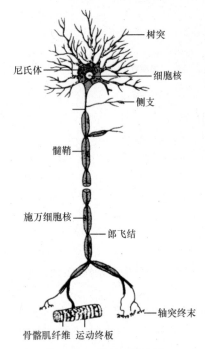

图 2-24　神经元模式图

（标注）树突、尼氏体、细胞核、侧支、髓鞘、施万细胞核、郎飞结、轴突终末、骨骼肌纤维、运动终板

1. 胞体　神经元胞体是神经元的营养和代谢中心,其形态多样,有圆形、梭形、锥体形和星形等。胞体的结构与一般细胞相似,细胞膜包在神经元的表面,能接受刺激,传导冲动。细胞核大而圆,位于胞体中央,染色浅,核仁大而明显(图 2-25)。细胞质内有多种细胞器,其中特殊的有:

（1）尼氏体(Nissl body):是细胞质内的一种嗜碱性物质,又称嗜染质。光镜下,尼氏体呈颗粒状或小块状。电镜下,尼氏体是由发达的粗面内质网和游离核糖体组成。尼氏体能合成蛋白质和神经递质,是神经元功能状态的标志。

（2）神经原纤维:在镀银染色的切片中,神经原纤维呈棕黑色细丝,相互交织成网,并伸入轴突和树突内。神经原纤维对神经元起支持作用,还参与物质的运输。

2. 突起　由神经元的细胞膜和细胞质向表面突出形成,分树突(dendrite)和轴突(axon)两种。

（1）树突:每个神经元可有一至多个树突。树突分支呈树枝状,其内部结构与胞体相似,在树突分支的表面常见许多棘状的小突起,它是形成突触的主要部位。树突具有接受刺激并将冲动传向胞体的功能。

（2）轴突:每个神经元只有一个轴突。短者几微米,长者可达 1m 以上。轴突的表面光滑,细而长,末端分支较多,形成轴突终末。轴突内无尼氏体,但有神经原纤维。轴突可将胞体发出的冲动传给其他神经元或效应器。

链　接

神经元的繁殖能力

神经元一旦成熟,就不再具有分裂和增殖能力,神经细胞的损伤是永久性的。药物、酒精、缺氧或外伤都会引起神经元的不可逆性损伤。一些疾病如阿尔茨海默病(早老性痴呆病),帕金森病和亨廷顿舞蹈病就是由于各种病因引起脑神经元细胞损伤和退化所致。但良好的营养并避免药物(包括酒精)刺激,神经元能终生存活并发挥功能。最新研究表明神经细胞在修复受损伤的中枢神经组织方面已显示出应用前景。

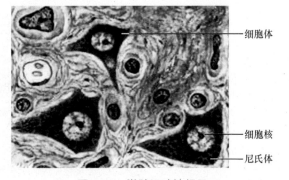

图 2-25　脊髓运动神经元

（标注）细胞体、细胞核、尼氏体

（二）神经元的分类

1. 根据神经元突起的数目分类　①多极神经元:有一个轴突和多个树突。②双极神经考点:神经元的分类元:有一个轴突和一个树突。③假单极神经元:由胞体发出一个突起,但离胞体不远处,突起随即分为两支,一支分布到周围组织或器官的称周围突;另一支进入脑或脊髓的称中枢突(图2-26)。

2. 根据神经元的功能分类　①感觉神经元:或称传入神经元,多为假单极神经元,胞体主要位于脑、脊神经节内,其周围突的末梢分布在皮肤和肌肉等处,接受刺激,并将神经冲动传向中枢。②运动神经元:或称传出神经元,多为多极神经元,胞体位于脑、脊髓和自主神经节内,将神经冲动传至肌肉或腺体而产生效应。③联络神经元:或称中间神经元,多为多极神经元,介于感觉神经元与运动神经元之间,起信息加工和传递作用(图2-27)。

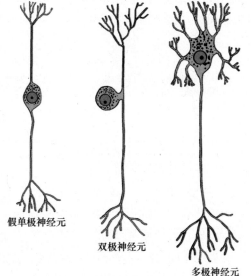

假单极神经元

双极神经元

多极神经元

图 2-26　神经元的类型

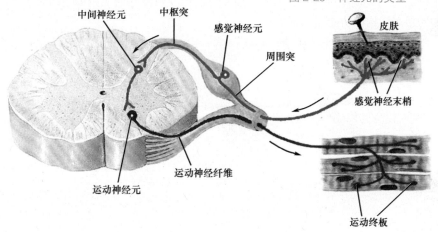

图 2-27　脊髓和脊神经

3. 根据神经元末梢释放的神经递质分类　分为胆碱能神经元、肾上腺素能神经元、肽能神经元等。

（三）突触

考点:突触的概念与结构

机体内神经元和神经元之间,神经元和效应细胞(肌细胞、腺细胞)之间,必须通过相互间的衔接组成神经传导通路(反射弧),才能完成神经系统的各种活动。神经元之间或神经元与效应细胞之间传递信息的接触部位称为**突触**(synapse)。

根据神经冲动的传导方向,突触可分为轴-树突触、轴-体突触、轴-轴突触等。根据神经冲动传导方式,突触可分为**电突触**和**化学突触**两类。电突触是神经元之间的缝隙连接,电流可迅速通过缝隙连接而传递信息。化学突触则以化学物质(神经递质)作为传递信息的媒介,通常所指的突触为化学突触。

电镜下观察,化学突触由**突触前部**、**突触间隙**和**突触后部**3 部分构成(图2-28)。①突触前部:是轴突末端的球形膨大部分,该处的轴膜为突触前膜,突触前部胞质内含有许多突触小泡和线粒体等,突触小泡内含有神经递质。②突触后部:是与突触前部相对应的树突或胞体的部分,与突触前膜相接触的细胞膜为突触后膜,膜上具有特异性的接受神经递质的受体。③突触间隙:是突触前膜和突触后膜之间的狭小间隙,间隙宽 15~30nm。

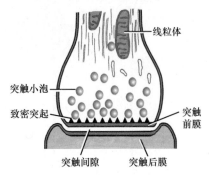

线粒体
突触小泡
致密突起
突触前膜
突触间隙　突触后膜

考点:神经胶质细胞的种类

图 2-28　化学突触超微结构模式图

一个神经元可以通过突触把信息传递给许多其他神经元或效应细胞。当神经冲动传至突触前膜时,突触小泡移向突触前膜并与之融合,通过胞吐作用将神经递质释放到突触间隙内,并与突触后膜上的相应受体结合,从而引起突触后神经元的兴奋或抑制。所以,突触是神经冲动单向传导的重要结构。

二、神经胶质细胞

神经胶质细胞广泛分布于神经系统中,其数量远比神经元多,为神经元的 10~50 倍。神经胶质细胞与神经元一样具有突起,但无树突和轴突之分,亦不具有产生和传导神经冲动的功能。根据其所在位置的不同,分为中枢神经系统的胶质细胞和周围神经系统的胶质细胞。

中枢神经系统的胶质细胞有 4 种类型,即星形胶质细胞、少突胶质细胞、小胶质细胞和室管膜细胞(图 2-29)。周围神经系统的胶质细胞包括神经膜细胞和卫星细胞两种类型。神经胶质细胞的形态结构和功能详见表 2-3。

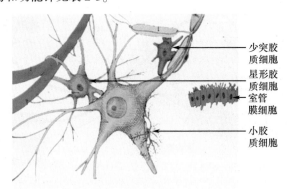

少突胶质细胞
星形胶质细胞
室管膜细胞
小胶质细胞

图 2-29　中枢神经系统神经胶质细胞模式图

表 2-3　神经胶质细胞的结构与功能

类型	形态结构	功能
星形胶质细胞	体积最大,星形,突起多;胞核圆形或卵圆形,染色浅	支持和绝缘作用;参与构成血脑屏障
少突胶质细胞	胞体小,椭圆形,核染色深,突起细而少	形成中枢神经系统内神经纤维的髓鞘
小胶质细胞	体积最小,胞体细长或椭圆;核染色深;突起细长有分支	来源于血液中的单核细胞,具有吞噬功能
室管膜细胞	立方形或柱形,分布于脑室和脊髓中央管的腔面	支持和保护作用;参与脑脊液形成

类型	形态结构	功能
神经膜细胞(施万细胞)	细胞扁平,胞质少,在神经元突起周围成串排列	形成周围神经纤维的髓鞘,周围神经再生中起诱导作用
卫星细胞	细胞扁平或立方形,包裹在神经节细胞周围	保护作用

三、神 经 纤 维

神经纤维是(nerve fiber)由神经元的长突起(轴突或长树突)及包绕在其外面的神经胶质细胞所构成。其主要功能是传导神经冲动。根据外包的神经胶质细胞是否形成髓鞘,将神经纤维分为有髓神经纤维和无髓神经纤维两类。

考点:神经纤维的结构特点和分类

(一) 有髓神经纤维

周围神经系统中的有髓神经纤维,其中央为神经元的长突起(轴突),突起的周围包有髓鞘和神经膜(图2-30)。一个神经膜细胞只包裹一段神经元的长突起,故髓鞘和神经膜呈节段性。节段与节段之间的无髓鞘缩窄部,称**郎飞结**(Ranvier node)。相邻两个郎飞结之间的一段神经纤维称**结间体**。中枢神经系统的有髓神经纤维,其结构基本与周围神经系统中的有髓神经纤维相同,但形成髓鞘的细胞为少突胶质细胞。

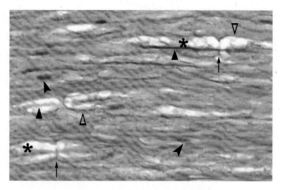

图2-30 有髓神经纤维(图例)

由于髓鞘的绝缘作用,有髓神经纤维的兴奋只发生在朗飞结处的轴膜上,使神经冲动的传导从一个郎飞结跳跃到下一个郎飞结,呈跳跃式传导,故其传导速度快。

(二) 无髓神经纤维

无髓神经纤维由较细的轴突和包在它外面的神经膜细胞构成,但神经膜细胞不形成髓鞘,无郎飞结,神经冲动是沿着轴膜连续传导的,故其传导速度比有髓神经纤维慢得多(图2-31)。

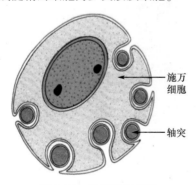

施万细胞

轴突

图2-31 无髓神经纤维

四、神 经 末 梢

考点:神经末梢的概念及类型

神经末梢(nerve ending)是周围神经纤维的终末部分终止于全身各组织、器官所形成的各种末梢装置。按其功能可分为感觉神经末梢和运动神经末梢两大类。

(一) 感觉神经末梢

感觉神经末梢是感觉神经元周围突的终末部分,进入其他器官组织内所形成的结构。它能接受体内、外环境的各种刺激,并将刺激转化为神经冲动,传向中枢,产生感觉,故又称**感受器**。主要的感受器有以下两类。

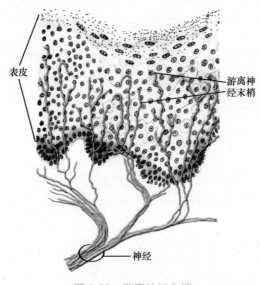

表皮

游离神经末梢

神经

图 2-32　游离神经末梢

1. 游离神经末梢　由感觉神经纤维的终末脱去髓鞘反复分支而成,其裸露的细支进入表皮、角膜和毛囊的上皮细胞间,或进入某些结缔组织内(图 2-32)。能感受冷、热、轻触和痛的刺激。

2. 有被囊的神经末梢　这类神经末梢的周围均包有结缔组织构成的被囊。常见的有以下几种(图 2-33):①触觉小体:呈椭圆形,分布于皮肤的真皮乳头内,以手指掌侧和足趾底面的皮肤最多,感受触觉。②环层小体:呈圆形或椭圆形,广泛分布于皮下组织、肠系膜、韧带和关节囊等处,感受压觉和振动觉。③肌梭:是分布于骨骼肌内的梭形小体,感觉神经纤维的细支包绕在梭内肌纤维上,主要感受肌纤维的伸缩变化,调节骨骼肌纤维的张力。

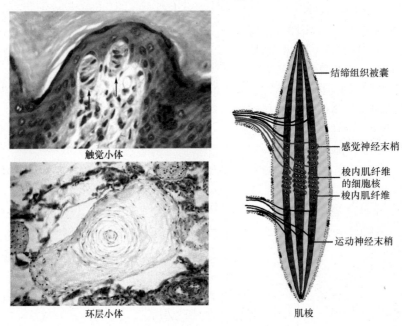

触觉小体

环层小体

结缔组织被囊

感觉神经末梢

梭内肌纤维的细胞核

梭内肌纤维

运动神经末梢

肌梭

图 2-33　有被囊神经末梢

(二) 运动神经末梢

运动神经末梢是运动神经元的轴突终末分布于肌组织或腺体内所形成的结构,可引起肌纤维收缩或腺体的分泌,故又称**效应器**。分为两类。

1. 躯体运动神经末梢　分布于骨骼肌的运动神经纤维,在接近肌纤维处失去髓鞘,裸露的轴突呈爪样附着在骨骼肌纤维的表面,连接处呈椭圆形板状隆起,又称**运动终板**(图 2-34)。电镜下观察,运动终板的结构与化学突触相似,所以运动终板也称为**神经-肌突触**。

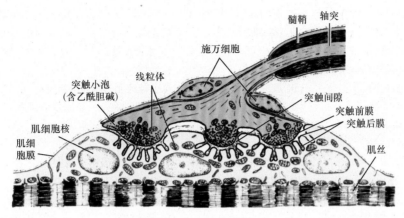

图 2-34 运动终板

2. **内脏运动神经末梢** 分布于心肌、内脏及血管的平滑肌和腺体等处。其神经纤维较细且无髓鞘,末梢分支呈串珠状或膨大的小结,与平滑肌纤维和腺细胞建立突触。

目标检测

一、名词解释

1. 内皮　　　 2. 腺上皮　　 3. 微绒毛
4. 分子筛　　 5. 血清　　　 6. 肌节
7. 闰盘　　　 8. 突触　　　 9. 尼氏体
10. 神经末梢

二、填空题

1. 上皮组织按分布和功能,可分为_____、_____和_____三类。
2. 位于心、血管腔内表面的单层扁平上皮称____,而位于胸腔、腹腔内表面的上皮称____。
3. 上皮细胞的侧面常有_____、_____、_____和_____连接。
4. 结缔组织类型中,液态的是_____,固态的是_____和_____。
5. 耳郭的软骨属于_____,椎间盘的软骨属于_____,喉、气管、肋软骨属于_____。
6. 血液是由_____和_____组成的,前者相当于结缔组织的_____,其为淡黄色的液体,约占血液容积的55%。
7. 人体发生急性炎症时的主要反应细胞是_____;在蠕虫感染时数量增加的白细胞是_____;能产生肝素和组织胺的白细胞是_____;参与体液免疫的白细胞是_____。
8. 肌细胞又称_____,根据形态、分布和功能特点可分为_____、_____和_____。
9. 属于横纹肌的是_____和_____。属随意

肌的是_____;不随意肌是_____和_____。
10. 神经元有_____和_____的功能。神经胶质细胞则对神经元起着_____、_____、_____、_____和_____等作用。
11. 神经纤维根据有无_____而将其分为____和_____两类。
12. 化学性突触的突触前成分包括_____、_____,突触后成分包括_____、_____。

三、A 型选择题

1. 组织内无血管的是(　　　)
   A. 上皮组织　　　　 B. 疏松结缔组织
   C. 肌组织　　　　　 D. 骨组织
   E. 神经组织

2. 食管的上皮为(　　　)
   A. 假复层纤毛柱状上皮　 B. 单层柱状上皮
   C. 单层扁平上皮　　　　 D. 复层扁平上皮
   E. 变移上皮

3. 微绒毛和纤毛共同的特点是(　　　)
   A. 均由细胞膜和细胞质形成　 B. 其内有微丝
   C. 其内有微管　　　　　　　 D. 均有吸收功能
   E. 均有分泌功能

4. 蜂窝组织是指(　　　)
   A. 网状组织　　　　 B. 疏松结缔组织
   C. 脂肪组　　　　　 D. 血液
   E. 致密结缔组织

5. 能合成纤维和基质的细胞是(　　　)

A. 巨噬细胞　　　　　　　B. 脂肪细胞

C. 成纤维细胞　　　　　　D. 浆细胞

E. 肥大细胞

6. 能够破坏疏松结缔组织基质的是(　　　)

　　A. 纤维蛋白酶　　　　　B. 胶原酶

　　C. 酸性磷酸酶　　　　　D. 透明质酸酶

　　E. 碱性磷酸酶

7. 白纤维是指(　　　)

　　A. 胶原纤维　　　　　　B. 弹性纤维

　　C. 肌纤维　　　　　　　D. 网状纤维

　　E. 神经原纤维

8. 下列属于纤维软骨的是(　　　)

　　A. 气管软骨　　　　　　B. 支气管软骨

　　C. 椎间盘　　　　　　　D. 肋软骨

　　E. 关节软骨

9. 吞噬能力强的细胞是(　　　)

　　A. 中性粒细胞　　　　　B. 嗜酸性粒细胞

　　C. 淋巴细胞　　　　　　D. 碱性粒细胞

　　E. 红细胞

10. 参与生理性止血的血细胞是(　　　)

　　A. 红细胞　　　　　　　B. 血小板

　　C. 单核细胞　　　　　　D. 淋巴细胞

　　E. 中性粒细胞

11. 骨骼肌纤维是(　　　)

　　A. 细胞间质　　　　　　B. 肌原纤维

　　C. 肌丝　　　　　　　　D. 骨骼肌细胞

　　E. 肌质网

12. 两个心肌纤维相互连接处的结构是(　　　)

　　A. Z 线　　　　　　　　B. 闰盘

　　C. 紧密连接　　　　　　D. 中间连接

　　E. M 线

13. 每个神经元的胞体上都有(　　　)

　　A. 一个轴突及一个或多个树突

　　B. 多个轴突

　　C. 多个轴突及一个树突

　　D. 多个轴突及多个树突

　　E. 以上都不对

14. 神经元之间的连接结构是(　　　)

　　A. 紧密连接　　　　　　B. 中间连接

　　C. 桥粒　　　　　　　　D. 半桥粒

　　E. 突触

15. 运动终板是指(　　　)

　　A. 游离神经末梢

　　B. 有被囊的神经末梢

　　C. 分布于心肌、平滑肌的运动神经末梢

　　D. 分布到骨骼肌的运动神经末梢

　　E. 分布到腺体的运动神经末梢

四、问答题

1. 简述被覆上皮的种类和分布。

2. 疏松结缔组织中主要有哪些细胞和纤维。

3. 列表归纳三种肌组织的一般结构特点及分布。

4. 简述突触的定义、分类及化学性突触的电镜结构。

（余　　寅）

第三章 皮 肤

某患者,男,23 岁。自 18 岁时面部开始出粉刺,未经治疗,近三年病情加重,颜面布满大小不等结节,挤之有豆渣样物排出。面部油腻,毛孔粗大,除鼻及眼周外,它处均见多数散在黑头粉刺及米粒至豌豆大小结节隆起,根底融合成片,肿胀紫暗,黑头粉刺挤压有豆渣样物排出,大结节挤压有稀薄脓性及血性分泌物。专家组采用中西药给予治疗。

问题:1. 在日常生活中,你对该病了解吗?

2. 你知道该病的组织学基础吗?

皮肤(skin)是人体面积最大的器官,覆盖于体表,由表皮和真皮两部分构成,借皮下组织与深部组织相连。皮肤有表皮衍生的皮肤附属器,包括毛发、指(趾)甲、皮脂腺和汗腺。皮肤是人体与外界环境直接接触的界面,不但感受外环境的多种刺激,而且具有重要的屏障作用,可防止体液丢失,并阻挡异物和病原体的侵袭。皮肤还具有调节体温、排泄代谢产物和合成维生素 D 等功能(图 3-1)。

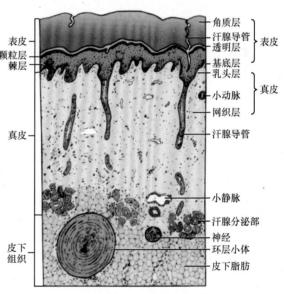

图 3-1 手指掌面皮肤

考点:表皮的分层

第一节 表皮的结构

一、表 皮

表皮(epidermis) 由角化的复层扁平上皮组成,位于皮肤的最表层,与身体体表各孔道黏膜上皮相延续。身体各部位表皮厚度不等,肘窝及眼睑等处较薄,手掌及足底处最厚。表皮细胞可分为两大类:一为角质形成细胞;二为非角质形成细胞。前者占表皮细胞的绝大多数,后者散在分布于表皮深层的角质形成细胞之间,包括黑色素细胞、朗格汉斯细胞和梅克尔细胞。

1. **表皮的分层和角化** 手掌和足底等角质层较厚的皮肤的表皮结构,由深层至浅层,可看到基底层、棘层、颗粒层、透明层、角质层五层结构(图 3-2)。

(1) **基底层**:为附着于基底膜上的一层矮柱状细胞,排列整齐,胞质嗜碱性,着色较深,电镜下可见胞质内含许多游离核糖体和角蛋白丝,基细胞之间以桥粒相连,基细胞与基底膜之间借半桥粒相连,从基底膜渗入的组织液,通过细胞间隙,营养表皮细胞。基细胞是表皮的干细胞,细胞不断增殖,新生细胞向浅层推移并分化为其他各层细胞,故基底层又称**生发层**。在皮肤创伤愈合中,基底细胞具有重要的再生修复作用。

(2) **棘层**:由 4~10 层较大的多角形棘细胞组成,胞核较大、圆形,位于中央,由于细胞具

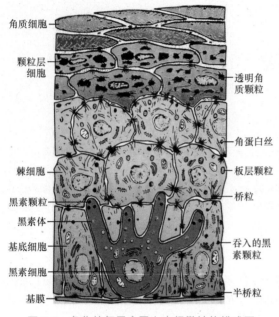

角质细胞

颗粒层
细胞

透明角
质颗粒

棘细胞

角蛋白丝

板层颗粒

黑素颗粒

桥粒

黑素体

基底细胞

吞入的黑
素颗粒

黑素细胞

基膜

半桥粒

图 3-2　角化的复层扁平上皮超微结构模式图

有很多细小突起呈棘状,故名棘层。相邻细胞的突起镶嵌,借桥粒紧密相连。胞质呈弱碱性,游离核糖体较多,具有旺盛的合成能力。合成的角蛋白形成许多较粗的角蛋白丝束。在浅层细胞胞质内尚可见有膜包被的卵圆形小颗粒,称板层颗粒,其内主要含磷脂、胆固醇、糖蛋白及溶酶体酶等,主要分布于细胞周边,并以胞吐方式将糖脂排放到细胞间隙,形成膜状物,可阻止外界物质,尤其是水分透过表皮,还可以防止组织液外渗。

（3）**颗粒层**:由 3~5 层梭形细胞组成。颗粒层细胞的核与细胞器已退化,细胞质内板层颗粒增多,还出现许多不规则、强嗜碱性透明角质颗粒。这些颗粒无膜包被,呈致密均质状,角蛋白丝常埋入其中。颗粒内为富有组氨酸的蛋白质。

（4）**透明层**:有 2~3 层扁平细胞组成,细胞界限不清,细胞核与细胞器都退化消失。在薄的表皮中,见不到透明层。

（5）**角质层**:由多层扁平角质细胞组成。细胞已完全角化,变的干硬,光镜下呈嗜酸性均质状,电镜下,细胞内充满粗大的角蛋白丝束及均质状物质,后者主要为透明角质颗粒内富有组氨酸的蛋白质。角质层浅表细胞内透明角质颗粒中蛋白质水解为氨基酸,此氨基酸作为渗透活性物质,使角化细胞吸水而肿胀,桥粒的连接作用减弱而导致脱落,形成皮屑。细胞膜因内面有一层蛋白质而坚固。角质层细胞间隙充满有糖脂构成的膜状物,形成表皮的通透性屏障。一些皮肤疾患与此屏障的功能失调密切相先。

由基底层至角质层的结构变化反映了角质形成、细胞增殖、分化(角化)、成熟与死亡脱落的新陈代谢过程,与此相伴随的是角蛋白及其他成分合成量与质的变化。干燥坚固的角质细胞赋予表皮对多种物理和化学性刺激有很强的耐受性。角质形成细胞不断脱落和更新,其周期一般为 3~4 周。

■■■■ 链　接

银　屑　病

又称"牛皮癣"是一种常见的慢性复发性炎症性皮肤病,特征性损害为红色丘疹或斑块上覆有多层银白色鳞屑,好发于四肢伸侧、头皮和背部,严重皮损可泛发全身,并可出现高热、脓疱、红皮病样改变以及全身大小关节病变。银屑病的病因尚未阐明。银屑病的临床异质性及明显的多基因遗传方式表明诸多因素的联合作用参与其发生发展,其中主要有遗传因素、感染、紧张应激、药物等环境因素以及免疫因素等。

2. **非角质形成细胞**　包括黑色素细胞、朗格汉斯细胞和梅克尔细胞等细胞。

（1）**黑色素细胞**(melanocyte):是生成黑色素的细胞,为一种具有许多细长突起的细胞,多位于基底层细胞之间,其细长突起伸入基底细胞及棘细胞之间。但在 HE 标本上仅见到含核的着色浅的圆形胞体。在电镜下见到此种细胞含许多有膜包被的长圆形黑色素小体,内含不同成熟阶段的**黑色素**,成熟的黑色素小体即为黑色素颗粒。在合成黑色素颗粒过程中,酪氨酸酶起重要作用。黑色素细胞具有蛋白质合成细胞的超微结构特征，这些黑色素颗粒通过突起，释放、转至相邻表皮角质形成细胞，形成细胞融合，成黑色素颗粒在黑色素细胞中较少，在角质形成细胞中反而较多。身体一定部位黑色素细胞与表皮细胞有恒定比例，但种族间肤色的差别并不取决于黑色素细胞的数目，而主要取决于黑色素小体的大小、稳定性和色素化程度，尤其取决于其在表皮细胞内的含量。日照可增强黑色素细胞内酪氨酸酶的活性，而促进黑色素颗粒生成和释放。黑色素有吸收紫外线，保护身体组织

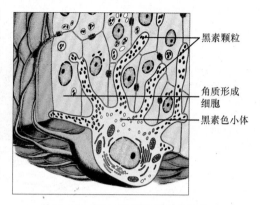

图 3-3　黑色素细胞的超微结构

避免日照辐射伤害的作用。遗传性白化病患者缺乏酪氨酸酶，因此，日照也不能使其黑色素细胞生成黑色素（图 3-3）。

链　接

人种的肤色、黑痣和胎记

　　人种间的黑色素细胞数量无明显差别，肤色深浅主要取决于黑色素细胞合成黑色素颗粒的能力及分布。黑种人的黑色素颗粒多而大，分布于表皮全层；白种人的黑色素颗粒少而小，主要分布于基底层；黄种人介于两者之间。此外，肤色也与表皮的厚度、血液的供应量有关。

　　人的黑色素细胞均由胚胎时期的神经嵴细胞增殖分化而来，除少量进入眼球血管膜外，其余迁入表皮和毛球。但可以有少量黑色素细胞滞留在真皮和表皮的交界处，并在该部位增殖成团状，称色素痣或黑痣，几乎所有人都有。在少数人，滞留在真皮的黑色素细胞较多，范围较大，形成的青斑称胎记。

　　（2）朗格汉斯细胞（Langerhans cell）：散在于棘层浅部，在 HE 染色切片上呈圆形，细胞核深染，细胞质清亮。此种细胞与黑色素细胞形态近似。经特殊染色可见细胞的树枝状突起。电镜下可见胞质内含特征性**伯贝克颗粒**（Birbeck granule），呈杆状或网球拍状，中等电子密度，其一端或中间部可见一个圆形透明膨大，是一种抗原呈递细胞，在多种炎症情况下数量增多。所以，此细胞在对抗侵入皮肤的病原微生物、监视癌变细胞中起重要作用（图 3-4）。

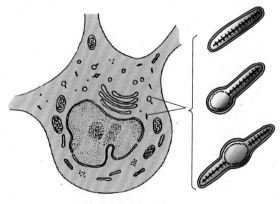

图 3-4　朗格汉斯细胞

　　（3）梅克尔细胞（Merkel cell）：位于表皮基底层，在 HE 染色标本上不易辨别。细胞基底面与感觉神经末梢形成突触。梅克尔细胞数量很少，但在指尖、口腔和生殖道黏膜上皮中较多，可以感受触觉和机械性刺激（图 3-5）。

二、真　皮

　　真皮（dermis）位于表皮下方，分为浅部的乳头层和深部的网织层，两者间无明确的界限，由致密结缔组织构成（图 3-1）。其厚度亦随身体部位而异，一般为 1~2mm，足跟处可达 3mm。

　　1.**乳头层**　位于真皮与表皮交界处的薄层致密结缔组织，向表皮突起形成乳头状，与表

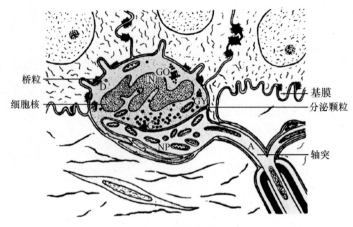

图 3-5　梅克尔细胞

皮相嵌合,这种相嵌可增加真皮与表皮连接面积,增强连接的牢固性。由于内含丰富的毛细血管,有利于表皮从真皮组织液中获得营养。手指掌侧的乳头层含较多的触觉小体。

2. 网织层　为乳头层深面较厚的致密结缔组织构成,此层比乳头层纤维更多,细胞较少,密集的胶原纤维束及弹性纤维排列不规则,纵横交织,赋予皮肤较强的弹性和韧性,此层内除含较大血管、环层小体及神经纤维以外,尚可见汗腺、毛囊及皮脂腺。

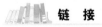 **链　接**

指　纹

皮肤表面并非平坦,而是有嵴、沟相间形成的皮纹。在手掌和足底,由于表皮很厚,皮纹格外明显,这有助于增加手足与接触物的摩擦力。在指(趾)末端,皮纹受到指(趾)甲的阻断,形成回旋,呈现箕、斗、弓等形状,在手指称指纹(finger print)。每个人的指纹均不相同,即使单卵孪生的二人也是如此,这是因为在胚胎发育时期,受局部微环境的影响,相同基因的表达出现了些微差异。因此,指纹成为辨别个体的一种标志。

第二节　皮下组织

皮下组织(hypodermis),又名浅筋膜,位于真皮的深部,由疏松结缔组织和脂肪组织构成,将皮肤与深层组织相连,并使皮肤具有一定的移动性。皮下组织具有缓冲、保温、储存能量等功能。其中的脂肪组织在不同个体、性别、年龄和同一个体的不同部位,有较大的差别。

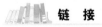 **链　接**

皮内注射和皮下注射

皮内注射是将少量药液注入真皮浅层的方法。皮肤表面会因此而隆起一个皮丘。主要用于各种药物过敏试验和预防接种。皮下注射是将少量药液注入皮下组织的方法,液体在组织间隙弥散,迅速达到药效,主要用于需迅速达到药效、不能或不宜经口服给药时采用。

第三节　皮肤的附属结构

皮肤附属结构包括汗腺、毛发、皮脂腺及指(趾)甲(图3-6)。在胚胎发生中,均主要由表皮衍生而成。

一、汗 腺

汗腺(sweat gland)是盘曲的单管状腺,根据结构及分布等不同可分为外泌汗腺和顶泌汗腺两种(图3-7)。

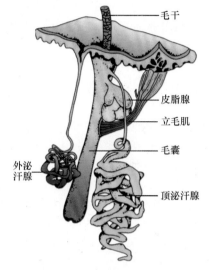

图3-6 皮肤附属结构示意图

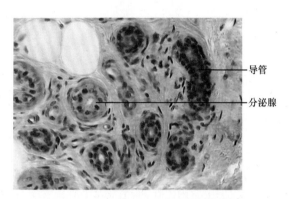

图3-7 人指皮外分泌腺和导管

1. 外泌汗腺 简称汗腺。除唇边、阴部等个别区域外,遍布全身,手掌和足底最多。汗腺由分泌部和导管部组成。分泌部盘曲成团,位于真皮深层和皮下组织中,由1~2层淡染的锥形和立方形细胞构成,外侧有肌上皮细胞,其收缩有助于排出分泌物。汗腺导管细长,管壁常由两层小立方细胞组成,无肌上皮细胞。当导管在真皮两乳头间进入表皮时,管壁与表皮细胞连续。其管腔在表皮内螺旋穿行,并开口于皮肤表面的汗孔。汗腺分泌受胆碱能神经支配,在掌跖等部位也受肾上腺素能神经支配。汗液主要含水、氯、钾、钠、尿素及乳酸盐等。汗腺分泌是机体散热的主要方式,有调节体温、湿润皮肤、排泄机体代谢产物等重要作用。

2. 顶泌汗腺 也称大汗腺。此腺分布于腋窝、乳晕、肛门及会阴等区域,顶泌汗腺比外泌汗腺大许多。分泌部盘曲成团,腺细胞胞质呈嗜酸性,腺腔大,导管短,在皮脂腺上方开口于毛囊。顶泌汗腺的分泌受肾上腺素能神经支配,并受性激素影响,分泌活动青春期比较旺盛。顶泌汗腺分泌物含蛋白质,较黏稠,呈乳白色,如分泌旺盛且被细菌分解后则产生腋臭。

二、毛 发

人体皮肤除手掌、足底外,均有毛发(hair)分布(图3-8)。毛发的颜色、粗细,随种族、年龄、性别以及身体部位而有差异,但基本结构相同。毛分为毛干、毛根和毛球三部分。露出皮肤外面的为**毛干**,埋于皮肤内部的是**毛根**,毛干和毛根由排列规则的角化上皮细胞组成,细胞内充满角蛋白并含有数量不等的黑色素颗粒。包在毛根外面得上皮和结缔组织形成的鞘叫**毛囊**。毛囊分为两成,内层为上皮性鞘,与表皮各层细胞相连续,结构也近似。外层为结缔组织鞘,由结缔组织构成,与真皮相连续。毛根和毛囊上皮性鞘的下端合为一体,膨大呈球状,称为**毛球**。毛球的上皮细胞称毛母质细胞,为干细胞,并不断地向上迁移。毛球基部的黑色素细胞可将黑色素颗粒转送到上皮细胞中。黑色素颗粒的多少,决定毛发呈黑色、棕色、灰色或白色。毛球的基部凹窝内为富含血管、神经的疏松结缔组织,称**毛乳头**。毛球是毛和毛囊的生长点,毛乳头对毛的生长起诱导和营养作用。

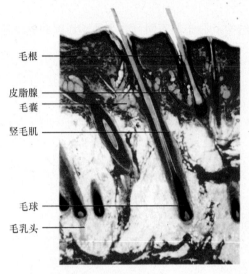

图 3-8　光镜下人头皮结构

毛发与皮肤表面存在一定角度,在两者钝角的一侧,皮脂腺的下方有一束平滑肌,称**竖毛肌**。它一端附于毛囊,另一端附于真皮乳头层。竖毛肌受交感神经支配,当寒冷或惊恐时,竖毛肌收缩,使毛发竖立,产生"鸡皮疙瘩"。

毛发的生长是间歇性的,生长期与静止期相互交替。毛发生长期长短不同,例如头发生长期可达 3~5 年,其他部位毛发的生长周期只有数月。生长中的毛发,其毛球膨大,毛乳头血流丰富,毛母质细胞增殖旺盛。转入静止期的毛球和毛乳头变小萎缩,毛母质细胞停止增殖,毛根与毛球、毛囊连接不牢。在旧毛脱落之前,旧毛囊基部另形成一个新的毛球及毛乳头。新毛沿旧毛囊内生长,旧毛球及毛乳头萎缩,新毛随即将旧毛向外推出。

三、皮　脂　腺

除手掌、足底和足侧部位外,其余部位都有皮脂腺(sebaceous gland)(图 3-9)。皮脂腺常位于毛囊与竖毛肌之间,以短导管开口于毛囊,在无毛发皮肤则位于真皮浅层。**皮脂腺**为分支泡状腺,分泌部由一个或几个腺泡构成,其周边为较小的干细胞,不断分裂增殖,新生细胞不断长大向腺泡中央移动。胞质内合成的脂类颗粒增多,至腺泡中心胞核退化,整个细胞解体,与脂类产物一起排出,这种脂性分泌物称为皮脂。皮脂经粗而短的导管排入毛囊

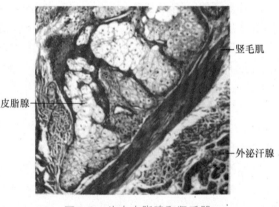

图 3-9　头皮皮脂腺和竖毛肌

上部或直接排到皮肤表面。皮脂能润泽皮肤和毛发。皮脂腺的分泌活动受性激素调控,在青春期,皮脂分泌旺盛。如皮脂过度分泌容易导致排出不畅,引起炎症,可形成痤疮。

四、指(趾)甲

指(趾)甲(nail)为指(趾)端背面的硬角质板(图 3-10),露在外面的部分为**甲体**,由多层连接牢固的角质细胞构成;埋于皮内的部分为**甲根**,甲体下面的皮肤为**甲床**,由复层扁平上皮和真皮构成;甲根附着处的上皮为**甲母质**,为甲的生长点。新生细胞向指(趾)远端推移,逐步角化为甲体;如伤及甲母质,则甲不能再生。甲体周缘的皮肤为**甲襞**,甲体和甲襞之间的沟为**甲沟**。

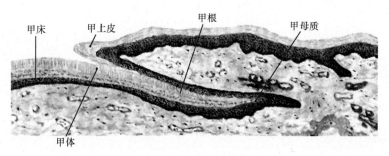

图 3-10 指甲纵切面模拟图

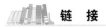 链 接

甲 沟 炎

甲沟炎即甲体两侧与皮肤皱褶结合部的化脓性感染,是临床常见的指(趾)部感染性疾病之一。致病菌为皮肤表面的金黄葡萄球菌。可发生于各种轻伤后,早期局部消炎处理,感染可以控制。形成脓肿后,必须切开治疗。

目 标 检 测

一、名词解释

1. 竖毛肌　　2. 黑色素小体　　3. 真皮乳头

4. 毛母质

二、填空题

1. 表皮由两类细胞组成,它们是_____、_____。

2. 皮肤由_____和_____组成,借皮下组织与深部结缔组织相连。

3. 真皮可分为_____和_____两层。

4. 毛根外包_____,后者分为两层,内层是_____,外层是_____。

5. 竖毛肌受_____神经支配,收缩时使毛竖立。

三、A型选择题

1. 构成皮肤表皮的上皮为(　　)

　A. 变移上皮

　B. 未角化复层扁平上皮

　C. 复层柱状上皮

　D. 单层扁平上皮

　E. 角化复层扁平上皮

2. 厚表皮可分五层,由内向外依次为(　)

　A. 基底层,棘层,颗粒层,透明层,角质层

　B. 基底层,颗粒层,棘层,角质层,透明层

　C. 基底层,透明层,棘层,颗粒层,角质层

　D. 角质层,透明层,颗粒层,棘层,基底层

　E. 角质层,透明层,棘层,颗粒层,基底层

3. 真皮乳头层特点之一是(　　)

　A. 纤维粗大,毛细血管少

　B. 纤维粗大,毛细血管丰富

　C. 与网织层相比,较厚

　D. 纤维细密,富于静脉丛

　E. 纤维细密,毛细血管丰富

4. 皮脂腺是(　　)

　A. 管状腺,腺细胞无分泌颗粒

　B. 管状腺,腺细胞分泌颗粒释放分泌物

　C. 泡状腺,腺细胞解体排出

　D. 管状腺,腺细胞解体排出

　E. 泡状腺,腺细胞排出分泌颗粒

四、问答题

1. 试述皮肤的分层及结构特点。

2. 试述皮肤的附属结构有哪些。

(张　磊)

第四章 运动系统

案例 4-1

某患者,男,14 岁,因发热、牙龈肿胀出血伴面色苍白就诊于某县医院。体检:脾轻度肿大,颈部和腋窝淋巴结肿大。血常规:白细胞总数明显增高,红细胞,血小板较正常低。骨髓检查报告为"急性淋巴细胞性白血病",结合病史等初步诊断为"急性淋巴细胞性白血病"。

问题: 1. 骨髓分为哪两种? 哪种有造血功能?

2. 红骨髓位于何处? 临床骨髓穿刺常选何处?

运动系统(locomotor system)由**骨**、**骨连结**和**骨骼肌**三部分组成,成人约占体重的 60%。全身各骨借骨连结形成骨骼,构成人体的支架(图 4-1)。在神经系统的调节下,运动系统对人体起着运动、支持和保护的作用。在运动中,骨起杠杆作用,关节是枢纽,骨骼肌是动力。能在体表看到或摸到骨的突起或肌的隆起,称为**体表标志**。临床上常用这些标志来确定深部器官的位置、判定血管和神经的走行、选取手术切口的部位、针灸取穴以及进行护理技术操作(如插管、注射、穿刺等)时定位的依据。

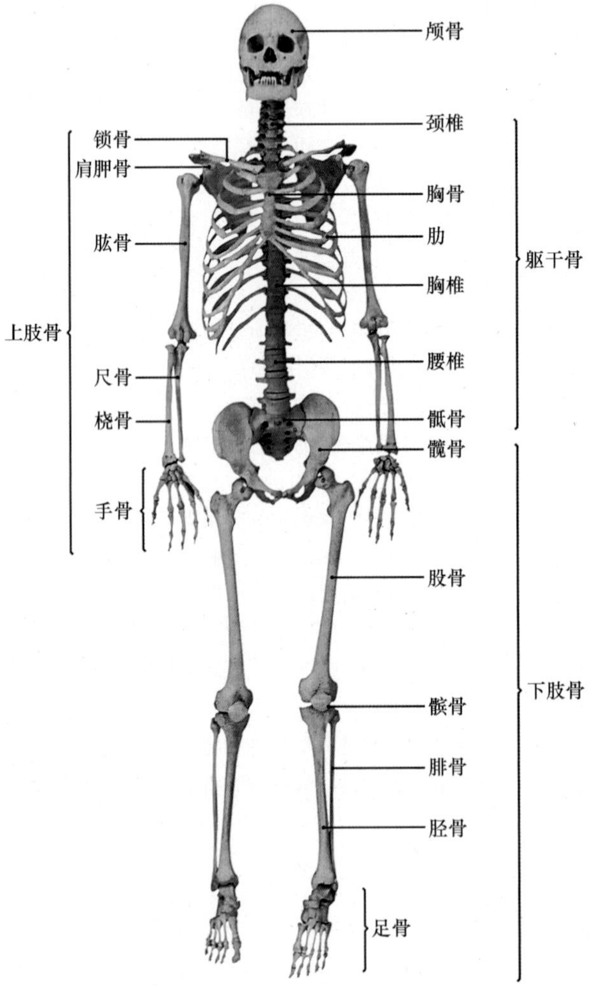

第一节 骨与骨连结

一、概 述

成人有 206 块骨,约占体重的 20%。**骨**(bone)是一类器官,可以不断进行新陈代谢和生长发育,有修复、再生和改建的能力。经常锻炼可促进骨的良好发育,长期废用则出现骨质疏松。骨的组织中有大量的钙盐和磷酸盐沉积,是钙、磷的储存库,参与体内钙、磷代谢,骨髓有造血功能。

(一)骨的分类

人体的骨分布于全身,按所在的部位可分为**颅骨**、**躯干骨**和**四肢骨**。

全身的骨形态上差异比较

图 4-1 全身骨骼

颅骨

颈椎

锁骨
肩胛骨

胸骨
肋
胸椎

躯干骨

肱骨

上肢骨

腰椎

尺骨
桡骨

骶骨
髋骨

手骨

股骨

下肢骨

髌骨

腓骨

胫骨

足骨

考点:骨的形态、分类

42

大,可分为长骨、短骨、扁骨和不规则骨(图4-2)。**长骨**呈长管状,分为一体两端,主要分布于四肢。体即**骨干**,位于长骨中部,其内为**骨髓腔**,容纳骨髓,两端膨大为**骺**,干和骺相邻的部分称干骺端,幼年时软骨,称**骺软骨**,骺软骨细胞不断分裂繁殖和骨化,使骨不断加长,成年后骺软骨骨化,干和骺融为一体,其间遗留一**骺线**;**短骨**形似立方体,多成群分布于连结牢固且较灵活的部位,如腕骨和跗骨;**扁骨**呈板状,主要构成骨性腔的壁,对腔内器官有保护作用,如颅盖骨、胸骨和肋骨等;**不规则骨**形态不规则,如椎骨、髋骨和颞骨等。有些不规则骨内有含气的腔,如上颌骨和蝶骨等。另外在某些肌腱内还形成一种扁圆形的小骨,称**籽骨**,如髌骨和第一跖骨头下的籽骨。

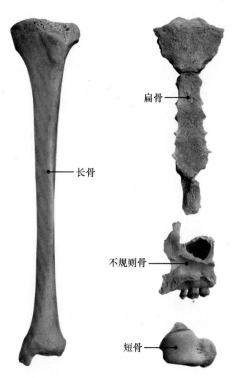

扁骨

不规则骨

长骨

短骨

图 4-2　骨的形态

(二) 骨的构造

骨由骨质、骨髓和骨膜构成,并有丰富的血管、淋巴管和神经等(图4-3)。

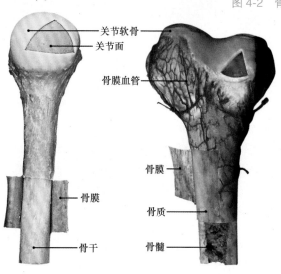

关节软骨
关节面
骨膜血管
骨膜
骨质
骨膜
骨髓
骨干

图 4-3　骨的构造

考点:骨的构造

1. **骨质**　由骨组织构成,分为**骨密质**和**骨松质**。骨密质质地致密,抗压力很强,位于骨的表面和长骨的干;骨松质由许多片状的骨小梁交织排列而成,呈海绵状,多位于长骨的两端和短骨、扁骨、不规则骨的内部。颅盖诸骨有内、外两层骨密质,分别称为内板和外板,骨松质在内、外板之间,称为**板障**(图4-4)。

考点:骨髓的位置、类型、作用和临床意义

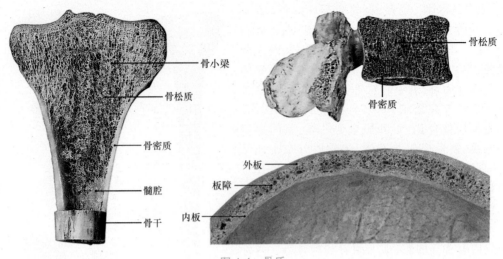

图 4-4　骨质

2. 骨髓（bone marrow）　为柔软而富有血液的组织，充填于骨髓腔及骨松质腔隙内，分为**红骨髓**和**黄骨髓**。红骨髓有造血功能，胎儿及幼儿的骨髓全是红骨髓，5~6岁以后，长骨骨髓腔内的红骨髓逐渐被脂肪组织替代成为黄骨髓，失去造血功能，但具有造血潜能，在慢性失血过多或重度贫血时，黄骨髓可转化为红骨髓，恢复造血功能。成年后在长骨的两端、短骨、扁骨和不规则骨的骨松质内终身保留红骨髓，临床常选择髂骨、胸骨等处穿刺，抽取少量红骨髓以帮助一些血液疾病的诊断。

3. 骨膜　骨膜是由致密结缔组织构成的，有丰富的血管和神经，被覆于除关节面以外的整个骨面。骨膜对骨的生长、营养、改造和修复具有重要作用，故手术时应尽量保留骨膜。

（三）骨的化学成分和物理特性

骨由有机质和无机质组成。有机质主要是骨胶原纤维和黏多糖蛋白，使骨具有韧性和弹性；无机质主要是碱性磷酸钙，使骨具有硬度和脆性。骨的化学成分随年龄的增长而不断变化，成年骨组织中有机质和无机质的比例约为3：7，使骨的硬度、弹性、韧性达到最好。年幼者有机质含量比成人高，弹性、韧性大，易发生变形；老年人无机质含量比例增高，脆性较大而易发生骨折。

 链　接

骨 的 生 长

骨的生长，是指骨的增长与增粗。骨的长长是骨两端与骨干之间的骺软骨层不断生出并替换成生骨组织，使骨不断加长，于是青少年的身高也就不断增高。成年后，骺软骨骨化，骨停止增长。儿童时期骨膜内的成骨细胞不断产生骨组织，使骨表面增厚，同时骨干内壁的骨组织又不断被破坏，吸收，这样骨髓腔逐渐扩大，骨干外表面的骨组织形成速度略快于骨干内部的吸收速度，骨密度逐渐增厚，骨也就随之增粗。人到30岁左右，长骨不再增粗。

考点：直接连
结的类型

（四）骨连结

骨与骨之间的连结装置叫**骨连结**。根据连结方式的不同，分为直接连结和间接连结。

1. 直接连结　骨与骨之间借纤维结缔组织、骨组织或软骨相连，其间无间隙，不活动或仅有少许活动，这种连结称**直接连结**。可分为以下三类：

（1）**纤维连结**：骨与骨之间借纤维结缔组织相连，如颅骨间的缝、椎骨棘突间的棘间韧带、前臂骨的骨间膜等。

（2）**软骨连结**：骨与骨之间借软骨直接相连，如椎间盘和耻骨联合等。

（3）**骨性结合**：骨与骨之间借骨组织连结，常由纤维软骨或透明软骨骨化而成，如骶椎骨之间的骨性结合等。

2. 间接连结 又称**关节**（joint），由骨与骨之间借膜性的结缔组织囊相连而成，其间腔隙，内有少量的滑液，一般有较大的活动性。

（1）关节的基本结构 ：包括关节面、关节囊和关节腔（图 4-5）：

考点：关节的基本结构

1）**关节面**：是参与构成关节的骨的接触面，通常一骨形成凸面，称关节头；另一骨形成凹面，称关节窝。关节面上覆盖一层关节软骨，光滑而富有弹性，可减少运动时的摩擦、缓冲震荡和冲击。

2）**关节囊**：由纤维结缔组织膜构成的囊，附着在关节面周缘及附近的骨面并与骨膜相延续，包围关节，封闭关节腔，分内、外两层。纤维层为外层，由致密结缔组织构成，附着于关节面周围的骨面上，并与骨膜延续。滑膜层为内层，薄而光滑，由疏松结缔组织组成，紧贴纤维层的内面，其边缘附于关节软骨的周缘。滑膜层内有丰富的血管网，能分泌滑液，可以减少关节运动时关节软骨间的摩擦和营养关节软骨、半月板。

3）**关节腔**：为关节囊滑膜层与关节软骨之间所围成的密闭腔隙，内含有少量滑液。腔内呈负压，对维持关节的稳固有一定作用。

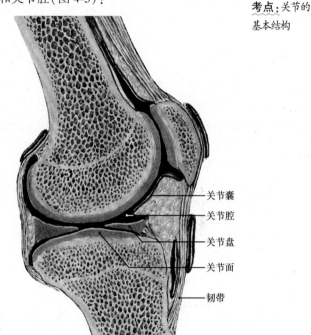

图 4-5　关节的结构

（关节囊　关节腔　关节盘　关节面　韧带）

（2）关节的辅助结构：有些关节除具备基本结构外，还有一些辅助结构：

1）**韧带**：呈束状或膜状，连于相邻两骨之间，由致密纤维结缔组织束构成，可加强关节的稳固性和限制关节过度活动。

2）**关节盘**：位于两关节面之间，由纤维软骨板构成，周缘附于关节囊，能增加关节的弹性，减少对骨面的冲击，并可使两骨关节面互相适应，增加稳固性，更有利于关节的运动。如膝关节的半月板。

3）**关节唇**：是附着于关节窝周缘的纤维软骨环，可加深关节窝，增大关节面，可增加关节的稳固性。

（3）关节的运动：关节基本上是沿着冠状轴、垂直轴、矢状轴运动。有以下几种运动形式：

考点：关节的运动形式

1）**屈和伸**：指关节沿冠状轴进行的运动。运动时两骨互相靠拢，角度变小的称屈，反之为伸。

2) **内收**和**外展**：指关节沿矢状轴的运动。运动时骨向正中矢状面靠拢称为内收（或收），反之，离开正中矢状面称为外展（或展）。手指和足趾的收展，人为地规定以中指和第二趾为中轴的靠拢或散开的运动，拇指的收展是围绕冠状轴进行，拇指向示指靠拢为收，远离示指为展。

3) **旋内**和**旋外**：骨环绕垂直轴进行的运动，称**旋转**。骨的前面转向内侧的称旋内，反之，转向外侧的称旋外。在前臂，手背转向前方的运动，又称为**旋前**；手掌恢复到向前，手背转向后方的运动，又称为**旋后**。

4) **环转**：是骨围绕冠状轴和矢状轴的复合运动。环转运动时，骨的近端在原位转动，远端作圆周运动，运动时全骨描绘成一锥形轨迹。环转运动实际为屈、展、伸、收的依次连续运动。

二、躯干骨及其连结

案例 4-2

某患者，男性，49 岁。在推车时腰部突然剧痛，自感脊柱下部出现"弹响"后，疼痛向左侧大腿和小腿的后面放射。左侧小腿外侧部、足和小趾有麻木与刺痛。体格检查：腰部有钝痛，用力和咳嗽时加重，脊柱腰曲变小，躯干歪向右侧。腰椎因疼痛而运动明显受限，左侧下肢上举时疼痛明显，左大腿坐骨神经行径有触痛。经影像检查诊断为腰 5 间盘突出。临床诊断：L5 间盘突出。

问题：1. 椎间盘位于何处？由哪几部分组成？
　　　2. 防止椎间盘突出的结构是什么？

考点：躯干骨 的组成

（一）躯干骨

躯干骨包括椎骨、胸骨和肋。

考点：椎骨的 组成、各部椎 骨的形态特征 及骨性标志

1. **椎骨**（vertebrae）　成人椎骨 26 块，包括颈椎 7 块、胸椎 12 块、腰椎 5 块、骶骨 1 块和尾骨 1 块。未成年时有 32~33 块，其中骶椎 5 块及尾椎 3~4 块，随着年龄的增长，5 块骶椎长合成 1 块骶骨，尾椎长合成 1 块尾骨。

（1）椎骨的一般形态：椎骨属不规则骨，由位于前方的**椎体**和后方的**椎弓**组成。椎体位于椎骨的前部，呈短圆柱状，是脊柱负重的主体。表面为一层较薄的骨密质，内部为较多的骨松质，在垂直暴力作用下，易发生压缩性骨折。椎弓是椎体后部的弓状骨板，椎弓与椎体连结的部分较细，称为**椎弓根**，其上、下缘各有一切迹，分为别称为**椎上切迹**和**椎下切迹**，相邻椎骨的椎上、下切迹围成**椎间孔**，有脊神经根和血管通过。椎弓的后部是宽厚的椎弓板，其上有七个突起：向上伸出一对**上关节突**，向下伸出的一对**下关节突**，向两侧伸出的一对**横突**，正中向后伸出一个**棘突**。椎体与椎弓围成的孔，称为**椎孔**，所有的椎孔相互连通形成**椎管**，容纳脊髓。

（2）各部椎骨的主要特征：

1) **颈椎**（cervical vertebrae）：椎体较小，椎孔相对较大，呈三角形；横突根部有圆形的**横突孔**，有椎动脉和椎静脉通过；第 2~6 颈椎的棘突短，末端分叉（图 4-6）。第 1 颈椎又称**寰椎**，呈环形，无椎体、棘突和关节突，由前弓、后弓及两个侧块构成（图 4-7）。第 2 颈椎又称**枢椎**，椎体上有**齿突**与寰椎前弓后面的齿突凹相关节（图 4-8）。第 7 颈椎又称**隆椎**，棘突较长，末端不分叉。当头前屈时，该突特别隆起，皮下易于触及。

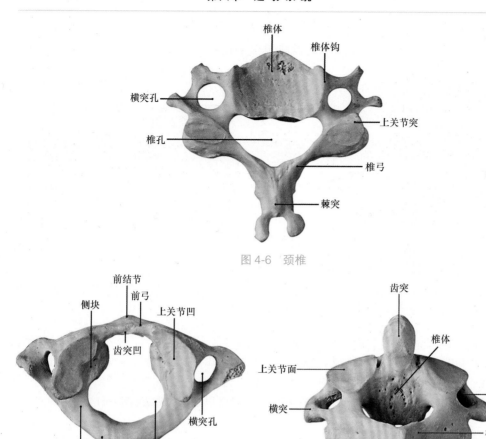

图 4-6 颈椎

图 4-7 寰椎

图 4-8 枢椎

2) **胸椎**(thoracic vertebrae)：椎体从上而下逐渐增大，横断面呈心形；椎孔相对较小，两侧有和肋骨相关节的**上肋凹**、**下肋凹**和**横突肋凹**。棘突细长伸向后下方，相互呈叠瓦状排列(图 4-9)。

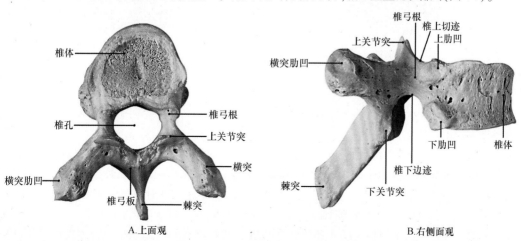

A.上面观

B.右侧面观

图 4-9 胸椎

3) **腰椎**(lumbar vertebrae)：椎体粗大，棘突宽短呈板状，呈矢状水平位后伸，棘突间隙较宽(图 4-10)。临床常在第 3、4 或第 4、5 腰椎间隙进行腰椎穿刺术。

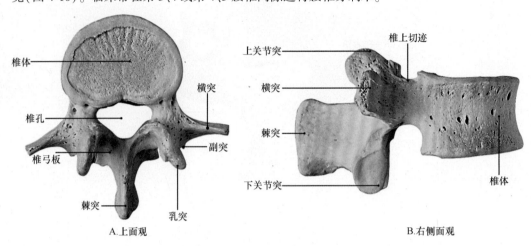

图 4-10　腰椎

4) **骶骨**(sacrum)：由 5 块骶椎融合而成，呈倒三角形。底向上，尖向下，盆面(前面)凹陷。底的前缘中份向前突出，称为**岬**，为女性盆骨测量的重要标志。骶骨的前后面分别有 4 对**骶前孔**和**骶后孔**。两侧有**耳状面**。骶骨中央有一纵贯全长的管道，称为**骶管**，向上与椎管相连，向下开口形成**骶管裂孔**，此孔两侧有向下突出的**骶角**，骶管麻醉常以它作为标志(图 4-11)。

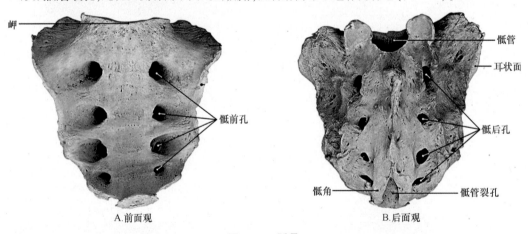

图 4-11　骶骨

5) **尾骨**(coccyx)：由 3~4 块退化的尾椎长合而成，借软骨和韧带与骶骨相连，下端游离为尾骨尖(图 4-12)。

考点：胸骨的分部、胸骨角位置形态及治疗意义

2. **胸骨**(sternum)　位于胸前壁正中皮下，属于典型的扁骨，可分为胸骨柄、胸骨体和剑突三部分。**胸骨柄**上缘正中的切迹称为**颈静脉切迹**，两侧为锁切迹，与锁骨相关节，胸骨柄与体连接处形成微向前突的横嵴称**胸骨角**，其两侧平对第 2 肋。**胸骨体**呈长方形，外侧缘有与第 2~7 肋相关节的肋切迹。**剑突**扁而薄，形状变化较大，其下端游离(图 4-13)。

3. **肋**(ribs)　共 12 对，由肋骨和肋软骨组成。第 1~7 对肋的前端与胸骨相连称真肋；第 8~10 对肋的前端借肋软骨与上位肋软骨相连，形成**肋弓**，称**假肋**；第 11、12 对肋前端游离于腹壁肌层中，称**浮肋**。

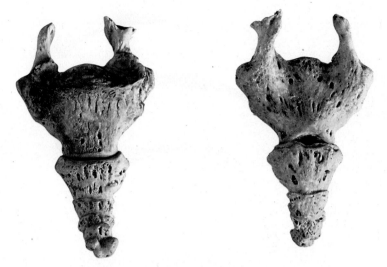

图 4-12　尾骨

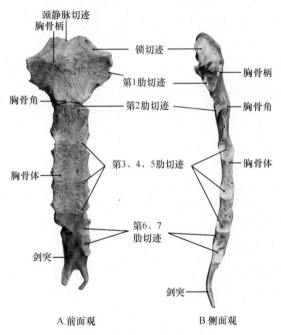

A.前面观　　　　　　B.侧面观

图 4-13　胸骨

　　肋骨(costal bone)为细长弓状的扁骨,富有弹性。分为中部的体及前、后两端。肋骨体有内、外两面及上、下两缘,肋骨体内面近下缘处有**肋沟**,肋间血管和神经沿此沟走行。肋骨前端接肋软骨,后端稍膨大,称**肋头**,肋头的外侧稍细的部分称**肋颈**,颈外侧的粗糙突起称**肋结节**(图 4-14)。**肋软骨**为透明软骨,连于各肋骨的前端。

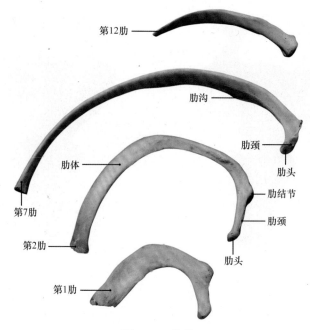

第12肋

肋沟

肋颈

肋头

肋结节

肋颈

肋体

第7肋

肋头

第2肋

第1肋

图 4-14　肋骨

考点：躯干骨的重要骨性标志及意义

（二）躯干骨的重要骨性标志

1. 胸骨角　在胸骨柄下方可摸到的横行隆起,其两侧平对第 2 肋,是临床在胸前壁计数肋的重要标志。

2. 颈静脉切迹　是胸骨柄上方的凹窝,其两侧为锁骨的胸骨端。

3. 肋弓　由第 8~10 肋软骨形成,分为左、右肋弓,居皮下,剑突两侧。是临床上触摸肝、脾的重要标志。

4. 剑突　胸骨下部的突起,在两侧肋弓的夹角内。

5. 第 7 颈椎棘突　低头时在颈根皮下可摸到,是确定椎骨序数和针灸取穴的标志。

6. 骶角　在骶骨背面下端的两侧,可摸到一对小突起即骶角,两骶角间为骶管裂孔,临床上可由此进行骶管神经阻滞麻醉术。

（三）躯干骨的连结

躯干骨的连结包括由 24 块椎骨、一块骶骨和一块尾骨连结形成的**脊柱**(vertebral column)和由 12 块胸椎、12 对肋及一块胸骨连结形成的**胸廓**(thoracic cage)。

1. 脊柱　构成人体的中轴,上承颅骨,下连髋骨,具有运动、保护及支持体重等作用。

（1）椎骨间的连结　相邻椎骨之间借椎间盘、韧带和关节相连结。

考点：椎间盘的构成和临床意义

1）**椎间盘**(interverbral disc):是连结相邻两个椎体的纤维软骨盘,成人共有 23 个,由纤维环和髓核构成(图 4-15)。**纤维环**由多层纤维软骨按同心圆排列构成,环绕在髓核的周围,质坚韧,牢固连结相邻椎体上下面,保护髓核并限制髓核向外膨出;**髓核**是位于中央部的柔软而富有弹性的胶状物质。椎间盘坚韧,富有弹性,承受压力时被压缩,除去压力后复原,起"弹性垫"的作用,可缓冲外力对脊柱的震动,也可增加脊柱的运动幅度。各部椎间盘厚薄不一,腰部最厚,颈部次之,中胸部最薄,故脊柱腰部活动最大。由于纤维环的后部较薄弱,特别是其后外侧缺乏韧带加固,当纤维环破裂时,髓核容易向后外侧脱出,突入椎管或椎间孔,压迫相邻的脊髓或脊神经根,导致相应的症状,临床上称为椎间盘脱出症。

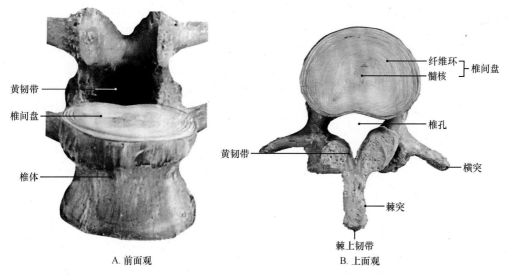

A. 前面观 　　　　　　　　B. 上面观

图 4-15　椎间盘

2) **韧带**:脊柱的韧带可分为以下几种(图 4-16):

①**前纵韧带**:位于椎体和椎间盘的前面,呈扁带状的坚固的纤维束。上至枕骨大孔前缘,下达第 1 或第 2 骶椎体,与椎体边缘及椎间盘结合较紧。前纵韧带有防止脊柱过度后伸和椎间盘向前脱出的作用。

②**后纵韧带**:位于椎管前壁及各椎体和椎间盘的后面,窄而坚韧,起自枢椎,向下达骶管,有限制脊柱过度前屈的作用。

③**黄韧带**:是连结相邻椎弓板间的短韧带,由黄色的弹性纤维构成,坚韧富有弹性。参与围成椎管,并有限制脊柱过度前屈的作用。

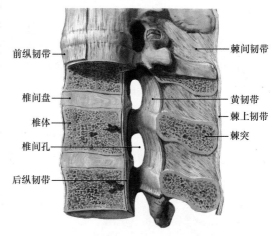

图 4-16　椎骨间的连结

④**棘上韧带**:是连结胸、腰、骶椎各棘突尖之间的纵行韧带,前方与棘间韧带融合,能限制脊柱过度前屈。

⑤**棘间韧带**:为连接于相邻棘突之间的短韧带,能限制脊柱过度前屈。

此外,位于相邻椎骨横突间的纤维索称为横突间韧带。

3) **关节**:主要有由相邻椎骨的上、下关节突的关节面构成的**关节突关节**,可作轻微滑动;**寰枕关节**由寰椎侧块的上关节凹与枕髁构成,可使头作前俯、后仰和侧屈运动;**寰枢关节**由寰椎和枢椎构成,可使头部作左右旋转运动。

(2) 脊柱的整体观及运动

成人脊柱长约 70cm,女性略短,约 60cm。其长度可因个体身高、姿势不同而略有差异,静卧可比站立高出 2~3cm,这是由于站立时椎间盘被压缩所致。椎间盘的总厚度约占脊柱全长的 1/4。

1) **脊柱前面观**:椎体自上而下逐渐增大,从骶骨耳状面以下又逐渐缩小(图 4-17)。

考点:脊柱的生理弯曲

2）**脊柱后面观**：颈椎棘突短，末端分叉，近水平位，但第 7 颈椎棘突较长而突出；胸椎棘突细长，斜伸向后下方，呈叠瓦状排列；腰椎棘突呈板状，水平伸向后方，棘突间隙较宽（图 4-17）。

3）**脊柱侧面观**：可见脊柱有 4 个生理性弯曲。颈曲、腰曲凸向前，是在发育过程中随着抬头、坐立而相继形成的；胸曲、骶曲凸向后在胚胎时已形成。颈曲支持头的抬起，腰曲使身体重心线后移，以维持身体的前后平衡，保持直立姿势，加强稳固性。胸曲、骶曲在一定意义上扩大了胸腔和盆腔的容积。脊柱的生理性弯曲增大了脊柱的弹性，在行走和跳跃时，有减轻对脑和内脏器官冲击与震荡的作用（图 4-17）。

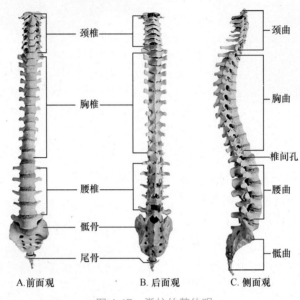

图 4-17　脊柱的整体观

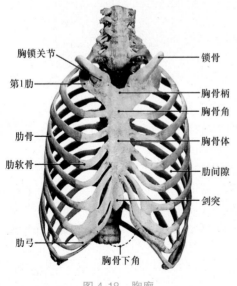

图 4-18　胸廓

考点：胸廓的构成

4）**脊柱的运动**：脊柱除支持体重、传递重力、缓冲震动、保护脊髓和内脏功能外，还有灵活的运动功能。虽然相邻两椎骨间运动范围较小，但整个脊柱的活动范围较大，尤其是颈部和腰部。脊柱可作前屈、后伸、侧屈、旋转和环转运动。

2. 胸廓

由 12 块胸椎、12 对肋、1 块胸骨通过肋椎关节和胸肋关节构成（图 4-18）。

（1）胸廓的连结：

1）**肋椎关节**：是肋骨与脊柱的连结，包括肋头的关节面与胸椎的肋凹构成的**肋头关节**；肋结节的关节面与胸椎横突的肋凹构成的**肋横突关节**，它们均属于微动关节。

2）**胸肋关节**由第 2~7 对肋软骨与胸骨相应的肋切迹构成，第 1 对肋软骨与胸骨柄直接连结，第 8~10 对肋软骨依次与上位肋软骨相连构成肋弓，第 11~12 对肋软骨前端游离于腹壁肌中。

（2）胸廓的形态：胸廓呈上窄下宽，前后略扁的圆锥形，胸廓有上、下二口和前、后、外侧壁。**胸廓上口**较小，朝向前下，由第 1 胸椎体、第 1 对肋及胸骨柄上缘所围成，是颈部与胸腔的通道；**胸廓下口**宽阔而不整齐，由第 12 胸椎、第 11~12 对肋前端、肋弓和剑突围成。两侧肋弓之间的夹角称**胸骨下角**。相邻两肋之间的间隙称**肋间隙**。

（3）胸廓的运动：胸廓除支持和保护胸腔脏器外，主要还参与呼吸运动。吸气时，在呼吸肌的作用下肋前部上抬，胸骨上升，胸廓前后径和横径均加大，胸腔容积增大；呼气时，在重力和呼吸肌的作用下胸廓做相反的运动，使胸腔的容积缩小。

链　接

胸廓的临床意义

胸廓的形态和大小与年龄、性别、体型及营养、职业、健康状况等密切相关。新生儿胸廓横径与前后径大致相等呈桶状；成人呈扁圆锥形；老年人因弹性减退，运动减弱，胸廓则扁而长。成年女性比男性略圆而短。经常参加体育锻炼的人，胸廓较为宽短；身体瘦弱或胸肌和肺发育不良的人，胸廓扁平、狭长。佝偻病患儿的胸廓前后径大，胸廓向前突出，形成所谓的"鸡胸"。肺气肿病人的胸廓各径线都增大，形成"桶状胸"。一些严重消耗性疾病患者或极度消瘦者，形成"扁平胸"。患有肺不张、肺萎缩或胸腔积液、胸壁肿瘤等疾病时，可出现胸廓两侧面的不对称现象。因此，观察胸廓外形是检查和诊断疾病的一个重要指标。

三、颅骨及连结

颅骨共 23 块（6 块听小骨未计入），彼此借骨连结形成颅，位于脊柱的上方。除下颌骨和舌骨外，其余各骨借缝或软骨牢固相连，保护与支持脑、感觉器官、消化系统和呼吸系统的起始部分。颅骨分为后上部的脑颅骨和前下部的面颅骨两部分。

考点：脑颅骨和面颅骨的组成

（一）脑颅骨

脑颅骨有 8 块，包括颅前方突出的**额骨**，颅后方突出的**枕骨**，两者之间的一对**顶骨**，颅底中部形如蝴蝶的**蝶骨**，颅底前部的**筛骨**，颅两侧的一对**颞骨**，它们围成颅腔，容纳脑（图 4-19、图 4-20）。

（二）面颅骨

面颅骨共 15 块（图 4-19），包括下方的**下颌骨**，下颌骨上方的一对**上颌骨**，上颌骨后方各有一**腭骨**，两上颌骨上方之间的一对**鼻骨**，上颌骨外上方突出的一对**颧骨**，鼻腔正中后下方的一块**犁骨**，鼻腔外侧壁下方的一对**下鼻甲**，两眶内侧壁一对小的**泪骨**，喉上方的一块游离的**舌骨**仅借韧带和肌肉与颅骨相连。面颅骨构成颜面的支架，围成眶、骨性口腔和鼻腔。

下颌骨位于面部的前下份，呈马蹄形，分为一体两支（图 4-21）。**下颌体**居中央，呈弓形，其上缘构成**牙槽弓**，有容纳下颌牙根的牙槽，体的前外侧面各有一**颏孔**。**下颌支**为由下颌体后端向后上伸出的方形骨板，其末端有两个突起，前方的称**冠突**，后方的称**髁突**，其上端的膨大为**下颌头**，头的下方为**下颌颈**。下颌支内面中央有**下颌孔**，通过下颌管与颏孔相通。下颌体和下颌支后缘相交处形成**下颌角**。

考点：下颌骨的形态特征

（三）颅的整体观

1. 颅的顶面观　呈卵圆形，前窄后宽，各骨之间有缝相连。额骨和两顶骨相连处为**冠状缝**，左右顶骨相连处为**矢状缝**，顶骨与枕骨相连处为**人字缝**。

2. 颅的前面观　颅的前面有眶、骨性鼻腔、骨性口腔（图 4-22）。

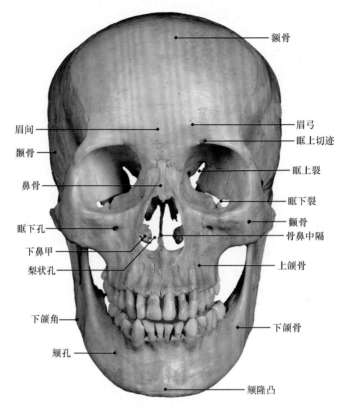

图 4-19　颅的前面观

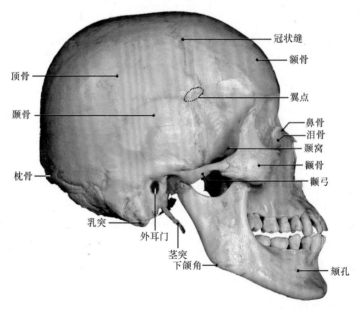

图 4-20　颅的侧面观

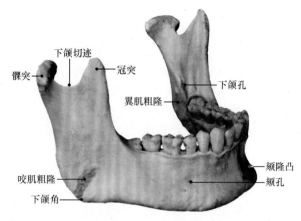

图 4-21　下颌骨

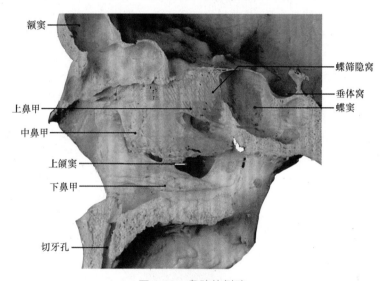

图 4-22　鼻腔外侧壁

（1）**眶**：容纳眼球及其附属结构，呈四棱锥体形，尖向后内，经**视神经管**通入颅中窝。底向前外，它的上、下缘分别称**眶上缘**和**眶下缘**，眶上缘的内中 1/3 交界处有**眶上切迹**（眶上孔）。眶下缘中份的下方有**眶下孔**。眶的上壁前外侧份的浅窝为**泪腺窝**，内侧壁前下份的长圆形的窝为容纳泪腺的**泪囊窝**，它向下经鼻泪管通鼻腔；眶外侧壁后半的上、下方各有**眶上裂**和**眶下裂**。

（2）**骨性鼻腔**：位于面颅的中央，上方以筛板与颅腔相隔，下方以硬腭骨板与口腔分界，两侧邻接筛窦、眶和上颌窦，它被由筛骨垂直板和犁骨构成的**骨性鼻中隔**分为左右两鼻腔。外侧壁自上而下有三个向下卷曲的骨片，分别称为**上鼻甲**、**中鼻甲**和**下鼻甲**，各鼻甲下方相应的有鼻道，分别为**上鼻道**、**中鼻道**和**下鼻道**。上鼻甲后上方与蝶骨体之间的浅窝称**蝶筛隐窝**。骨性鼻腔前方的开口为**梨状孔**，后方的开口为**鼻后孔**（图 4-23）。

（3）**鼻旁窦**：共四对，包括**额窦**、**上颌窦**、**筛窦**和**蝶窦**，它们是同名骨内含气的空腔，都与鼻腔相通。额窦位于额骨内，开口于中鼻道；上颌窦最大，位于上颌骨内，开口于中鼻道，由于窦口高于窦底部，故在直立位时不易引流，上颌窦下壁为牙槽突，仅以薄骨片与牙槽相隔。筛窦位于筛骨内，由许多不规则的小房组成，可分**前**、**中**、**后筛窦**，前、中筛窦开口于中鼻道，后筛窦开口于上鼻道；蝶窦位于蝶骨体内，开口于蝶筛隐窝。鼻旁窦有减轻颅骨的重量和对发音

考点：鼻旁窦及开口部位

起共鸣的作用。

（4）**骨性口腔**：由上颌骨、腭骨和下颌骨构成。

3. 颅的侧面观   在颅的侧面下部有一孔为**外耳门**，外耳门后方为**乳突**，外耳门前方，有一弓状结构为**颧弓**，可在体表摸到。颧弓上方的凹陷，称为**颞窝**，在颞窝内，有额、顶、颞、蝶四骨

考点：翼点的
概念及临床
意义

的会合处常构成"H"形的缝，称为**翼点**（图 4-24），翼点的骨质比较薄弱，其内面有脑膜中动脉的前支经过，此处骨折时，容易损伤该动脉，导致硬膜外血肿而危及生命（图 4-20）。

4. 颅底内面观   颅底内面凹凸不平，由前向后呈阶梯状排列着颅前窝、颅中窝和颅后窝，窝内有很多孔裂，有血管和神经通过。

（1）**颅前窝**：底的正中有向上的突起称**鸡冠**，两侧为**筛板**，其上的许多小孔称**筛孔**，筛板较薄，外伤时易发生骨折，导致脑脊液鼻漏。

（2）**颅中窝**：中央是蝶骨体，上面中央的凹陷为**垂体窝**，窝的前外侧有**视神经管**，在视神经管的外侧有眶上裂通眶。在垂体窝的两侧，从前内向后外依次排列有**圆孔**、**卵圆孔**和**棘孔**。

（3）**颅后窝**：中央有**枕骨大孔**，其前外缘有**舌下神经管**内口。枕骨大孔的后上方为十字形隆起为**枕内隆凸**，隆凸的两侧有**横窦沟**，横窦沟折向前下内方为**乙状窦沟**，它向下终于**颈静脉孔**。在前外侧壁的颞骨上有**内耳门**，通内耳道。

5. 颅底外面观   颅底外面凹凸不平，前部中央为上颌骨和腭骨构成的**骨腭**，其前和两侧为**牙槽弓**，骨腭后下方为**鼻后孔**。后部的中央有枕骨大孔，它的两侧椭圆形突出的关节面称为**枕髁**，枕髁的根部有**舌下神经管外口**，外侧有**颈静脉孔**，孔的前方从后向前有**颈动脉管外口**、**棘孔**、**卵圆孔**。颈动脉管外口的后外方，有细长骨突称为**茎突**，茎突的后外方有颞骨的乳突。茎突与乳突之间的孔称为**茎乳孔**。茎乳孔前方大而深的凹陷为**下颌窝**，前方的横行隆起称为**关节结节**。枕骨大孔的后上方正中的粗糙隆起为**枕外隆凸**（图 4-23）。

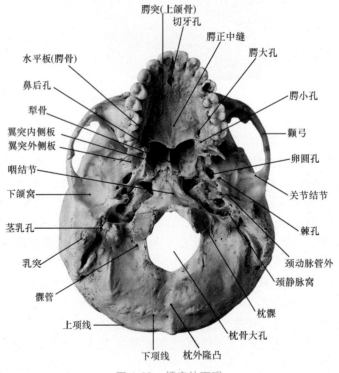

图 4-23   颅底外面观

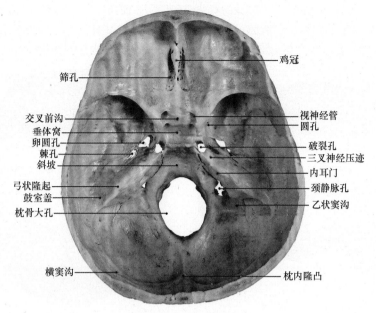

图 4-24　颅底内面观

（四）颅骨的骨性标志

1. 枕外隆凸　在枕骨后面的正中,是一明显骨性隆起。

2. 乳突　是耳郭后方的锥形隆起,较硬,可摸到。

3. 颧弓　是外耳门前方的横行隆起。

4. 下颌角　沿下颌骨下缘向后可摸到,为一钝角。

5. 舌骨　居颈前正中,在喉的甲状软骨上方。

6. 眶上缘和眶下缘　为眶口上、下的骨性标志,眶上缘内、中 1/3 交界处有眶上切迹或眶上孔;眶下缘中点的下方有眶下孔,均有神经通过。

考点:颅骨的骨性标志

（五）颅骨的连结

颅骨之间,多数借缝或软骨相互连结,只有下颌骨与颞骨之间构成**颞下颌关节**,又称**下颌关节**(图 4-25)。

1. 构成　由下颌头及颞骨的下颌窝和关节结节构成。

2. 特点　关节囊内有关节盘,关节盘的周缘与关节囊相连,将关节腔分为上、下两部。关节囊的前部薄而松弛,关节易向前脱位。

颞下颌关节属联动关节,运动灵活,两侧必须同时运动,可使下颌骨上提、下降、向前、后和侧方运动。

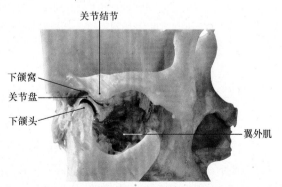

图 4-25　下颌关节

（六）新生儿颅的特征

新生儿脑颅较大,面颅较小,约占全颅的 1/8(成人约为 1/4)。新生儿颅骨的某些部分没有发育完全,其颅顶各骨之间留有间隙,由结缔组织膜所封闭,称为**颅囟**,其中较大的有前囟和后囟。**前囟**位于矢状缝与冠状缝相交处,呈菱形,一般于1~2岁期间闭合。**后囟**位于矢状缝和人字缝相交处,呈三角形,于出生后不久闭合。前囟闭合的早晚可作为婴儿发育的标志,并可通过它观察颅内压的变化(图4-26)。

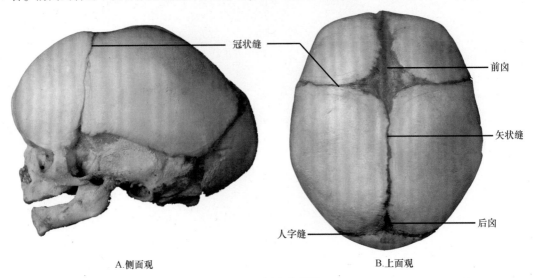

A.侧面观　　　　　　　　　　　　　　B.上面观

图4-26　新生儿颅骨

链　接

骨 的 发 生

　　骨从胚胎的第八周开始发生,起源于中胚层的间充质。骨的发生方式有两种,一种是间充质先形成膜状,然后逐渐骨化成骨称膜内成骨,如颅盖骨等;另一种是间充质先发育成软骨雏形,由软骨逐渐骨化成骨称软骨内成骨,如长骨等。

链　接

观察疾病的"窗口"——囟门

　　正常新生儿的囟门是平坦的,或者稍低于周围的颅骨平面,扪之柔软,其下有空虚感,犹如骨的缺损区,可以见到其随脉搏而跳动。新生儿出生时,若前囟异常大,并伴有颅骨分离,应想到患有先天性脑积水的可能;倘若前囟异常小,则应考虑脑小畸形;前囟饱满,甚至有明显隆起,摸上去紧绷绷的,则提示颅内压增高,应引起注意,多见于新生儿颅内出血、脑膜炎、脑炎及脑积水等疾病;前囟凹陷常见于脱水、重度营养不良和极度消瘦的婴儿;前囟关闭过早,可能是脑发育不良。一旦发现囟门异常,应及时去医院检查和治疗。

四、上肢骨及连结

考点:上肢骨的组成

(一) 上肢骨

上肢骨包括锁骨、肩胛骨、肱骨、桡骨、尺骨和手骨,每侧32块,共64块。

1. **锁骨**　位于胸廓前上部的两侧,呈"～"形,有一体、两端。锁骨内侧2/3凸向前,外侧1/3凸向后,内侧端粗大称为**胸骨端**,与胸骨柄相连,外侧端扁平称为**肩峰端**,与肩峰相关节(图4-27)。锁骨全长在体表均可触及,锁骨的骨折多发生在中、外1/3交界处。

考点:肩胛骨的形态及骨性标志

2. **肩胛骨**　位于胸廓后外上方,是三角形的扁骨,有两面、三缘和三角。肩胛骨的前面有一大的浅窝称**肩胛下窝**,后面上部有一向前外上方突出的骨嵴称**肩胛冈**,冈的上下分别称**冈上窝**和冈下

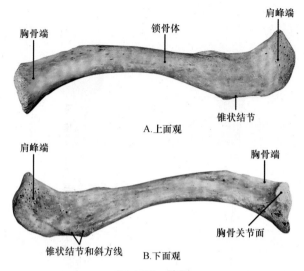

图 4-27 锁骨

窝,冈的外侧端扁平称为**肩峰**,为肩部的最高点。**上缘**外侧有一向前弯曲的指状突起,称为**喙突**。外侧缘肥厚,临近腋窝;**内侧缘**薄而长,靠近脊柱。**外侧角**肥厚,有一朝向外侧的浅窝称**关节盂**与肱骨头相关节。**上角**平对第 2 肋,**下角**平对第 7 肋或第 7 肋间隙,可作为计数肋骨的标志(图 4-28)。

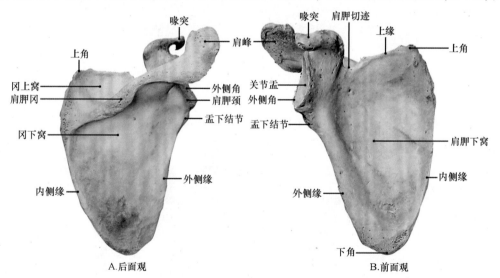

图 4-28 肩胛骨

3. **肱骨** 位于臂部,是典型的长骨,有一体及上、下两端。上端有朝向上后内方的半球形的**肱骨头**,与肩胛骨的关节盂相关节。肱骨头前方和外侧各有一隆起的**小结节**和**大结节**,两结节之间的纵沟称为**结节间沟**,内有肱二头肌长头腱通过。上端与体交界处稍细,称为**外科颈**,是骨折的易发部分。肱骨体的中部外侧面有粗糙的**三角肌粗隆**。体的后面有由内上斜向外下的浅沟为**桡神经沟**,有桡神经通过,肱骨中段的骨折可伤及此神经。肱骨下端前后稍扁而左右宽,有两个关节面,外侧半球形的为**肱骨小头**与桡骨头凹相关节。内侧形如滑车的为**肱骨滑车**,与尺骨滑车切迹相关节。下端的后面在肱骨滑车的上方的大窝为**鹰嘴窝**,肱骨小头前面上方有一小窝为冠突窝。下端两侧各有一个突起,分别称为**外上髁**和**内上髁**,其稍上方骨质较薄弱,受暴力打击时可发生肱骨髁上骨折。内上髁的后下方有一浅沟,称**尺神经沟**,

考点:肱骨的 形态结构

有尺神经通过,内上髁骨折时,易伤及尺神经(图 4-29)。

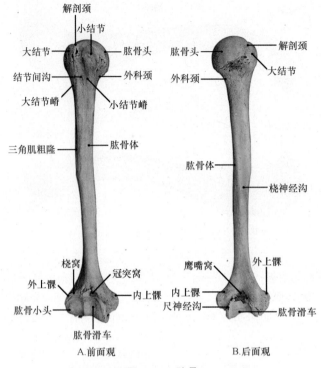

图 4-29　肱骨

考点:桡骨和
尺骨的形态
结构

　　4. **桡骨**　位于前臂外侧,有一体两端。上端稍膨大称**桡骨头**,桡骨头的上面有**关节凹**,桡骨头的周缘有**环状关节面**,与尺骨相关节。桡骨头的下内侧有一粗糙突起,称为**桡骨粗隆**。桡骨下端的腕关节面与腕骨相关节,下端的内侧面有凹形关节面,称为**尺切迹**,与尺骨头相关节。下端的外侧份向下突起,称为**桡骨茎突**(图 4-30)。

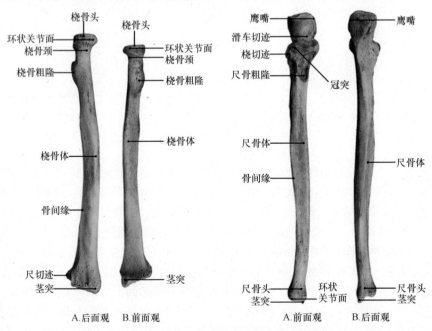

图 4-30　桡骨和尺骨

5. **尺骨**　位于前臂内侧,有一体两端。上端较粗大,前面有较大凹陷的关节面称为**滑车切迹**。在滑车切迹的上、下方各有一突起,分别称为**鹰嘴**和**冠突**,冠突的外侧面有一弧形关节面称**桡切迹**,与桡骨头相关节。尺骨下端称**尺骨头**,尺骨头的后内侧有向下的突起称**尺骨茎突**(图4-30)。

6. **手骨**　包括**腕骨**、**掌骨**和**指骨**三部分(图4-31)。

(1) **腕骨**:由8块短骨组成,排成两列,每列有四块。由桡侧向尺侧,近侧列依次为**手舟骨**、**月骨**、**三角骨**和**豌豆骨**;远侧列依次为**大多角骨**、**小多角骨**、**头状骨**和**钩骨**。

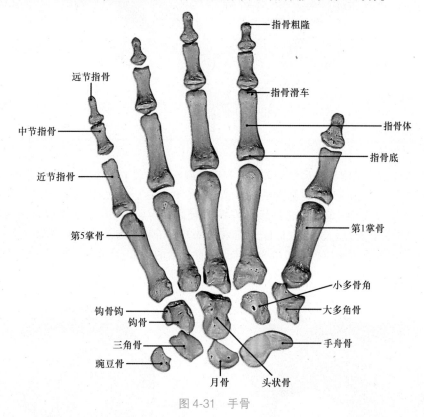

图4-31　手骨

(2) **掌骨**:由5块长骨组成,由桡侧向尺侧依次称为第1～5掌骨。

(3) **指骨**:除拇指有两节指骨外,其余各指都有3节,由近侧向远侧依次为近节指骨、中节指骨和远节指骨,每块指骨由近向远分为指骨底、指骨体和指骨滑车,远节指骨的末端粗糙称远节指骨粗隆。

(二) 上肢骨的骨性标志

1. 锁骨　横于颈根部两侧的皮下,其全长均可摸到。

2. 肩峰　在锁骨外侧端,是肩部最高点,是测量上肢长度的定点标志。

3. 肩胛下角　约平对第7肋或第7肋间隙,是背部计数肋骨的标志。

4. 肱骨内、外上髁和尺骨鹰嘴　在肘关节两侧及后方的皮下明显突出,三者之间的位置关系,常是确定肘关节是否脱位的重要标志。

5. 尺神经沟　在肱骨内上髁的下方和尺骨鹰嘴之间,可摸到一窝,深压时,因压迫尺神经而产生前臂尺侧的麻酥。

6. 桡、尺骨茎突　在腕部内、外侧。

（三）上肢骨的连结

上肢骨的连结，主要有**胸锁关节**、**肩锁关节**、**肩关节**、**肘关节**、**前臂骨间的连结**、**手关节**。

1. 胸锁关节　由锁骨的胸骨端和胸骨的锁切迹及第 1 肋软骨上缘构成，关节囊坚韧，其前、后、上方有韧带加强，囊内有关节盘，可使锁骨作向上、下、前、后和轻微的旋转和环转运动（图 4-32）。

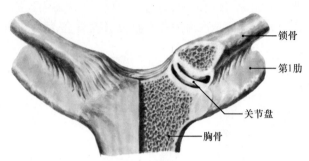

图 4-32　胸锁关节

2. 肩锁关节　由肩胛骨肩峰的关节面与锁骨肩峰端的关节面构成，可作轻微的活动。

3. 肩关节　由肱骨头与肩胛骨的关节盂构成（图 4-33）。其结构有以下特点特点：①肱骨头大，关节盂浅而小。②关节盂周缘有关节唇，使之略为加深。③肩关节囊薄而松弛，囊内有肱二头肌长头腱通过。④囊的上部、后部和前部有韧带和肌肉加强。关节囊的前下壁较薄弱，肱骨头常向前下方脱位。肩关节为人体运动最灵活的关节，可作屈、伸、收、展、旋转、环转运动。

考点：肩关节的构成、结构特点及运动形式

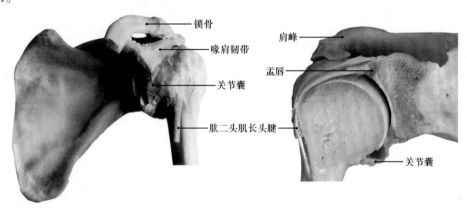

图 4-33　肩关节

4. 肘关节　由肱骨下端和桡、尺骨上端构成（图 4-34），包括三个关节：

（1）**肱尺关节**由肱骨滑车与尺骨的滑车切迹构成。

（2）**肱桡关节**由肱骨小头与桡骨头关节凹构成。

（3）**桡尺近侧关节**由桡骨头的环状关节面与尺骨的桡切迹构成。

考点：肘关节的构成、结构特点及运动形式

结构特点为：①三个关节共包在一个关节囊内。②关节囊的前后壁薄弱而松弛，后壁最薄弱，故常见桡、尺两骨向后脱位，移向肱骨的后上方。两侧部厚而紧张，有桡侧副韧带和尺侧副韧带加强。③桡骨环状韧带于桡骨头处较发达包绕桡骨头，防止桡骨头脱出。4 岁以前的幼儿，桡骨头发育不全，且环状韧带较松弛，故当肘关节伸直位猛力牵拉前臂时，易发生桡骨头半脱位。

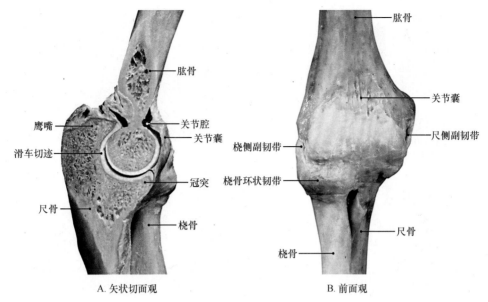

A. 矢状切面观   B. 前面观

图 4-34 肘关节

肘关节可作屈、伸运动,其桡尺近侧关节和桡尺远侧关节联合可使前臂作旋前、旋后的运动。

链 接

肘 后 三 角

尺骨鹰嘴和肱骨内、外上髁是肘部三个重要的骨性标志。正常状态下当肘关节后伸时,上述三点连成一条直线;当肘关节屈至90°时,三点连成一等腰三角形称肘后三角。在肘关节脱位时,三点的位置关系会发生改变。

5. 前臂骨间的连结　包括**前臂骨间膜**、桡尺近侧关节和**桡尺远侧关节**。

前臂骨间膜为连结尺骨和桡骨二骨干之间的坚韧的纤维膜。桡尺近侧关节(见肘关节)。**桡尺远侧关节**由桡骨下端的尺切迹与尺骨头构成。桡尺近、远侧两个关节联合活动,可使前臂作旋前和旋后的运动。

6. 手关节　包括**桡腕关节**、**腕骨间关节**、**腕掌关节**、**掌骨间关节**、**掌指关节**和**指骨间关节**(图 4-35)。

桡腕关节又称**腕关节**(图 4-36),由桡骨下端的腕关节面和尺骨头下方的关节盘与手舟骨、月骨、三角骨的近侧关节面共同构成。关节囊松弛,四周都有韧带加强。腕关节可作屈、伸、展、收和环转运动;腕骨间关节为各腕骨相邻面之间构成的关节,只能作轻微的滑动和转动;腕掌关节由远侧列腕骨与 5 块掌骨底构成。其中拇指腕掌关节最为重要,可作对掌、内收、外展、屈和伸运动;掌指关节由各掌骨头与近节指骨底构成,能作屈、伸、收、展、环转运动;指骨间关节只能作屈、伸运动。

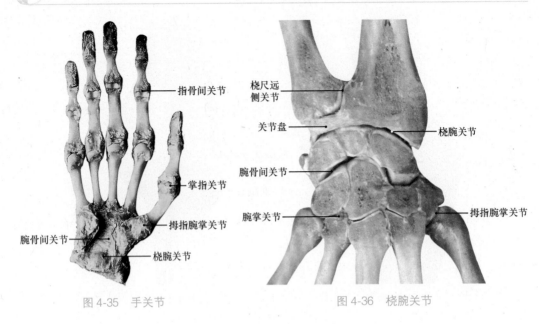

图 4-35　手关节

图 4-36　桡腕关节

五、下肢骨及连结

（一）下肢骨

考点：下肢骨
的组成

下肢骨包括髋骨、股骨、髌骨、胫骨、腓骨和足骨。每侧 31 块，共 62 块。

1. **髋骨**　位于盆部，为不规则扁骨，由髂骨、坐骨和耻骨构成。幼年时，三骨借透明软骨相连，至 15、16 岁时，软骨骨化，三骨逐渐融合成为髋骨，在融合部的外侧面有一深窝，称为**髋臼**，与股骨头构成髋关节。髋臼下方有坐骨和耻骨围成的**闭孔**（图 4-37）。

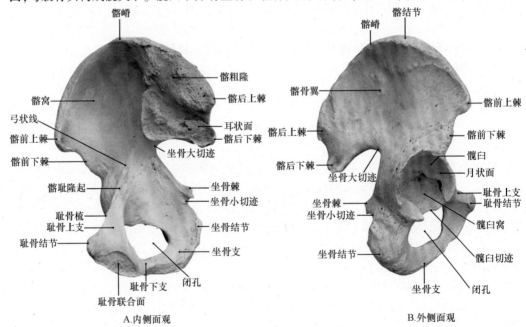

A.内侧面观

B.外侧面观

图 4-37　髋骨

（1）**髂骨**：位于髋骨的后上部，分为体和翼两部分。髂骨体构成髋臼的上 2/5，髂骨翼位于体的上方，其上缘肥厚呈弓形称**髂嵴**，髂嵴的前后突起分别为**髂前上棘**和**髂后上棘**，它们下方的突起分别称为**髂前下棘**和**髂后下棘**。髂前上棘上后方 5～7cm 处髂嵴外缘向外侧的突起称为**髂结节**。髂骨内面的浅窝，称为**髂窝**，后部前下份的关节面称为**耳状面**，髂窝下界的圆钝骨嵴称**弓状线**。

考点：髋骨的组成、主要结构名称

（2）**坐骨**：位于髋骨的后下部，分为坐骨体和坐骨支。坐骨体粗壮，其上份构成髋臼的后下 2/5，坐骨体向下伸出的突起为坐骨支。坐骨支后下方的粗大的隆起称**坐骨结节**，其后上方的三角形突起称**坐骨棘**。坐骨棘的上、下方的切迹，分别称**坐骨大切迹**和**坐骨小切迹**。

（3）**耻骨**：位于髋骨前下部，分体和上、下两支。**耻骨体**较肥厚，构成髋臼的前下 1/5，与髂骨融合处的前面形成稍隆突起称**髂耻隆起**。耻骨体向前下延伸为**耻骨上支**，支上有一条较锐利的骨嵴称**耻骨梳**，耻骨梳向后与弓状线相连，向前终于一突起称**耻骨结节**；耻骨体向后下为**耻骨下支**，下支后伸与坐骨支结合。耻骨上、下支移行处的内侧，有一椭圆形的粗糙面称**耻骨联合面**，两侧联合面借软骨相结合形成耻骨联合。耻骨联合面上缘与耻骨结节间有骨嵴称**耻骨嵴**。

2. 股骨　位于大腿部，为人体最粗最长的长骨，约为身高的 1/4，分为一体两端。上端有伸向内上方呈球状的**股骨头**，与髋臼相关节，头中央稍下有一小凹称**股骨头凹**，股骨头韧带附着于此。头外下方缩细部分称**股骨颈**。颈与体交界处的上外侧有粗糙隆起称**大转子**，后内侧有一小的隆起称**小转子**。股骨体粗壮结实，略向前弓。股骨体后面有纵形的骨嵴称**其上端**，粗线向上延续为粗糙的突起称**臀肌粗隆**。下端向左右两侧膨大且向后的突出称**内侧髁**和**外侧髁**，其间有深窝称**髁间窝**，两髁关节面在前面相连，与髌骨相关节称**髌面**，两髁侧面上方分别有较小的突起称**内上髁**和**外上髁**（图 4-38）。

3. 髌骨　是全身最大的籽骨，位于膝关节前方，被股四头肌腱包绕，上宽下尖，前面粗糙，后面为关节面（图 4-39）。

考点：股骨的主要结构名称

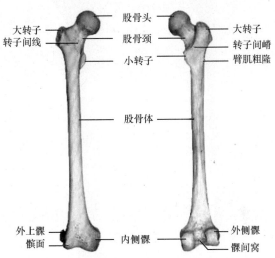

股骨头
大转子
转子间线
小转子

股骨颈
臀肌粗隆
转子间嵴
大转子

股骨体

外上髁
髌面
内侧髁

外侧髁
髁间窝

图 4-38　股骨

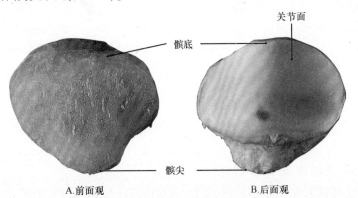

关节面

髌底

髌尖

A.前面观　　　　　B.后面观

图 4-39　髌骨

4. **胫骨**　位于小腿内侧,分为一体两端。上端膨大,形成**内侧髁**和**外侧髁**,两髁之间向上的隆起称**髁间隆起**,外侧髁的后外侧有一小关节面称**腓关节面**。胫骨体呈三棱柱形,在前缘上端有粗糙的隆起称**胫骨粗隆**。胫骨下端内侧面向下的突起称**内踝**,外侧面有**腓切迹**(图4-40)。

5. **腓骨**　位于小腿外侧部,细而长,分为一体两端。上端略膨大称**腓骨头**,与胫骨相关节,头下方缩细称**腓骨颈**。下端膨大称**外踝**,较内踝低,内侧有关节面参与形成距小腿关节。(图4-41)。

考点:胫、腓
骨的主要结构
名称

6. **足骨**　可分为跗骨、跖骨及趾骨三部分(图4-42)。

(1)**跗骨**:属于短骨,共7块,其排列为可分为前、中、后三列,后列有**距骨**,与胫、腓骨形成关节,距骨下方为**跟骨**,后端隆突为**跟骨结节**;中列为**足舟骨**,位于距骨前方偏内侧;前列由内侧向外侧,依次为**内侧楔骨**、**中间楔骨**、**外侧楔骨**和**骰骨**。

(2)**跖骨**:属于长骨,共5块,由内侧向外侧依次称第1~5跖骨。每块跖骨由近及远可分为底、体和头三部分,第5跖骨底特别粗大且向外后突出称**第5跖骨粗隆**。

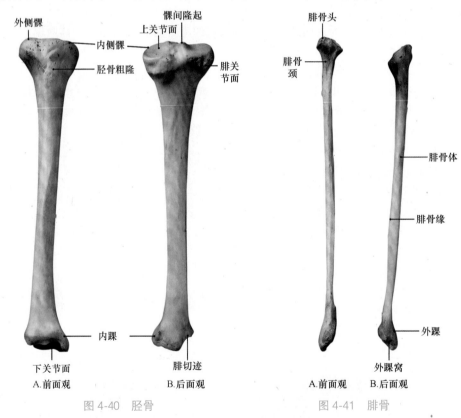

图4-40　胫骨　　　　　　　　　图4-41　腓骨

(3)**趾骨**:属于长骨,共14块踇趾为2节,其他各趾为3节。趾骨的形态和命名方法与指骨相同。

(二)下肢骨的重要骨性标志

考点:下肢骨
的骨性标志。

1. **髂嵴**　在腰部下方可摸到横行的隆起,两侧髂嵴最高点的连线,约平对第4腰椎棘突,临床上常作为腰椎穿刺的定位标志。

2. **髂前上棘**　在髂嵴的前端,体表可明显看到,是测量骨盆的常用标志。

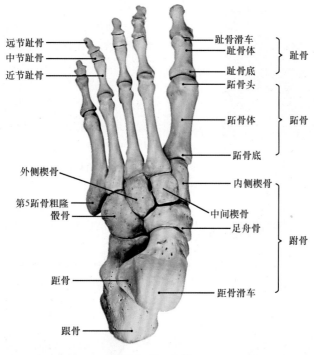

图 4-42　足骨

3. 耻骨结节　在耻骨联合的上缘外侧约 2.5cm 处。

4. 坐骨结节　为坐位时的臀部最低点,常为测量骨盆的标志。

5. 大转子　在大腿的外上方,当下肢前后摆动时可摸到,它与坐骨结节连线中点,是确定坐骨神经体表投影的标志。

6. 髌骨　位于膝前皮下,明显突出。

7. 胫骨粗隆　位于胫骨上端的前面,突出明显,是髌韧带的止点,也是针灸取穴的标志。

8. 内踝、外踝　分别位于踝关节的内、外侧,居于皮下,突出明显。

9. 跟结节　是跟骨后下方的突起。

(三) 下肢骨的连结

案例 4-3

某即将分娩的孕妇到医院产科检查,发现骨盆狭窄,无法正常分娩,医生决定进行剖宫产。

问题: 1. 骨盆由哪些结构组成?

2. 何为界线?大、小骨盆是如何划分的?

3. 小骨盆下口由哪些结构组成?

4. 女性骨盆有何特征?

下肢骨的连结主要有盆骨的连结、髋关节、膝关节和足关节等。

1. 盆骨的连结

(1) **骶髂关节:** 由骶骨、髂骨的耳状面构成。关节囊紧张,并有坚强的韧带进一步加强其稳固性,运动幅度极小(图 4-43)。

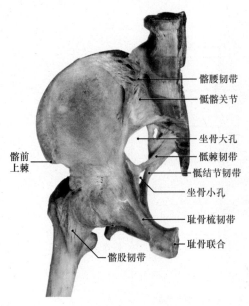

图 4-43　骶髂关节

髂腰韧带
骶髂关节
坐骨大孔
髂前上棘
骶棘韧带
骶结节韧带
坐骨小孔
耻骨梳韧带
耻骨联合
髂股韧带

（2）髋骨与骶骨的韧带连结：髋骨与骶骨有很多韧带相连，其中，骶骨与坐骨之间有两条韧带相连：①**骶结节韧带**，从骶、尾骨侧缘连至坐骨结节，呈扇形。②**骶棘韧带**，位于骶结节韧带前方，从骶、尾骨侧缘连至坐骨棘，呈三角形。这两条韧带与坐骨大切迹围成坐骨大孔，与坐骨小切迹围成坐骨小孔，有神经、血管和肌肉通过（图 4-43）。

（3）**耻骨联合**（pubic symphysis）：由左右耻骨的联合面借纤维软骨连结而成。间盘内往往出现一矢状位裂隙，女性纤维软骨较男性的厚，裂隙也较宽，孕妇和经产妇尤为显著，耻骨联合上、下缘都有韧带附着。耻骨联合的活动甚微，女性在妊娠或分娩过程中，耻骨联合可出现轻度的分离，使骨盆发生暂时性的扩大，利于胎儿的娩出。

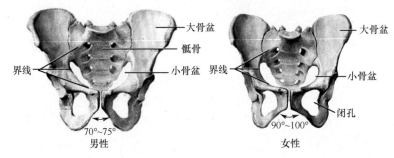

大骨盆
骶骨
小骨盆
界线
70°~75°
男性

大骨盆
界线
小骨盆
闭孔
90°~100°
女性

图 4-44　男女性骨盆

考点：骨盆的构成，骨盆上、下口围成

（4）**骨盆**（pelvis）

1）骨盆的组成和分部：骨盆由骶骨、尾骨及左右髋骨借关节和韧带连结而成。其主要功能是支持体重、保护盆腔脏器，在女性还是胎儿娩出的通道。骨盆以界线为界分为上方的**大骨盆**和下方的**小骨盆**。**界线**是由骶骨的岬及其两侧弓状线、耻骨梳、耻骨结节至耻骨连合上缘构成的环状线。大骨盆较宽大，向前开放。小骨盆有上、下两口：上口由界线围成，骨盆下口由尾骨尖、骶结节韧带、坐骨结节和坐骨支、耻骨下支、耻骨联合下缘围成，呈菱形。两口之间的腔称**骨盆腔**。两侧坐骨支与耻骨下支连成**耻骨弓**，其间的夹角称**耻骨下角**（图 4-44）。

2）骨盆的性别差异（图 4-44）：成年女性的骨盆，由于在功能上与妊娠和分娩相适应，所以在形态上与男性骨盆存在明显差异（表 4-1）。

表 4-1　男、女骨盆的差异

项目	男性	女性
骨盆外形	窄而长	宽而短
骨盆上口	心形、较小	椭圆形、较大
骨盆下口	较窄	较宽

续表

项目	男性	女性
小骨盆腔	漏斗状	圆桶状
耻骨下角	70°~75°	90°~100°

2. 髋关节（hip joint） 由股骨头与髋臼构成。有以下结构特点：①髋臼深，周缘有髋臼唇增加髋臼的深度，增大了髋臼与股骨头的接触面，从而增强了关节的稳固性。②关节囊厚而坚韧，周围有韧带加强，以其前方的髂股韧带最为强厚，股骨颈前面全部包在囊内，后面仅内侧 2/3 包在囊内，外侧 1/3 露于囊外，所以股骨颈骨折分囊内骨折和囊外骨折。③关节囊的后下部相对较薄弱，脱位时股骨头易向下方脱出。④关节囊内有股骨头韧带，连于股骨头与髋臼之间，韧带中含有营养股骨头的血管（图 4-45）。

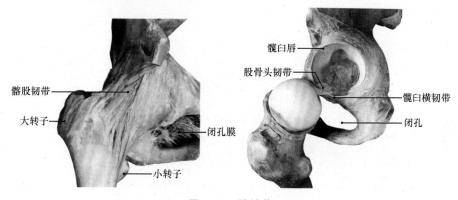

图 4-45　髋关节

髋关节可作屈、伸、收、展、旋内、旋外和环转运动。因受髋臼的限制，髋关节的运动幅度较肩关节小，但稳固性好，以适应下肢负重和行走功能的需要。

3. 膝关节（knee joint） 是人体最大最复杂的关节，由股骨下端，胫骨上端和髌骨构成。有以下结构特点：①关节囊广阔松弛、各部厚薄不一，囊的前壁不完整，由髌骨填补。②关节囊周围有韧带加固，前壁有**髌韧带**，两侧壁有**腓侧副韧带**和**胫侧副韧带**。③囊内还有**前、后交叉韧带**，前、后交叉韧带牢固地连结于股骨和胫骨之间，前交叉韧带于伸膝时紧张，防止胫骨前移，后交叉韧带于屈膝时紧张，防止胫骨后移。④在股骨内外侧髁和胫骨内外侧髁的关节面之间有两个纤维软骨板，周缘厚而内缘薄，下面平坦而上面凹陷，分别称**内、外侧半月板**。内侧半月板较大，呈"C"形，外侧半月板较小，近似"O"形。半月板加深了关节窝的深度，从而加强了膝关节的稳固性，同时在跳跃和剧烈运动时可起缓冲作用。由于半月板随膝关节运动而移动，当膝关节在急骤强力动作时，常造成损伤。（图 4-46、图 4-47、图 4-48）。

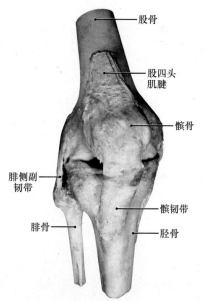

图 4-46　膝关节

考点：膝关节的构成、结构特点及运动形式

髋关节：构成、结构及运动

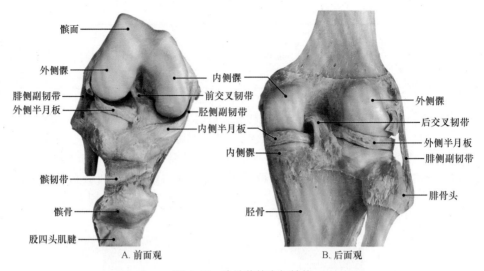

髌面
外侧髁
腓侧副韧带
外侧半月板
髌韧带
髌骨
股四头肌腱
A. 前面观

内侧髁
前交叉韧带
胫侧副韧带
内侧半月板
内侧髁
胫骨

外侧髁
后交叉韧带
外侧半月板
腓侧副韧带
腓骨头
B. 后面观

图 4-47　膝关节的内部结构

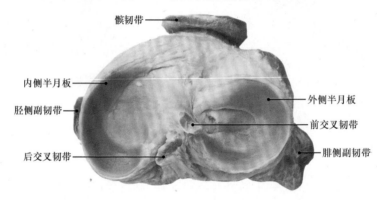

髌韧带
内侧半月板
胫侧副韧带
后交叉韧带
外侧半月板
前交叉韧带
腓侧副韧带

图 4-48　半月板

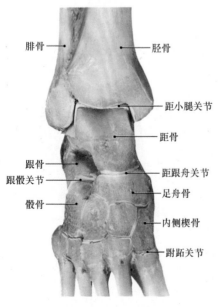

腓骨
胫骨
距小腿关节
距骨
跟骨
距跟舟关节
跟骰关节
足舟骨
骰骨
内侧楔骨
跗跖关节

图 4-49　足的关节

膝关节主要作屈、伸运动,在半屈膝时,还可作轻度的旋内、旋外运动。

小腿骨间的连结　小腿胫、腓二骨连结紧密,活动度很小。其上端有微动的胫腓关节,下端靠韧带联合,二骨的体借骨间膜连结。

4. 足关节　包括距小腿(踝)关节、跗骨间关节、跗跖关节、跖趾关节和趾间关节等(图 4-49)。

(1) **距小腿关节**:又称**踝关节**(ankle joint),由胫、腓骨下端的关节面与距骨滑车构成。关节囊前、后壁较薄而松弛,两侧较厚有韧带增强,外侧的韧带较薄弱,足过度内翻时易导致扭伤。踝关节主要作背屈(伸)和跖屈(屈)运动。足尖向上,足背向小腿前面靠拢称背屈,反之称跖屈。跖屈时还可作轻度侧方运动,此时关节不够稳固,踝关节扭伤多发生在跖屈状态下。

(2) **跗骨间关节**:主要可作足内翻(足底面朝

向内侧)和足外翻(足底面朝向外侧)运动。**跗跖关节**可作轻微的运动,**跖趾关节**可作屈伸及轻微的收展运动,**趾间关节**只能作屈、伸运动。

 案例 4-4

某足球运动员,在长期训练中其右足经常损伤,肌肉和韧带因足过度内翻和外翻均有不同程度的拉伤。他最近发现自己走路若超过20分钟或在运动时足底疼痛,而且逐渐加重,在平卧休息时则有所减缓。

问题:1. 患者的右足什么结构遭到了破坏?

2. 为什么会出现足底疼痛?

(3) **足弓**:是跗骨和跖骨借关节和韧带紧密连结而成的凸向上的弓(图 4-50)。可分为前后方向的内、外侧纵弓和内外侧方向的横弓。当人体站立时,足仅以跟骨结节及第 1、5 跖骨头三点着地,如同"三脚架",以保证站立稳定。足弓增加了足的弹性,有利于行走和跳跃,并能缓冲震荡;足弓可保护足底血管、神经免受压迫。足弓的维持除靠骨连结和韧带外,足底肌和腱、小腿长肌腱的牵拉也起重要作用。如果这些韧带、肌和腱发育不良、萎缩或损伤,便可造成足弓塌陷,足底平坦,称为扁平足,影响正常功能。

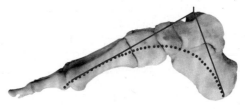

图 4-50 足弓

第二节 骨 骼 肌

 案例 4-5

某患者,女,2 月龄,父母发现其颈部总偏向一侧就诊。体格检查:患儿头部向左侧倾斜,面部转向右侧,颈部左前区有一质地较硬的肿块。初步诊断:左侧先天性斜颈。

问题:1. 先天性斜颈主要由什么原因引起?

2. 说出胸锁乳突肌的位置、起止和作用?

一、概 述

骨骼肌是运动系统的动力器官,分布于头、颈、躯干和四肢,多数附着于骨骼。全身骨骼肌有 600 多块,分布广泛,约占体重的 40%。每块肌都是一个器官,有具体的位置、形态、构造和辅助结构,并且有丰富的血液、淋巴供应,在神经系统的支配下,可进行随意收缩。如果支配肌的神经损伤,可引起肌肉瘫痪;若肌的血液供应受阻,肌则缺血坏死,长期不活动,肌则萎缩或退化。能在体表看到或摸到的一些肌性隆起,称为**肌性标志**(图 4-51)。

(一) 肌的分类和构造

1. 肌的分类 骨骼肌的形态多样,按其外形可分为长肌、短肌、扁肌和轮匝肌(图 4-52)。**长肌**呈长带状或梭形,肌束通常与肌的长轴一致,收缩时可产生较大幅度的运动,多分布于四肢;**短肌**短小,有明显的节段性,多见于躯干深层;**扁肌**呈宽阔的薄片状,多见于胸、腹壁,除运动外还兼有保护内脏的作用;**轮匝肌**呈环状,位于裂孔周围,收缩时可关闭孔、裂。

2. 肌的构造 骨骼肌由肌腹和肌腱构成。**肌腹**主要由肌纤维组成,色红而柔软,具有收缩能力。**肌腱**主要由致密结缔组织构成,色白而坚韧,无收缩能力,主要起连接和传递力的作用。扁肌的肌腱呈膜状,又称**腱膜**(图 4-52)。

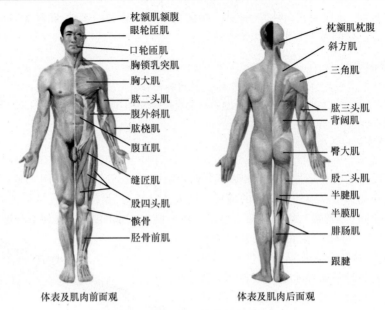

枕额肌额腹
眼轮匝肌
口轮匝肌
胸锁乳突肌
胸大肌
肱二头肌
腹外斜肌
肱桡肌
腹直肌
缝匠肌
股四头肌
髌骨
胫骨前肌

枕额肌枕腹
斜方肌
三角肌
肱三头肌
背阔肌
臀大肌
股二头肌
半腱肌
半膜肌
腓肠肌
跟腱

体表及肌肉前面观　　　　　体表及肌肉后面观

图 4-51　全身肌肉

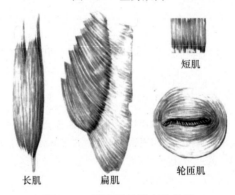

短肌

长肌　　　扁肌　　　轮匝肌

图 4-52　骨骼肌的形态和构造

（二）肌的起止、配布和作用

考点：骨骼肌的分布、形态和构造

1. 肌的起止　骨骼肌一般以两端附着于两块或两块以上的骨表面,中间跨过一个或几个关节。通常把接近躯体正中面或四肢近端的附着点称为**起点**,远离躯体正中面或接近四肢远端的附着点称为**止点**。骨骼肌收缩时,牵引两骨靠近而产生关节运动。一般是起点骨不动而止点骨动,起点和止点是相对的,在一定条件下,两者可以互换(图 4-53)。

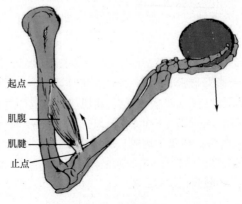

起点
肌腹
肌腱
止点

图 4-53　肌的起止

2. 肌的配布和作用　肌肉配布的多少,与关节的运动轴相一致,一个关节有两群肌,如肘关节,前方有屈肌,后方有伸肌;两轴关节有四群肌,既有屈肌和伸肌,又有内收肌和外展肌;三轴关节则有六群肌,如肩关节,配有屈、伸、收、展、旋内和旋外肌。一个关节两群作用完全相反的肌称**拮抗肌**,一群肌中作用相同的肌称**协同肌**。

　　肌的配布也反映了人体直立与从事劳动的特点。为适应直立姿势,克服重力的影响,在进化过程中,项背部、臀部、大腿前面和小腿后面的肌得到高度发展,变得粗壮有力。劳动促使上、下肢肌出现了分工,下肢肌比上肢肌粗大,上肢肌比下肢肌灵巧。此外,与语言有关的肌,如舌肌和喉肌也得到高度分化。

　　肌的作用有两种:一种是动力作用,使整个机体或某一部分产生运动,如行走、跳跃或伸手取物等;另一种是静力作用,即通过肌内少量肌纤维的轮流收缩,保持一定的肌张力,以维持身体的平衡,维持某种姿势,如站立、蹲下等。

(三) 肌的辅助结构

　　骨骼肌的辅助结构包括筋膜、滑膜囊和腱鞘等,位于骨骼肌的周围,这些结构对骨骼肌的活动有保护和辅助作用(图 4-54)。

　　1. **筋膜**　筋膜位于肌的表面,分为**浅筋膜**和**深筋膜**两种。

　　(1) **浅筋膜**:位于真皮之下,亦称**皮下筋膜**,包被身体各部,由疏松结缔组织构成,内含浅动脉、浅静脉、皮神经、淋巴管

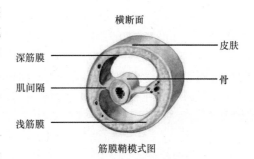

横断面

皮肤
深筋膜
骨
肌间隔
浅筋膜

筋膜鞘模式图

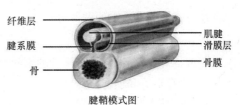

纤维层
肌腱
腱系膜
滑膜层
骨
骨膜

腱鞘模式图

图 4-54　筋膜和腱鞘

考点:骨骼肌的辅助结构

和脂肪组织等。浅筋膜内脂肪组织的多少因部位、性别和营养状况的不同而有差异。浅筋膜具有维持体温和保护深部结构的作用。

　　(2) **深筋膜**:位于浅筋膜深面,又称**固有筋膜**,由致密结缔组织构成,它包裹肌、肌群以及血管、神经等,遍布全身且互相连续。在四肢,深筋膜伸入肌群之间,并附于骨上,形成肌间隔。在腕、踝部,深筋膜增厚形成支持带,对其深部的肌腱有支持和约束的作用。深筋膜包绕肌群形成筋膜鞘,包绕血管、神经形成血管神经鞘。在病理情况下,筋膜鞘可潴留脓液,限制炎症的扩散。

　　2. **滑膜囊**　滑膜囊为扁薄密闭的结缔组织小囊,囊腔内含有少量滑液。多位于肌腱、韧带与骨面之间,可减少摩擦、保护肌和肌腱,滑膜囊发炎时可致局部疼痛和功能障碍。

　　3. **腱鞘**　腱鞘包套在长肌腱的表面,存在于活动性较大的部位,如腕、踝、手指和足趾等处。腱鞘分内、外两部分,外部是深筋膜增厚而成的**纤维层**;内部为双层套管状的**滑膜层**,一层紧贴在纤维层内面,另一层包被在肌腱的表面,两层的移行部称肌腱系膜,供应肌腱的血管、神经由此通过。滑膜层内含有少量滑液,使肌腱在鞘内能自由滑动。腱鞘具有约束肌腱和减少摩擦的作用。

链　接

腱　鞘　炎

　　腱鞘炎是一种常见病,多发生在手腕、手指、肩等部位。由于这些部位活动频繁,损伤机会多,倘若不注意,长期的摩擦、慢性劳损或寒冷刺激,可使肌腱与腱鞘发生无菌性炎性反应,局部出现渗出、水肿。使肌腱在腱鞘内活动受限而引起一系列临床症状。一些需要长期重复劳损关节的职业如打字、货物搬运或需要长时间电脑操作等,都会引发或加重此病。病人会感到关节疼痛、肿胀、晨僵、活动障碍,若发生在手指,在活动时可出现弹响,故也有"扳机指"或"弹响指"之称。

(四) 肌的命名

　　肌的名称有很多,了解肌的命名原则,有助于加深对肌的理解和记忆。①根据肌的形状命名,如三角肌、斜方肌等。②根据肌的位置命名,如肋间肌、冈下肌、胫骨前肌等。③根据肌的起止点命名,如胸锁乳突肌、肱桡肌等。④根据肌的作用命名,如咬肌、竖脊肌等。⑤根据肌的纤维方向命名,如腹直肌、腹横肌等。⑥综合命名如桡侧腕长伸肌、胸大肌、肱二头肌等。

二、头　　肌

　　头肌分为面肌和咀嚼肌两部分。

(一) 面肌

　　位于面部和颅顶,大多起自颅骨的不同部位,止于面部皮肤。主要分布于口裂、睑裂和鼻孔的周围,有环形肌和辐射状肌两种。作用:可开大或闭合孔裂,并能牵动面部皮肤产生喜、怒、哀、乐等各种表情,故又称**表情肌**(图 4-55)。

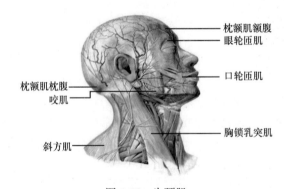

图 4-55　头颈肌

考点:枕额肌的组成、起止点和作用

　　1. **枕额肌**　薄而扁,由枕腹和额腹以及中间的**帽状腱膜**组成。枕腹起自枕骨,止于帽状腱膜,收缩时可向后牵拉帽状腱膜;额腹起自帽状腱膜,止于额部皮肤。作用:收缩时可提眉使额部皮肤出现皱纹。

　　2. **眼轮匝肌**　位于睑裂周围,呈环形。作用:收缩时使睑裂闭合。

　　3. **口轮匝肌**　位于口裂周围,呈环形。作用:收缩时可使口裂闭合。

(二) 咀嚼肌

　　主要有咬肌、颞肌、翼内肌和翼外肌等,它们配布于颞下颌关节周围,起于颅的不同部位,止于下颌骨,参与咀嚼运动(图 4-55)。

　　1. **咬肌**　起自颧弓,肌束向后下止于下颌角的外面,作用:可上提下颌骨。

2. **颞肌** 起自颞窝,肌束呈扇形向下通过颧弓的深面,止于下颌骨的冠突,作用:可上提下颌骨。

3. **翼内肌** 起自翼突,止于下颌角内面,作用:可上提并向前运动下颌骨。

4. **翼外肌** 起自翼突,止于下颌颈,作用:可使下颌骨向前并做侧方运动。

(三) 头部常用肌性标志

咬肌:当牙关紧咬时,在下颌角的前上方下颌支的外面可摸到一条块状的硬的隆起即为咬肌,在下颌骨体下缘与咬肌前缘交界处可触摸到面动脉的搏动。

三、颈 肌

根据位置分为颈浅肌、颈前肌和颈深肌三群。

(一) 颈浅肌

1. **颈阔肌** 位于颈部浅筋膜中,为一皮肌,薄而宽阔,起自胸大肌和三角肌表面的筋膜,向上止于口角。作用:可拉口角向下,并使颈部皮肤出现皱褶。

2. **胸锁乳突肌** 位于颈部两侧,起自胸骨柄前面和锁骨的胸骨端,斜向后上方,止于颞骨的乳突(图 4-55)。作用:一侧肌收缩使头向同侧倾斜,面转向对侧,两侧同时收缩可使头后仰。一侧肌挛缩时,出现斜颈。

考点:胸锁乳突肌的位置、起止点和作用

(二) 颈前肌

包括舌骨上肌群和舌骨下肌群。

1. **舌骨上肌群** 位于舌骨、下颌骨和颅底之间,包括颏舌骨肌等,收缩时可上提舌骨、协助吞咽。

2. **舌骨下肌群** 位于颈前正中线两侧,覆盖于喉、气管、甲状腺的前方,依其起止,分别称为胸骨舌骨肌、肩胛舌骨肌、胸骨甲状肌和甲状舌骨肌,主要作用:下降舌骨和喉。

(三) 颈深肌

颈深肌群主要有前、中、后斜角肌,它们均起自颈椎横突,其中前、中斜角肌止于第一肋,并与第一肋围成三角形间隙,称**斜角肌间隙**,锁骨下动脉和臂丛由此进入腋窝。后斜角肌止于第二肋。作用:单侧肌收缩使颈侧屈,双侧肌同时收缩可上提第 1、2 肋,协助深吸气。

(四) 颈部常用肌性标志

胸锁乳突肌:转头向对侧时,可见位于颈前外侧呈长条状的肌性隆起,该肌后缘中点附近有颈丛皮支穿出,为颈部皮肤浸润麻醉的阻滞点。

四、躯 干 肌

根据位置分为背肌、胸肌、膈、腹肌和会阴肌。

考点:斜方肌、背阔肌的位置和作用

(一) 背肌

背肌位于躯干的背面,分为浅、深两群(图 4-56)。浅群主要有斜方肌、背阔肌、肩胛提肌和菱形肌等,深群主要有竖脊肌。

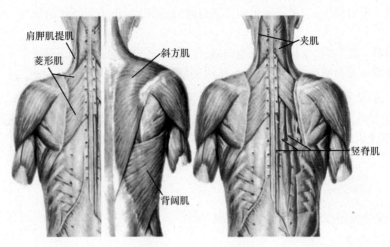

图 4-56　背肌(浅、深层)

1. **斜方肌**　位于项部和背上部的浅层,一侧呈三角形,两侧合在一起呈斜方形。起自枕外隆凸、项韧带和全部胸椎棘突,肌束向外集中止于锁骨、肩峰和肩胛冈。作用:收缩时可使肩胛骨向脊柱靠拢,上部肌束收缩提肩胛骨(耸肩),下部肌束收缩降肩胛骨。斜方肌瘫痪可出现"塌肩"。

2. **背阔肌**　为全身最大的阔肌,位于背下部及胸的后外侧。起自第 6 胸椎以下的全部椎骨棘突和髂嵴的后部,肌束向外上方集中,以扁肌腱止于肱骨小结节嵴,作用:收缩时使臂内收、旋内和后伸。当上肢上举固定时,可引体向上。

3. **竖脊肌**　又称骶棘肌,为背肌中最长的长肌,纵列于棘突的两侧的纵沟内,背浅层肌的深面。起自骶骨背面和髂嵴后部,向上分出多条肌束分别止于椎骨、肋骨,向上达颞骨乳突。作用:该肌在维持人体直立方面有重要作用,双侧同时收缩使脊柱后伸和仰头,单侧收缩使脊柱侧屈。

胸腰筋膜包绕竖脊肌,形成该肌的鞘,分前、后两层,后层在腰部显著增厚,并与背阔肌起始处腱膜紧密结合。由于腰部活动度较大,在剧烈活动中或运动不当,胸腰筋膜常可扭伤,引起腰背疼痛,为腰背劳损的病因之一。

(二) 胸肌

胸肌分两部分,一部分起自胸廓外面,止于上肢骨,包括胸大肌、胸小肌、前锯肌;另一部分起、止点均在胸廓,收缩时运动胸廓,参与胸壁的构成,主要有肋间外肌、肋间内肌(图 4-57、图 4-58)。

考点:胸肌的位置和作用

1. **胸大肌**　位于胸廓前上壁的浅层,起自锁骨内侧半、胸骨和上 6 个肋软骨,肌束向外上集中,止于肱骨大结节嵴。作用:收缩时可使肩关节内收、旋内和前屈。当上肢固定时,可上提躯干,提肋助吸气。

2. **胸小肌**　位于胸大肌的深面,呈三角形,起自第 3～5 肋,止于肩胛骨喙突。作用:收缩时可拉肩胛骨向前下方,当肩胛骨固定时则可上提肋助吸气。

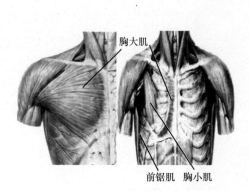

图 4-57　胸肌

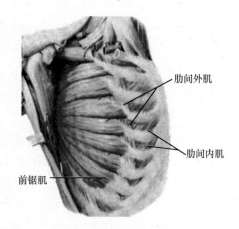

图 4-58　前锯肌、肋间肌

3. 前锯肌　为贴附于胸廓侧壁的宽大扁肌,起于 1～8 肋,肌束行向后上方,止于肩胛骨的内侧缘和下角。作用:收缩时可拉肩胛骨向前下方并使其紧贴胸廓,下部肌束收缩可使肩胛骨下角旋外,助臂上举;当肩胛骨固定时,可上提肋以助深吸气。

4. 肋间肌　主要有肋间外肌和肋间内肌。

（1）**肋间外肌**:位于各肋间隙的浅层,起自上位肋骨的下缘,肌束斜向前下方,止于下位肋骨的上缘。作用:收缩时可上提肋助吸气。

（2）**肋间内肌**:位于肋间外肌的深面,起自下位肋骨的上缘,肌束方向与肋间外肌相反,止于上位肋骨的下缘。作用:收缩时可下降肋助呼气。

（三）膈

考点:膈的位置、形态、通过的结构和作用

为一向上膨隆呈穹隆状的扁薄阔肌,介于胸腔和腹腔之间,构成胸腔的底和腹腔的顶。膈(diaphragm)的周边为肌性部,起自胸廓下口的周缘及腰椎前面,各部肌纤维向中央集中移行为腱膜称**为中心腱**。

膈上有三个裂孔:①**主动脉裂孔**在第 12 胸椎的前方,有主动脉和胸导管通过。②**食管裂孔**位于主动脉裂孔的左前上方,约平第 10 胸椎水平,有食管和迷走神经通过。③**腔静脉孔**位于食管裂孔右前上方的中心腱内,约平第 8 胸椎水平,有下腔静脉通过（图 4-59）。

膈是主要的呼吸肌。作用:收缩时,膈穹隆下降,胸腔容积扩大,以助吸气;舒张时,膈穹隆上升复位,胸腔容积变小,以助呼气。膈与腹肌同时收缩,则能增加腹压,协助排便、呕吐及分娩等。

链　接

与呼吸运动有关的肌肉

在平静吸气时,肋间外肌收缩使肋上提和外翻,增加胸腔前后径和横径,膈收缩使胸腔的上下径加大,因而肺容积增大,肺吸入空气。平静呼气时,肋间外肌和膈松弛,肋间内肌收缩,肋下降,胸腔各径缩短,肺容积减小,肺内气体呼出。用力深吸气时,还有其他肌参与,如胸大肌、前锯肌和胸小肌等,使胸腔容积更大。在深呼气时,腹肌更有力地收缩,帮助呼气。

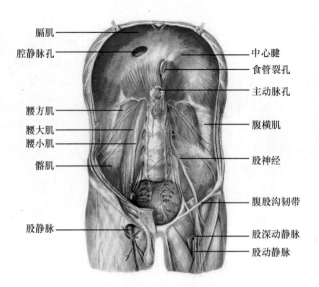

膈肌
腔静脉孔
腰方肌
腰大肌
腰小肌
髂肌
股静脉

中心腱
食管裂孔
主动脉孔
腹横肌
股神经
腹股沟韧带
股深动静脉
股动静脉

图 4-59　膈及腹后壁

（四）腹肌

案例 4-6

某患者,男,45 岁,因腹部长一肿物,胀痛,前来就诊。检查发现此肿物在站立咳嗽时明显突出,让病人平卧时用手将肿物向腹腔推送即消失;且肿物柔软,光滑。

问题: 1. 你认为该患者患了哪种疾病?

2. 试述腹股沟区的形态结构?

腹肌位于胸廓下部与骨盆之间,包括腹前外侧群和腹后群。

1. **腹前外侧群**　参与构成腹腔的前壁和外侧壁,包括腹直肌、腹外斜肌、腹内斜肌和腹横肌等(图 4-60、图 4-61)。

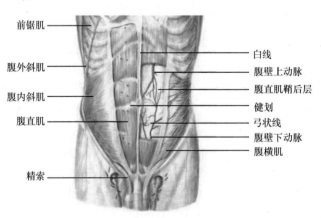

前锯肌
腹外斜肌
腹内斜肌
腹直肌
精索

白线
腹壁上动脉
腹直肌鞘后层
健划
弓状线
腹壁下动脉
腹横肌

图 4-60　腹前外侧群肌

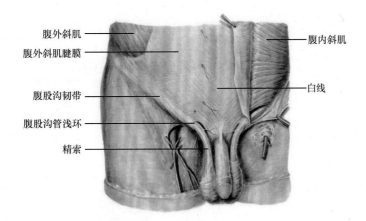

图 4-61　腹前壁肌(下部)

（1）**腹直肌**（rectus abdominis）：位于腹前壁正中线的两侧，包裹于腹直肌鞘内，为上宽下窄的带状肌，其全长被 3~4 条横行的腱划分成多个肌腹。起自耻骨联合和耻骨嵴，止于胸骨剑突和第 5~7 肋软骨的前面。

（2）**腹外斜肌**（obliquus externus abdominis）：为一宽薄扁肌，位于腹前外侧壁的浅层。起自下位 8 个肋骨的外面，大部分肌束由后外上斜向前内下方，在腹直肌外侧缘移行为腹外斜肌腱膜，经过腹直肌前面，参与构成腹直肌鞘的前层，止于白线。腹外斜肌腱膜的下缘卷曲增厚，连于髂前上棘与耻骨结节之间，形成**腹股沟韧带**（inguinal lig）。在耻骨结节的外上方，腹外斜肌腱膜形成一个三角形裂孔，称为**腹股沟管浅环**或**皮下环**（superficial inguinalring）。

（3）**腹内斜肌**（obliquus internus abdominis）：位于腹外斜肌深面，呈扇形。起自胸腰筋膜、髂嵴、腹股沟韧带的外侧半，肌束呈扇形，至腹直肌外侧移行为腱膜并分为前、后两层并包裹腹直肌，参与构成腹直肌鞘前、后层，最后止于白线。腹内斜肌腱膜的下内侧部与腹横肌腱膜的下部会合形成腹股沟镰或联合腱，止于耻骨梳。腹内斜肌下部的肌束与腹横肌下部的肌束一起包绕精索和睾丸，形成提睾肌，收缩时可上提睾丸。

（4）**腹横肌**（transversus abdominis）：位于腹内斜肌深面，起自下位 6 个肋骨、胸腰筋膜、髂嵴和腹股沟韧带的外侧 1/3，肌束横行向前延续为腱膜，经腹直肌后面参与腹直肌鞘的后层的组成，止于白线。腹横肌最下部部分，分别参与提睾肌和腹股沟镰的构成。

腹前外侧群肌的作用：共同保护腹腔脏器；收缩时可以缩小腹腔，增加腹压协助排便、分娩、呕吐和咳嗽等生理功能；可使脊柱前屈、侧屈和旋转，还可助呼气。　　　　　考点：腹前外

2. 后群　参与构成腹腔的后壁，主要有腰大肌和腰方肌（腰大肌将在下肢肌中叙述）。侧肌群的名
腰方肌（quadratus lumborum）位于腹后壁脊柱两侧，后方有竖脊肌，起自髂嵴，止于第 12 肋（图　称、位置和
4-59）。作用：收缩时能下降和固定第 12 肋并使脊柱侧屈。　　　　　　　　　　　　　作用

3. 腹肌形成的结构

（1）**腹直肌鞘**（sheath of rectus abdominis）：由腹前外侧壁的三块扁肌的腱膜构成，腹直肌鞘分前、后两层。前层完整，由腹外斜肌腱膜与腹内斜肌腱膜的前层组成，后层由腹内斜肌腱膜后层与腹横肌腱膜组成。在脐下 4~5 厘米以下，腹内斜肌腱膜后层与腹横肌腱膜全部转至腹直肌前面参与构成鞘的前层，故后层下缘形成一凸向上的弧形线，称**弓状线**，此线以下缺乏鞘的后层，腹直肌后面直接与腹横筋膜相贴（图 4-62）。

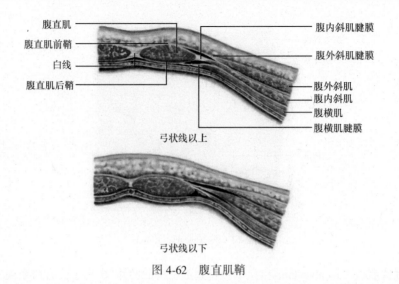

图 4-62　腹直肌鞘

（2）**白线**（linea alba）：位于腹前壁正中线上，由两侧腹直肌鞘的纤维交织而成（图 4-60）。起自剑突，止于耻骨联合。白线血管较少，中部有一脐环，是腹壁薄弱处，可发生脐疝。

（3）**腹股沟管**（inguinal canal）：是位于腹前外侧壁下部的肌、筋膜和腱膜之间的裂隙，男性有精索，女性有子宫圆韧带通过。此管在腹股沟韧带内侧半的上方长约 4.5cm。有内、外两口和前、后、上、下四壁。内口称**腹股沟管深环**（deep inguinal ring）（腹环），位于腹股沟韧带中点上方约 1.5cm 处；外口即腹股沟管浅环（皮下环）；腹股沟管是腹壁的薄弱区，为斜疝的易发部位（图 4-63）。

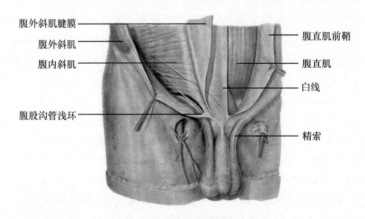

图 4-63　腹股沟管

（4）**腹股沟三角**：（又称海氏三角）由腹直肌外侧缘、腹股沟韧带与腹壁下动脉围成的三角区。此三角区也为腹壁的薄弱区。在病理情况下，腹腔内容物若经腹股沟管腹环进入腹股沟管，还可经皮下环突出，下降入阴囊构成腹股沟斜疝；若腹腔内容物不经腹环，而是从腹股沟三角处膨出，则成为腹股沟直疝。

考点：腹股沟管的位置和通过结构

（五）会阴肌

会阴肌是封闭小骨盆下口所有肌的总称，主要包括肛提肌、会阴深横肌、尿道括约肌等。承托盆腔脏器。

1. 肛提肌　漏斗形，封闭小骨盆下口的大部分。肛提肌起自小骨盆的前壁和外侧壁的内面,肌束向内、向后止于直肠壁、阴道壁和尾骨尖。肛提肌构成盆底,承托盆腔脏器,并对肛管、阴道有括约作用。

2. **会阴深横肌**　位于小骨盆下口的前下部,肌束横行附着于两侧的坐骨支。

3. **尿道括约肌**　位于会阴深横肌的前方,在男性环绕在尿道膜部周围,形成尿道膜部括约肌,在女性环绕尿道和阴道,称尿道阴道括约肌。

肛提肌的上、下面分别被盆膈上、下筋膜覆盖,共同构成**盆膈**,有直肠通过。会阴深横肌和尿道括约肌的上、下两面被尿生殖膈上、下筋膜覆盖,构成**尿生殖膈**,男性有尿道,女性有尿道和阴道通过。

(六) 躯干部常用肌性标志

竖棘肌外侧缘与12肋形成的夹角为肾区,是肾门的体表投影部位。肾病变时该区常有叩击痛,肾囊封闭常经此进针。

五、四 肢 肌

(一) 上肢肌

上肢肌按部位分为肩肌、臂肌、前臂肌和手肌。

1. **肩肌**　肩肌配布于肩关节周围,能运动肩关节和增强肩关节稳定性(图4-64)。

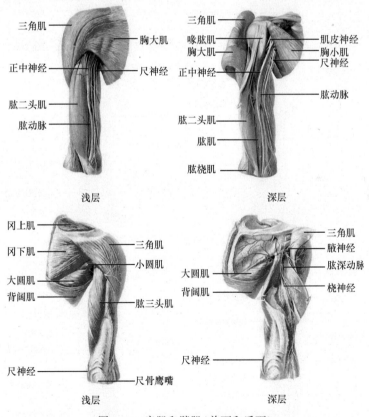

图 4-64　肩肌和臂肌(前面和后面)

考点：三角肌
的位置、起止
点和作用　　　**三角肌**位于肩部，呈三角形。起自锁骨的外侧段、肩峰和肩胛冈，肌束包绕肩关节并逐渐向外下方集中，止于肱骨体外侧的三角肌粗隆。作用：收缩时，主要使肩关节外展。

　　　肩肌还有冈上肌、冈下肌、小圆肌大圆肌、肩胛下肌

考点：肱二头
肌的位置、起
止点和作用　　2. **臂肌**　臂肌位于肱骨周围，分前、后两群。前群为屈肌，后群为伸肌（图4-64）。

　　（1）前群：包括肱二头肌、肱肌和喙肱肌。

　　1）**肱二头肌**：呈梭形，起端有两个头，长头以长肌腱起自肩胛骨的关节盂的上方，通过肩关节囊，经结节间沟下降；短头在内侧，起自肩胛骨的喙突，两头在臂的下部会合成一个肌腹，向下延伸为肌腱，经过肘关节前方，止于桡骨粗隆。主要作用：屈肘关节，当前臂屈并处于旋前位时，可使前臂旋后。

　　2）**肱肌**：于肱二头肌下半的深面，起自肱骨体下半的前面，止于尺骨粗隆。其作用：屈肘关节。

　　3）**喙肱肌**：肱二头肌的内侧，起自肩胛骨喙突，止于肱骨内侧中部。作用：使肩关节屈和内收。

　　（2）后群：有**肱三头肌**，位于臂的后方，该肌有三个头，长头起自肩胛骨盂下结节；外侧头和内侧头均起自肱骨背面。三头合成肌腹，以一扁腱止于尺骨鹰嘴。主要作用：伸肘关节，其长头可使肩关节后伸和内收。

　　3. **前臂肌**　前臂肌位于尺、桡骨的周围，共有19块，分为前、后两群（图4-65、图4-66）。

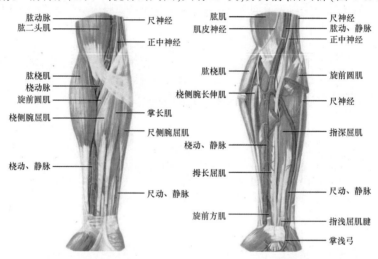

图4-65　前臂肌前群（浅层和深层）

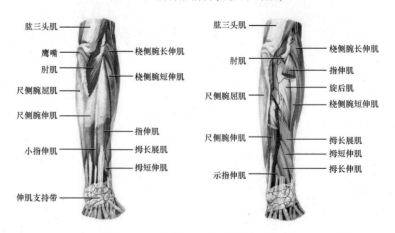

图4-66　前臂肌后群（浅层和深层）

（1）前群：位于前臂的前面，共9块。其主要作用为屈腕、屈指和使前臂旋前，故称为屈肌群，分4层排列。

1）第一层：有5块肌。自桡侧向尺侧依次为**肱桡肌**、**旋前圆肌**、**桡侧腕屈肌**、**掌长肌**、**尺侧腕屈肌**。

2）第二层：只有一块肌，即**指浅屈肌**。

3）第三层：有两块肌，位于桡侧的**拇长屈肌**和位于尺侧的**指深屈肌**。

4）第4层：为**旋前方肌**，是呈扁平四方形的小肌，位于桡、尺骨远侧端的前面。

（2）后群：位于前臂的后面，共10块。主要作用：伸腕、伸指和使前臂旋后，故称为伸肌群，分浅、深两层。

1）浅层：有5块肌，自桡侧向尺侧依次为**桡侧腕长伸肌**、**桡侧腕短伸肌**、**指伸肌**、**小指伸肌**和**尺侧腕伸肌**。

2）深层：也有5块肌，一块位置较深，称**旋后肌**。另四块肌位于此肌的下方，自桡侧向尺侧依次为**拇长展肌**、**拇短伸肌**、**拇长伸肌**和**示指伸肌**。

4. 手肌 手肌为短小的肌，集中分布于手的掌面，分为外侧、中间和内侧三群（图4-67）。

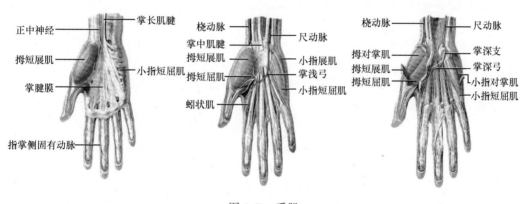

图4-67 手肌

（1）**外侧群**：在拇指掌侧形成丰满的隆起称**鱼际**，包括拇短展肌、拇短屈肌、拇对掌肌和拇收肌。主要作用：是使拇指作屈、收、展和对掌等运动。

（2）**内侧群**：位于小指掌侧，构成**小鱼际**，包括小指展肌、小指短屈肌和小指对掌肌。作用：可使小指作屈、展和对掌等运动。

（3）**中间群**：位于掌心和掌骨之间，包括4块蚓状肌和7块骨间肌。其中，蚓状肌为4条细束状小肌，均起自指深屈肌腱桡侧，绕至第2~5指的背面，止于指背腱膜。作用：屈掌指关节、伸指骨间关节；骨间肌位于掌骨间隙，包括3块骨间掌侧肌和4块骨间背侧肌，其作用分别是使手指内收和外展等。

5. 上肢常用肌性标志

（1）三角肌：在肩部使肩部构成圆隆状的外形，从前、外、后侧三方面包绕肱骨的上端，其止点在臂外侧中部呈现一小凹。三角肌中1/3区中部肌质厚，深部无较大的血管和神经，此处可作肌内注射。

（2）肱二头肌：在上臂的前面，在此肌的内、外侧各有一纵行的浅沟，内侧沟较明显，可触及肱动脉的搏动；半屈肘时，条索状的肱二头肌肌腱可于肘窝中央摸到，测血压时，通常将听诊器的胸件置于肱二头肌肌腱的稍内侧。

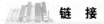 **链 接**

测血压的方法

临床最常用汞柱式血压计测量血压。测量时,受测者应安静休息 5~15min,以消除紧张、疲劳对血压的影响。受测者取坐位或仰卧位均可,受测的手臂应放在与右心房同一水平(坐时手臂应与第四肋软骨同一水平上,卧时则放在腋中线水平),并外展45°,将衣袖上卷至腋窝,或脱掉一侧衣袖。量血压前,应先将血压计袖带内的气体排空,再将袖带平整地缚于上臂肘关节之上,紧贴就可,不可过松或过紧,以免影响测值的准确性。气袋中部(气管进出口处)对着肘窝的肱动脉,袖带下缘距肘窝 2~3cm。汞柱式的先开启水银槽开关。用食指和中指摸清肱动脉的搏动,将听诊器的胸件(即听诊的圆头)放在肱动脉搏动最强的部位,并与皮肤紧密相贴,轻轻加压,用左手固定。右手握住血压计的气球,关闭气球上的气阀,向袖带内反复打气,直到肱动脉的搏动消失,再让汞柱上升 20~30mm 后,即可微微旋开气阀,放出袖带中的气体,使汞柱匀速缓慢下降,注意音响的变化及汞柱上的刻度。当听到第一声响时,汞柱指示的毫数即为收缩压;当声音突然变弱至消失时,汞柱指示的毫米为舒张压。如未听清,应先放完袖带内的气体,使汞柱降到零位或气压表针返回零位,稍停片刻,再重复测量,记准测值。测量完毕应排空袖带内气体,拧紧气阀螺旋帽,解开袖带,整齐折叠后将其和气球平放于盒内,如汞柱式则关闭水银槽开关,以防水银倒流。最后关闭血压计的盒盖。

6. 上肢的局部结构

(1)腋窝:是位于胸外侧壁与臂上部内侧之间的由肌肉围成的锥形腔隙,内有分布于上肢的血管、神经外,还有大量脂肪及淋巴结、淋巴管等。临床上常在此测量体温。

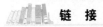 **链 接**

测体温的方法

先把体温计的汞柱甩到35℃以下,然后用蘸消毒液的棉球从水银端开始朝另一端擦拭。体温测量的方法有三种,试口表、试腋下表和试肛表。试口表时,将水银端放在舌下,闭唇含住3分钟后看结果。试口表前5分钟内不可饮热水或冰水,否则结果不准确。正常口腔温度为36.3~37.2℃。试腋下表前,先把腋下擦干,然后把水银端放在腋下夹紧,5分钟后看结果。腋下温度比口腔低0.2~0.4℃。试腋下表前10分钟若有洗澡、擦身或有浑身大汗,结果也不易准确。儿童可试肛表,先在水银端涂上油或油膏,轻轻插入肛门约3厘米,捏紧另一端以防体温计滑出或折断。5分钟后取出看结果。直肠内温度一般比口腔高0.3~0.5℃。

(2)肘窝:位于肘关节前面,为一三角形浅凹。外侧界为肱桡肌,内侧界为旋前圆肌,上界为肱骨内、外上髁之间的连线。窝内有血管和神经通过。

(二)下肢肌

下肢肌按部位分为髋肌、大腿肌、小腿肌和足肌。下肢肌比上肢肌粗大,以适应维持人体的直立姿势、负重、行走等功能。

1. 髋肌 髋肌位于髋关节周围,主要起自骨盆的内面和外面,跨过髋关节,止于股骨上端。分为前、后两群,主要运动髋关节。

(1)前群:有髂腰肌和阔筋膜张肌。

1)**髂腰肌**:由腰大肌和髂肌组成。腰大肌主起自腰椎体侧面和横突;髂肌起自髂窝,两肌向下合并后,经腹股沟韧带深面,止于股骨小转子。作用:收缩时可使髋关节前屈和旋外,下肢固定时,可使躯干和骨盆前屈(图4-59)。

2)**阔筋膜张肌**:位于大腿上部前外侧,起自髂前上棘,肌腹在阔筋膜的两层之间,向下移行为髂胫束,止于胫骨外侧髁。作用:使阔筋膜紧张并屈大腿。

（2）后群：主要位于臀部，又称臀肌，主要包括臀大肌、臀中肌、臀小肌和梨状肌等（图4-68）。

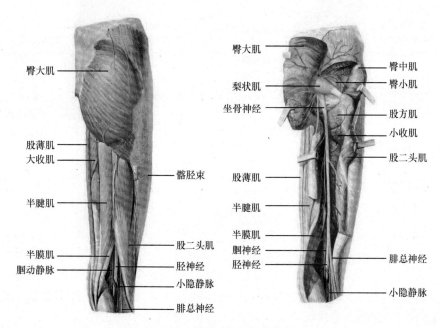

图 4-68　臀肌及大腿肌(后群)

1）**臀大肌**（gluteus maximus）：位于臀部皮下，大而肥厚，形成特有的臀部隆起，起于髂骨翼外面和骶骨背面，肌束斜向外下，止于股骨的臀肌粗隆。作用：使髋关节后伸和旋外，当下肢固定时，能伸直躯干，防止躯干前倾，是维持人体直立的重要肌肉。

考点：臀大肌的位置、起止点和作用

链　接

肌内注射

临床上进行肌内注射，通常选用肌肉较厚，远离大神经大血管的臀部，生活中常称为"在屁股上打针"，除了采用臀大肌以外，还可以打在上肢的三角肌和肱二头肌。它与皮注的区别在于，所注射的药液刺激性较强，药量较大，使用更大的针头和针管，进针更深且针管与皮肤表面垂直。

2）**臀中肌**和**臀小肌**：臀中肌位于臀大肌深面，臀小肌位于臀中肌深面。两肌都起自髂骨翼外面，止于股骨大转子。作用：两肌同时收缩可使髋关节外展。

3）**梨状肌**：位于臀中肌内下方，起于骶骨前面的外侧部，向外经坐骨大孔出骨盆，止于股骨大转子。坐骨大孔被梨状肌分隔成梨状肌上孔和梨状肌下孔，孔内有血管、神经通过。作用：收缩时可使髋关节外展和旋外。

2. **大腿肌**　大腿肌位于股骨的周围，分为前、后和内侧三群。

（1）前群：位于大腿前面，有缝匠肌和股四头肌（图4-69）。

1）**缝匠肌**：是全身最长的肌，呈扁带状，起自髂前上棘，斜向内下方，止于胫骨上端的内侧面。作用收缩时可屈髋关节和膝关节，并可使已屈的膝关节旋内。

2）**股四头肌**（quadriceps femoris）：是全身体积最大的肌，有四个头，分别称为股直肌、股内侧肌、股外侧肌和股中间肌。除股直肌位于大腿前面，起自髂前下棘，其余三头均起自股骨，四个头向下合并形成一强大的肌腱，向下包绕髌骨延续为**髌韧带**，止于胫骨粗隆。作用：收缩时伸膝关节，股直肌还可屈髋关节。

考点：股四头肌的组成、起止点和作用

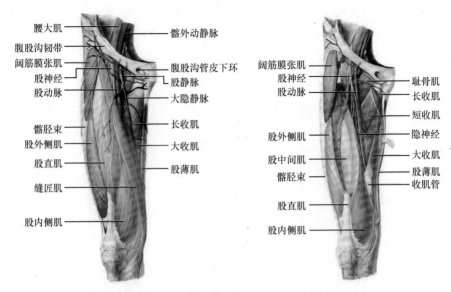

图 4-69　大腿肌

（2）内侧群：位于大腿内侧（图 4-69）。该肌群浅层自外向内有**耻骨肌**、**长收肌**和**股薄肌**。作用：收缩时主要使髋关节内收。

（3）后群：位于大腿的后部，有股二头肌、半腱肌和半膜肌（图 4-68）。

1）**股二头肌**（biceps femoris）：位于大腿后部外侧，有长、短两头。长头起自坐骨结节，短头起自股骨粗线，两头合并后，以长腱止于腓骨头。

2）**半腱肌**：位于大腿后部内侧。

3）**半膜肌**：在半腱肌的深面。

后群肌主要作用：屈膝关节和伸髋关节，当半屈膝位时，股二头肌可使小腿旋外，半腱肌和半膜肌可使小腿旋内。

3. **小腿肌**　小腿肌参与维持人体直立姿势、行走和跑跳等，分为前、后和外侧群。

（1）前群：位于小腿前部，自内侧向外侧依次为胫骨前肌、拇长伸肌和趾长伸肌（图 4-70）。

作用：前群肌均可伸踝关节；胫骨前肌还可使足内翻；拇长伸肌还可伸拇趾；趾长伸肌还能伸第 2~5 趾，足外翻。

（2）外侧群：位于腓骨的外侧，有腓骨长肌和腓骨短肌（图 4-70）。

作用：收缩时可使足外翻和屈踝关节（跖屈）。

（3）后群：位于小腿骨后方，可分浅、深两层（图 4-71）。

1）浅层：为强大的**小腿三头肌**（triceps surae），浅表的二个头称**腓肠肌**，位置较深的一个头称**比目鱼肌**。腓肠肌的内、外侧头起自股骨内、外侧髁，比目鱼肌起自胫腓骨上端的后面，三个头合并后，在小腿的上部形成膨隆的小腿肚，向下延续为**跟腱**，止于跟骨结节。

考点：小腿三头肌的组成、起止点和作用

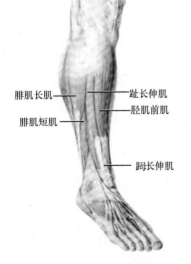

图 4-70　小腿前外侧肌群

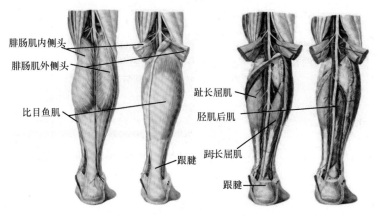

图 4-71　小腿后群浅、深层肌

作用:屈踝关节和膝关节。在站立时,能固定踝关节和膝关节,以防止身体向前倾斜。

2）深层:有 4 块肌,**腘肌**在上方,斜位于腘窝底。

作用:屈膝关节并使小腿旋内。其余 3 块在下方,自内侧向外侧依次为**趾长屈肌**、**胫骨后肌**和**蹈长屈肌**。其中,胫骨后肌可跖屈踝关节和使足内翻;趾长屈肌、蹈长屈肌二肌分别屈相应的足趾,并使足跖屈。

4. 足肌　足肌可分为足背肌和足底肌。足背肌协助伸趾,足底肌协助屈趾和维持足弓。足背肌包括蹈短伸肌和趾短伸肌,助伸趾。足底肌的配布和作用与手肌相似,也可分为内侧群、外侧群和中间群,但缺乏对掌肌。

5. 下肢常用肌性标志

1）臀大肌:在臀部形成一圆隆外形,是常用的肌内注射部位,为避免损伤经过其深面的坐骨神经,应在臀部外上象限的外上份注射。

2）股四头肌:位于大腿前面。

3）小腿三头肌:在小腿后面,可明显见到隆起的肌腹。其跟腱为人体最强大的肌腱,长约 15cm,起于近小腿中份止于跟骨结节。

考点:全身常用的肌性标志。

6. 下肢的局部结构

1）**股三角**:位于大腿前面上部,上界为腹股沟韧带,内侧界为长收肌内侧缘,外侧界为缝匠肌的内侧缘。股三角内由外向内依次排列有股神经、股动脉和股静脉等(图 4-69)。

2）**腘窝**:位于膝关节的后面,呈菱形,窝的上外侧界为股二头肌,上内侧界为半腱肌和半膜肌,下外侧界为腓肠肌的外侧头,下内侧界为腓肠肌的内侧头。腘窝内容纳有血管、神经、脂肪和淋巴结等。

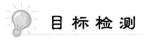 **目 标 检 测**

一、名词解释

1. 胸骨角　　2. 关节　　3. 翼点

4. 界线　　5. 腹股沟管　6. 股三角

二、填空

1. 运动系统包括_____、_____和_____。

2. 骨的构造主要由_____、_____、_____构成。

3. 关节的基本结构包括_____、_____和_____。

4. 从侧方观察,脊柱有四个生理弯曲,其中_____曲和_____曲凸向前,而_____曲和_____曲凸向后。

5. 椎间盘的周围部叫_____,由_____构成,中央部叫_____,富有弹性。

6. 肘关节包括_____、_____和_____三个关节。

7. 髂骨上缘叫_____,其最高点平对_____。

8. 腹股沟管位于_____内侧半的上方,男性有_____通过,女性有_____通过。

9. 一侧胸锁乳突肌收缩,使头向_____侧倾斜,面部转向_____侧,两侧同时收缩可使头_____。

10. 膈上有 3 个裂孔,分别是_____、_____和_____。

三、A 型选择题

1. 以下不是长骨的是（　　）
   A. 肱骨　　　　　　B. 腕骨
   C. 锁骨　　　　　　D. 趾骨
   E. 腓骨

2. 骨髓（　　）
   A. 全部位于长骨的骨髓腔内
   B. 黄骨髓有造血功能
   C. 胎儿和五岁以下的小儿只有红骨髓
   D. 老年人的骺内存在黄骨髓
   E. 红骨髓不会转变为黄骨髓。

3. 椎骨（　　）
   A. 共有 25 块
   B. 一般由椎体和椎弓组成
   C. 第 1 颈椎又称枢椎
   D. 胸椎的棘突最短
   E. 腰椎棘突斜向后下方。

4. 椎弓和椎体围成（　　）
   A. 椎间孔　　　　　B. 椎孔
   C. 横突孔　　　　　D. 椎骨上、下切迹
   E. 椎管

5. 肋（　　）
   A. 第 7~10 肋软骨连成肋弓
   B. 分为真肋、假肋和浮肋
   C. 外面近下缘处有肋沟
   D. 第 1~8 肋前端连于胸骨,称真肋
   E. 以上都不对

6. 胸骨（　　）
   A. 分为胸骨体和胸骨柄 2 个部分
   B. 上缘有一颈静脉切迹
   C. 与肋软骨都以关节相连
   D. 成人胸骨体内含有黄骨髓
   E. 上述全对

7. 常用于计数肋和椎骨的结构有（　　）
   A. 第 7 颈椎棘突　　B. 肩胛骨下角
   C. 胸骨角
   D. 两髂嵴最高点的连线
   E. 都是

8. 在胸廓上容易摸到的体表标志是（　　）
   A. 胸椎横突　　　　B. 锁骨
   C. 胸骨角　　　　　D. 第 7 颈椎棘突
   E. 上述全对

9. 慢性鼻窦炎常发于（　　）
   A. 额窦　　　　　　B. 蝶窦
   C. 上颌窦　　　　　D. 筛窦前群
   E. 筛窦后群

10. 在体表不易摸到的骨性标志是（　　）
   A. 肩峰　　　　　　B. 尺骨鹰嘴
   C. 桡骨茎突　　　　D. 肱骨尺神经沟
   E. 肩胛骨喙突

11. 髋骨（　　）
   A. 由髂、坐、耻骨在髋臼处融合而成
   B. 组成闭孔的有耻骨和坐骨
   C. 髂前上棘位置最表浅
   D. 髂骨翼终身只含红骨髓
   E. 以上全对

12. 不参与构成骨盆结构的是（　　）
   A. 骶、尾骨　　　　B. 髋骨
   C. 骶髂关节　　　　D. 髋关节
   E. 耻骨联合

13. 肩关节（　　）
   A. 关节盂较深
   B. 关节囊前壁薄弱
   C. 关节囊各壁均有韧带加强
   D. 内有关节盘
   E. 以上都不对

14. 肘关节（　　）
   A. 由肱骨和尺骨构成
   B. 关节囊两侧薄弱,前后有韧带加强
   C. 可作屈伸、收展运动
   D. 有囊内韧带
   E. 以上都不对

15. 髋关节（　　）
   A. 关节头大、关节窝小
   B. 关节囊包裹全部股骨颈
   C. 关节囊内有股骨头韧带
   D. 关节易向上脱位
   E. 以上都不对

16. 有关膝关节的叙述,错误的是（　　）
   A. 由股骨下端与胫腓骨上端构成
   B. 关节囊薄弱而松弛
   C. 有囊内、外韧带加强
   D. 关节腔内有内、外侧半月板

E. 可作屈伸运动

17. 脊椎可作(　　)

　　A. 前屈、后伸运动　B. 侧屈运动

　　C. 旋转运动　　　　D. 环转运动

　　E. 上述所有运动

18. 胸大肌和背阔肌在肩关节下述哪一项运动均起作用? (　　)

　　A. 内收和旋内　　　B. 内收和旋外

　　C. 内收和后伸　　　D. 内收和前屈

　　E. 旋内和前屈

19. 肋间肌的作用(　　)

　　A. 肋间外肌提肋助吸气

　　B. 肋间内肌提肋助呼气

　　C. 肋间外肌降肋助呼气

　　D. 肋间内肌降肋助吸气

　　E. 肋间外肌提肋助呼气

20. 腹股沟韧带(　　)

　　A. 位于两侧髂前上棘之间

　　B. 由腹内斜肌腱膜构成

　　C. 为腹股沟管的前壁

　　D. 由腹外斜肌腱膜构成

　　E. 以上都不对

21. 膈(　　)

　　A. 收缩时穹隆下降助呼气

　　B. 松弛时穹隆上升助吸气

　　C. 收缩时穹隆上升助呼气

　　D. 松弛时穹隆下降助呼气

　　E. 收缩时穹隆下降助吸气

22. 三角肌的主要作用是使臂(　　)

　　A. 外展　　　　　　B. 内收

　　C. 旋内　　　　　　D. 旋外

　　E. 前屈

23. 肱二头肌(　　)

　　A. 位于臂前部深面

　　B. 长头起于喙突

　　C. 短头起自关节盂上方

　　D. 下端止于尺骨粗隆

　　E. 可屈肘

24. 既可屈髋关节又可屈膝关节的肌是(　　)

　　A. 股二头肌　　　　B. 缝匠肌

　　C. 股直肌　　　　　D. 髂腰肌

　　E. 以上都不是

25. 胸锁乳突肌(　　)

　　A. 在体表不能显示

　　B. 起于胸骨

　　C. 两侧收缩使头前屈

　　D. 一侧收缩头偏向同侧脸转向对侧

　　E. 上述全错

26. 骨膜(　　)

　　A. 是覆盖于整个骨外表面的薄膜

　　B. 由疏松结缔组织构成

　　C. 对骨的营养、生长和修复起重要作用

　　D. 有丰富的血管而无神经分布

　　E. 以上都不对

27. 老年人易发生骨折的原因是(　　)

　　A. 有机质含量多

　　B. 无机质含量多

　　C. 骨松质较多

　　D. 无机质有机质均少

　　E. 骨密质较多

28. 骶管麻醉时,其定为标志是(　　)

　　A. 骶岬　　　　　　B. 骶正中嵴

　　C. 骶粗隆　　　　　D. 骶后孔

　　E. 骶角

29. 胸骨角(　　)

　　A. 平对第2肋

　　B. 平对第3肋

　　C. 参与构成胸锁关节

　　D. 平对第2肋间隙

　　E. 以上都不是

30. 在体表易摸到的骨性标志是(　　)

　　A. 全部颈椎棘突　　B. 全部肋骨

　　C. 胸椎横突　　　　D. 胸骨角

　　E. 骶岬

四、问答题

1. 在体表可触摸到哪些主要的骨性标志?

2. 简述椎骨是如何连结的。

3. 计数椎骨和肋骨的标志各有哪些? 如何计数?

4. 比较肩关节和髋关节在结构上的不同。

5. 试述膈的位置、形态、裂孔及通过的结构。

6. 试述腹股沟管的位置、构成和内容物。

7. 参与呼吸运动的肌有哪些?

8. 临床常选作肌内注射的肌有哪些? 在什么部位进行?

(陈开润)

第五章 消化系统

案例 5-1

某患者,男,47 岁,因反复黑便 2 周、呕血一天急诊入院。10 年前诊断为"胃溃疡",19 年前患过"乙型肝炎"。查体:巩膜可疑黄染,肝脏未及,脾肋下 10cm,并过正中线 2cm,质硬,腹部移动性浊音阳性。入院诊断:1. 上消化道出血;2. 肝硬化门脉高压。

问题:1. 你对该病症有所了解吗?

2. 该病症的解剖学基础是什么?

第一节 概 述

一、消化系统的组成

考点:消化系统的组成和功能,上、下消化道的概念

消化系统(digestive system)由消化管和消化腺两部分组成(图 5-1)。**消化管**(alimentary canal)是一条长而迁曲的管道,包括口腔、咽、食管、胃、小肠(十二指肠、空肠、回肠)和大肠(盲

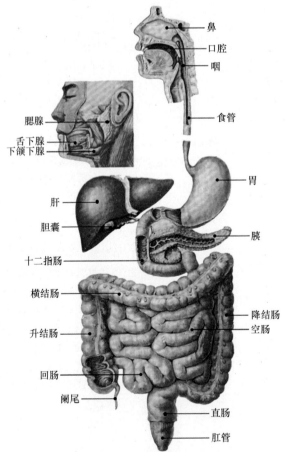

鼻
口腔
咽
腮腺
舌下腺
下颌下腺
食管
肝
胆囊
胃
胰
十二指肠
横结肠
降结肠
升结肠
空肠
回肠
阑尾
直肠
肛管

图 5-1 消化系统概况

肠、阑尾、结肠、直肠、肛管),各部分形态结构不同,功能也有差异。临床上通常将口腔到十二指肠之间的消化管称为**上消化道**,空肠以下的部分称为**下消化道**。**消化腺**(alimentary gland)是分泌消化液的器官,包括大唾液腺、肝、胰及消化管壁内的小腺体,如食管腺、胃腺、肠腺等,都开口于消化道。

　　消化系统的主要功能是消化食物、吸收营养物质和排出食物残渣。

二、胸部标志线和腹部分区

　　为了描述胸腔、腹腔、盆腔内各器官的正常位置和体表投影,通常在胸、腹部体表确定一些标志线和划分一些分区(图 5-2)。这在临床的诊疗工作中具有重要的意义。

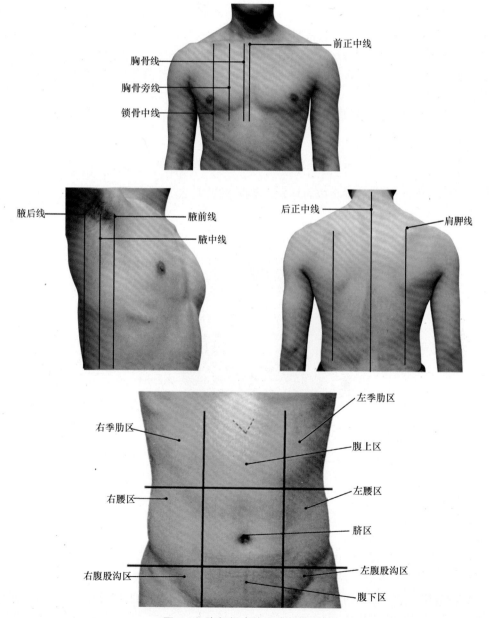

图 5-2　胸部标志线和腹部分区

（一）胸部的标志线

1. **前正中线**　沿人体前面正中所作的垂线。
2. **胸骨线**　沿胸骨外侧缘最宽处所作的垂线。
3. **锁骨中线**　通过锁骨中点所作的垂线。
4. **腋前线**　通过腋前襞所作的垂线。
5. **腋后线**　通过腋后襞所作的垂线。
6. **腋中线**　通过腋前、腋后线之间的中点所作的垂线。
7. **肩胛线**　通过肩胛下角所作的垂线。
8. **后正中线**　通过人体后面正中所作的垂线。

（二）腹部分区

通常用2条横线和2条纵线,将腹部分为9个区。2条横线分别是通过左、右肋弓最低点的连线和通过左、右髂结节的连线;2条纵线分别是通过左、右腹股沟韧带中点所作的垂线。将腹部分为9个区:即**腹上区**和**左、右季肋区**、**脐区**和**左、右腹外侧区**,**腹下区**和**左、右髂区（腹股沟区）**。

临床上常用的简易方法是通过脐部分别作水平线和垂线,将腹部分为**左上腹**、**右上腹**、**左下腹**和**右下腹**4个区。

考点:消化管壁的一般结构

三、消化管壁的一般结构

除口腔和咽外,消化管壁自内向外分为黏膜、黏膜下层、肌层和外膜4层(图5-3)。

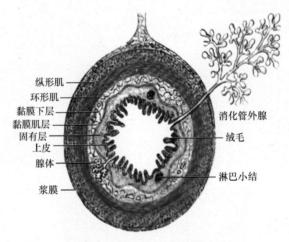

纵形肌
环形肌
黏膜下层
黏膜肌层
固有层
上皮
腺体
浆膜

消化管外腺
绒毛
淋巴小结

图 5-3　消化管一般结构模式图

（一）黏膜

黏膜自内向外由上皮、固有层和黏膜肌层组成,位于管壁的最内层,是消化管各段结构差异最大、功能最重要的部分。

1. **上皮**　覆盖于管腔的内表面,消化管的两端(口腔、咽、食管和肛管下部)为未角化的复层扁平上皮,以保护功能为主;其余为单层柱状上皮,以消化吸收功能为主。

2. **固有层**　位于上皮的深层,为疏松结缔组织,含有血管、神经、淋巴管。胃、肠的黏膜固有层含有黏膜腺和淋巴组织。

3. **黏膜肌层**　为薄层平滑肌,其收缩可促进固有层内腺体的分泌物排出和血液运行,利于物质吸收和转运。

（二）黏膜下层

黏膜下层为较致密的结缔组织,含小血管、淋巴管和黏膜下神经丛。食管和十二指肠有黏膜下腺。

食管、胃和小肠等部位,黏膜和黏膜下层共同向管腔面突起,形成**皱襞**,增加了腔面的表面积。

（三）肌层

除食管上段等部位的肌层以及肛门外括约肌为骨骼肌外,其余部位为平滑肌。**肌层**一般分为内环形、外纵行两层,在某些部位,环形平滑肌可增厚形成括约肌。

（四）外膜

外膜由薄层结缔组织构成者称**纤维膜**,主要分布在食管和直肠下部,具有连接、固定作用;其他部位由结缔组织和间皮共同构成者称浆膜,见于胃、大部分小肠与大肠,其表面光滑,利于胃肠活动。

第二节 消 化 管

一、口 腔

口腔(oral cavity)是消化管的起始部位,向前经口裂与外界相通,向后经咽峡与咽相通。口腔上壁为腭,下壁为口底,前壁为唇,两侧壁为颊。

口腔借上、下牙弓分为**口腔前庭**和**固有口腔**两部分(图5-4)。当上、下颌牙咬合时,口腔前庭仅能借第三磨牙后面的间隙与固有口腔相通。临床上对牙关紧闭的患者,可通过此间隙将导管送入固有口腔,注入营养物质或急救灌药。

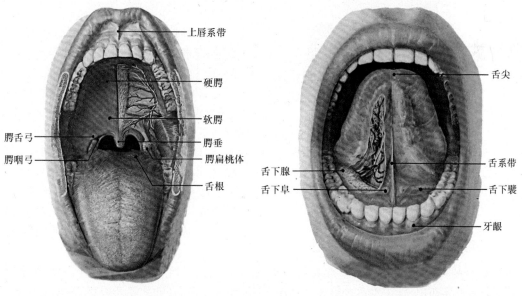

图 5-4 口腔

（一）唇和颊

唇和颊由皮肤、皮下组织、肌和黏膜组成。黏膜只有上皮和固有层,无黏膜肌层。固有层结缔组织突向上皮形成乳头,内含丰富的毛细血管,故黏膜呈红色。乳头及上皮内有许多感觉神经末梢。口腔底部的上皮较薄,通透性高,有利于一些化学物质的吸收,如治疗心绞痛的硝酸甘油。固有层中有小唾液腺。

唇分为上、下唇,两唇之间的裂隙称**口裂**,上、下唇结合处为**口角**。上唇外面的正中有一纵行浅沟,称为**人中**。两唇富含毛细血管,呈红色,当机体缺氧时可变为暗红色至紫色,临床上称为发绀。**颊**为口腔的两侧壁,在上颌第二磨牙相对的颊黏膜处,有一较小的黏膜隆起,称腮腺管乳头,有腮腺管的开口。在上唇外面两侧与颊部交界处,各有一浅沟,称**鼻唇沟**。

链　接

人中·鼻唇沟

人中是人类特有的结构,昏迷病人急救时常在此处进行指压或针刺,为急救穴位之一。鼻唇沟是唇和颊的分界线。面神经麻痹的病人,因面部表情肌瘫痪,致鼻唇沟变浅或消失。

（二）腭

考点:咽峡的概念

腭呈穹隆状,在口腔的顶,分隔鼻腔和口腔。腭的前2/3以骨腭为基础,表面覆以黏膜构成,称**硬腭**;后1/3由骨骼肌被覆黏膜构成,称**软腭**。软腭后缘游离,其中央部向下突起,称**腭垂**,又称悬雍垂。腭垂两侧形成前后两个弓形黏膜皱襞,前方的向下附于舌根两侧,称**腭舌弓**;后方的向下附于咽侧壁,称**腭咽弓**。腭垂、两侧的腭舌弓和舌根共同围成**咽峡**,是口腔与咽的分界(图5-4)。

考点:牙的形态、结构、分类及牙式

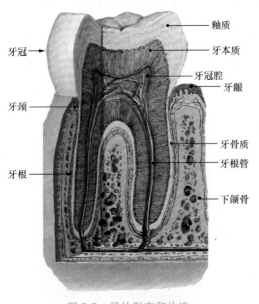

图5-5　牙的形态和构造

（三）牙

牙(teeth)是人体内最坚硬的器官,嵌在上、下颌骨的牙槽内。具有咀嚼食物和辅助发音等作用。

1. 牙的形态　牙分为3部分:**牙冠**,露于口腔;**牙根**,嵌于牙槽内;**牙颈**,介于二者之间,被牙龈覆盖(图5-5)。

2. 牙的构造　牙主要由**牙本质**、**牙釉质**、**牙骨质**和**牙髓**构成(图5-5)。牙本质构成牙的主体。牙釉质覆盖在牙冠部牙本质的表面,是人体内最坚硬的组织。在牙颈和牙根,牙本质表面包有牙骨质,其结构与骨组织类似。牙内部中央有一空腔,称牙腔,容纳牙髓。牙髓由结缔组织、血管、神经和淋巴管组成,具有营养牙本质、牙釉质的功能。

3. 牙的种类与排列　人的一生有两组牙,按萌出先后,分乳牙和恒牙。**乳牙**,一般在出生后6个月开始萌出,至3岁左右出齐,共20个;**恒牙**,6岁左右,乳牙逐渐脱落,被恒牙替换。除第三磨牙外,其他各牙约在14岁左右出齐,而第三磨牙在17~25岁或更迟时间萌出,故称迟牙。有的人甚至终身不出迟牙。若恒牙全部出齐,共32个。根据牙的形状和功能,乳牙分为**切牙**、**尖牙**和**磨牙**3种。恒牙分为切牙、尖牙、前磨牙和磨牙4种。

图5-5中标注:釉质、牙本质、牙冠腔、牙龈、牙骨质、牙根管、下颌骨、牙冠、牙颈、牙根

乳牙和恒牙均以各自固定的排列形成牙列。乳牙一般用罗马数字Ⅰ~Ⅴ表示,恒牙用阿拉伯数字1~8表示。牙的排列和名称表示如下(图5-6)。

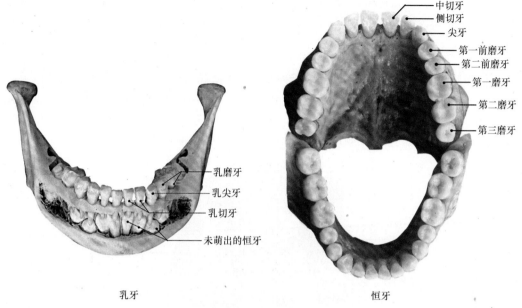

乳牙 — 乳磨牙、乳尖牙、乳切牙、未萌出的恒牙

恒牙 — 中切牙、侧切牙、尖牙、第一前磨牙、第二前磨牙、第一磨牙、第二磨牙、第三磨牙

图5-6　牙的排列和名称

临床对牙的记录多采用牙式:以"+"记号划分4区表示左、右及上、下颌牙的位置,如6̄丨表示左上颌第1磨牙。

4. 牙周组织　位于牙根及牙颈的周围,包括**牙槽骨**、**牙周膜**和**牙龈**(图5-5),对牙具有保护、支持和固定作用。牙槽骨即构成牙槽的骨质。牙周膜是连于牙根与牙槽骨之间的致密结缔组织,有固定牙根于牙槽内的作用。牙龈是口腔黏膜覆盖在牙颈和牙槽突的部分,富含血管,色淡红,坚韧而有弹性。有些牙周疾病,可引起牙龈出血或使牙松动。

(四) 舌

舌(tongue)位于口腔底,由舌肌被覆黏膜构成,具有搅拌食物、协助吞咽、感受味觉和辅助发音等功能。

1. 舌的形态　舌有上、下两面,上面称舌背,其后部可见"Λ"形的界沟将舌分为前2/3的舌体和后1/3的舌根两部分,舌体的前端较狭窄称舌尖(图5-4)。

2. 舌黏膜　由复层扁平上皮和固有层组成,呈淡红色,被覆于舌的表面。舌背的黏膜形成许多小突起,称舌乳头。舌乳头按形态分为**丝状乳头**、**菌状乳头**和**轮廓乳头**3种。丝状乳头数量最多,丝绒状,遍布于舌背,浅层上皮细胞角化,外观呈白色称**舌苔**;菌状乳头形体比较大,数目较少,蘑菇状,散在于丝状乳头之间,多位于舌尖和舌缘,上皮不角化,内有味蕾,固有层含丰富毛细血管,使乳头外观呈红色;轮廓乳头最大,排列于界沟前方,其中央隆起,周围有环状沟,沟两侧的上皮内有较多的味蕾。菌状乳头和轮廓乳头的黏膜上皮中含有味蕾,为味觉感受器,具有感受酸、甜、苦、辣、咸等味觉功能。丝状乳头中无味蕾,故只有一般感觉。位于舌根的黏膜内有许多淋巴小结,构成**舌扁桃体**(图5-7)。

考点:舌黏膜乳头的特点

舌下面正中线上有一连于口腔底前部的黏膜皱襞,称**舌系带**。其根部两侧的黏膜各形成一个小的隆起,称舌下阜。由**舌下阜**向口腔底后外侧延续的带状黏膜皱襞,称**舌下襞**,其深面有舌下腺等结构(图5-4)。

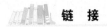

舌　苔

　　部分舌乳头浅层的上皮细胞不断角化脱落,脱落的上皮细胞与唾液、食物残渣、细菌等混杂在一起,附于黏膜表面,形成舌苔。健康人的舌苔淡薄白色,舌苔的厚薄和色泽可反映人体的健康与疾病状况。

考点:颏舌肌的作用

　　3. 舌肌　均为骨骼肌,分**舌内肌**和**舌外肌**。**舌内肌**起、止于舌内,构成舌的主体,肌束排列成纵、横、垂直3个方向,收缩时可改变舌的形态。舌外肌起于周围的面颅骨,止于舌内,收缩时可改变舌的位置。其中**颏舌肌**在临床上最重要,两侧颏舌肌同时收缩,使舌前伸;一侧收缩时,舌尖伸向对侧。若一侧**颏舌肌瘫痪**,伸舌时,**舌尖偏向瘫痪侧**。

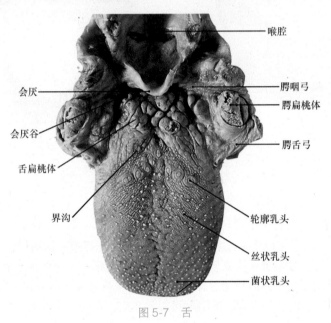

图 5-7　舌

（五）口腔腺

考点:唾液腺的分布及其导管的开口部位

　　口腔腺又称唾液腺,位于口腔周围,具有分泌唾液、湿润口腔黏膜及帮助消化的作用。唾液腺分大、小两类,如唇腺、颊腺为小唾液腺;腮腺、下颌下腺、舌下腺为**大唾液腺**(图 5-8)。

　　1. **腮腺**(parotid gland)　是最大的一对,略呈锥形,位于耳郭的前下方,伸入下颌支与胸锁乳突肌之间,**腮腺管**自腮腺前缘上份发出,在颧弓下方一横指处横越咬肌表面,在咬肌前缘向内穿颊部,开口于上颌第二磨牙对应的颊黏膜处。

　　2. **下颌下腺**(submandibular gland)　位于下颌骨体的内面,呈卵圆形。下颌下腺导管开口于舌下阜。

　　3. **舌下腺**(sublingual gland)　最小,位于舌下襞的深面,其大导管开口于舌下阜,小导管开口于舌下襞。

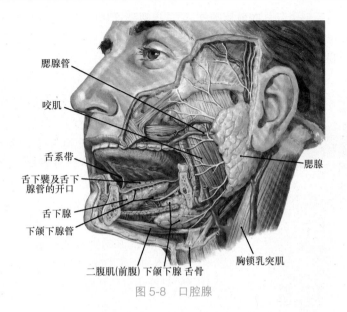

图 5-8 口腔腺

腮腺管
咬肌
舌系带
舌下襞及舌下腺管的开口
舌下腺
下颌下腺管
二腹肌(前腹) 下颌下腺管 舌骨
腮腺
胸锁乳突肌

链 接

口腔护理

患者抵抗力减弱时,口腔中的细菌可大量繁殖引起口腔炎症甚至口腔溃疡和中耳炎等,所以对病人的口腔护理很重要。一般口腔护理:能生活自理的患者,可嘱咐其自行漱口,不能自理的患者,应由护士协助漱口。特殊口腔护理:适用于高热、昏迷、禁食的患者。患者侧卧位,头偏向同侧,如有义齿,应取出刷洗,检查患者口腔黏膜、舌苔、气味等。擦洗口腔时,动作轻柔,勿损伤黏膜。擦洗硬腭和舌面时,勿伸入过多触及咽,引起患者恶心。为昏迷或意识不清患者擦洗时,开口器应从第三磨牙后方放入,禁忌冲洗口腔,以防溶液被吸入患者呼吸道。

二、咽

咽(pharynx)是前后略扁的漏斗状肌性管道,位于颈椎的前方,上端附于颅底,下端在第 6 颈椎体下缘处与食管相连,成人全长约 12cm(图 5-9)。咽的后壁完整,而前壁不完整,分别与鼻腔、口腔和喉腔相通。以软腭下缘和会厌上缘平面为界,可将咽分为**鼻咽**、**口咽**和**喉咽**三部分。咽是消化管与呼吸道的共同通道。

(一)鼻咽

鼻咽位于鼻腔的后面,颅底与软腭游离缘平面之间,向前经鼻后孔通鼻腔。在鼻咽的两侧壁上,正对下鼻甲后方约 1cm 处,有**咽鼓管咽口**,鼻咽腔经此口与中耳鼓室相通。咽鼓管咽

考点:咽的形态、位置、分部及其主要结构

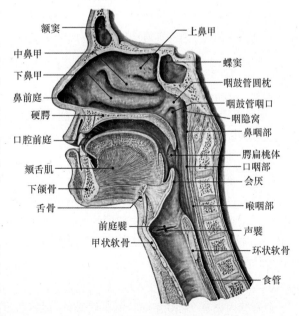

额窦
中鼻甲
下鼻甲
鼻前庭
硬腭
口腔前庭
颏舌肌
下颌骨
舌骨
前庭襞
甲状软骨

上鼻甲
蝶窦
咽鼓管圆枕
咽鼓管咽口
咽隐窝
鼻咽部
腭扁桃体
口咽部
会厌
喉咽部
声襞
环状软骨
食管

图 5-9 头颈部正中矢状切面

口的前、上、后方的弧形隆起称**咽鼓管圆枕**,是寻找咽鼓管咽口的标志。咽鼓管圆枕后方与咽后壁之间的纵行深窝称**咽隐窝**,是鼻咽癌的好发部位。鼻咽后上壁的黏膜内有丰富的淋巴组织,称**咽扁桃体**,婴幼儿时期较发达,到十岁以后退化。

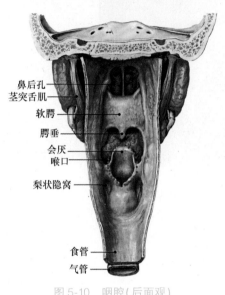

鼻后孔
茎突舌肌
软腭
腭垂
会厌
喉口
梨状隐窝
食管
气管

图 5-10　咽腔(后面观)

(二) 口咽

口咽位于口腔的后方,软腭游离缘与会厌上缘平面之间,向前经咽峡与口腔相通,上续鼻咽,下接喉咽。外侧壁上腭舌弓与腭咽弓之间有一凹陷称**扁桃体窝**,容纳**腭扁桃体**。腭扁桃体内侧面朝向咽腔,表面有黏膜覆盖,黏膜内陷形成一些小凹,称**扁桃体小窝**。化脓性腭扁桃体炎时,常有红肿热痛,扁桃体小窝可见脓液。

咽后上方的咽扁桃体、两侧的腭扁桃体和舌扁桃体,共同围成一个淋巴组织环,称为**咽淋巴环**,对消化道和呼吸道具有重要的防御功能。

(三) 喉咽

喉咽位于喉的后方,会厌上缘平面以下,至第6颈椎体下缘处与食管相续,其前端经喉口与喉腔相通。在喉口两侧各有一深窝称**梨状隐窝**,是异物容易滞留的部位(图 5-10)。

三、食　　管

案例 5-2

某患者,男,60 岁,3 个月前进食后有轻微吞咽困难,后渐感症状加重,明显消瘦,且伴有胸骨后烧灼感,来院治疗,胃镜检查示:距中切牙 30cm 处可见食管肿块。临床诊断:食管癌

问题:1. 你对该疾病有所了解吗?
　　　2. 食管的解剖学特点是什么?

(一) 食管的位置和分部

考点:食管的位置、分部及狭窄

食管(esophagus)为一前后扁平的肌性管道(图 5-11),上端在第 6 颈椎体下缘处与咽相接,下端约平第 11 胸椎体左侧与胃的贲门相连,长约 25cm。食管全长沿脊柱前方下降,经胸廓上口入胸腔,穿膈的食管裂孔进入腹腔。食管以颈静脉切迹、食管裂孔为界,分为颈部、胸部和腹部 3 部分。

(二) 食管的狭窄

食管全长有 3 处生理性狭窄:第 1 狭窄位于食管起始处,距中切牙约 15cm;第 2 狭窄位于食管与左主支气管交叉处,距中切牙约 25cm;第 3 狭窄位于食管穿膈的食管裂孔处,距中切牙约 40cm。这 3 处狭窄是食管损伤、异物滞留和食管癌好发的部位,临床上食管插管时,要注意这 3 处狭窄,以免损伤食管。

(三) 食管的微细结构

食管壁内面有 7~10 条纵行的黏膜皱襞,食物通过时,食管扩张,皱襞消失。食管由内向外依次为黏膜、黏膜下层、肌层和纤维膜(图 5-12)。

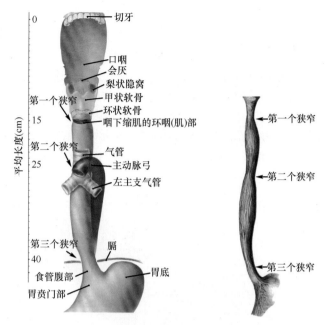

图 5-11 食管的位置及狭窄

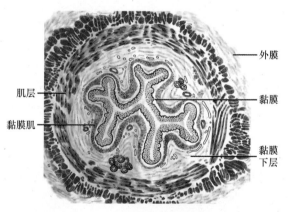

图 5-12 食管壁的微细结构

1. 黏膜 上皮为复层扁平上皮,对深层结构有保护作用。食管下端的复层扁平上皮与胃贲门部的单层柱状上皮骤然相连,是食管癌的好发部位。固有层为致密的结缔组织,并形成乳头突向上皮。在食管的上端和下端的固有层内有少量的黏液性腺。黏膜肌层由纵形平滑肌组成。

2. 黏膜下层 含有较多食管腺,通过导管开口于食管腔,分泌黏液,起润滑作用。

3. 肌层 在食管上 1/3 段为骨骼肌,下 1/3 段为平滑肌,中 1/3 段则两者兼具。分为内环行和外纵行两层。

四、胃

考点:胃的形态、位置、分部及毗邻

胃是消化管中最膨大的部分,上接食管,下续十二指肠。胃有容纳食物、分泌胃液和初步消化食物的功能。成人的胃容量约 1500mL,约是新生儿的 5 倍。

（一）胃的形态和分部

胃（stomach）有两壁、两缘和两口（图 5-13）。两壁即前壁和后壁。胃上缘较短且凹，称**胃小弯**，朝向右上方，其最低点明显折转处称**角切迹**；下缘较长而凸，称**胃大弯**，朝向左下方。胃的入口称**贲门**，与食管下端相接；胃的出口称**幽门**，与十二指肠相连。

胃分为 4 部分（图 5-13）：①**贲门部**，位于贲门附近，与其他部分无明显分界；②**胃底**，为贲门平面以上膨出的部分，呈穹隆状；③**胃体**，为胃底与角切迹之间的部分；④**幽门部**，为角切迹与幽门之间的部分，临床常称此部为胃窦。在幽门部的大弯侧有一不明显的浅沟称中间沟，将其分为左侧的**幽门窦**和右侧较窄的**幽门管**。胃溃疡和胃癌多发生于幽门窦近胃小弯处。

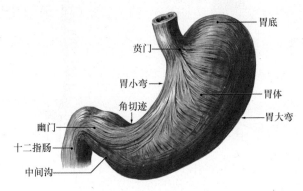

图 5-13　胃的形态和分部

（二）胃的位置和毗邻

胃在中等程度充盈时，大部分位于左季肋区，小部分位于腹上区（图 5-2，图 5-14）。贲门位于第 11 胸椎体左侧，幽门位于第一腰椎右侧。胃前壁的右侧部与肝左叶相邻，左侧部与膈相贴，并被左肋弓遮盖。胃前壁的中间部分位于剑突下方，直接与腹前壁相贴，是临床上进行胃触诊的部位。胃后壁邻近横结肠、左肾、左肾上腺和胰。胃底与膈和脾相邻。

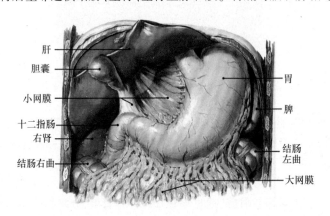

图 5-14　胃的位置和毗邻

（三）胃壁的结构特点

考点：胃底腺主要细胞的种类及功能

胃壁从内向外由黏膜、黏膜下层、肌层和浆膜组成（图 5-15）。其主要结构和功能特点表现在黏膜层。

胃黏膜呈淡红色,在胃空虚时,形成许多皱襞(图5-16)。黏膜表面有许多针状小窝,称胃小凹,底部有胃腺开口。

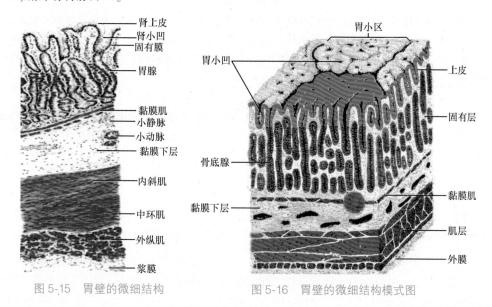

图 5-15　胃壁的微细结构　　　　图 5-16　胃壁的微细结构模式图

1. **上皮**　黏膜的上皮为单层柱状上皮,细胞顶部胞质内充满黏原颗粒,能分泌黏液,覆盖于上皮表面,对胃黏膜具有重要的保护作用。表面黏液细胞不断脱落,由胃小凹底部的干细胞增殖补充,3~5天更新一次。

2. **固有层**　胃小凹底部上皮向固有层下陷形成管状的胃腺,排列紧密,根据所在部位和结构的不同,分为**胃底腺**、贲门腺和幽门腺。其中位于胃底和胃体的胃底腺,数量较多,是分泌胃液的主要腺体。胃底腺细胞主要由**主细胞、壁细胞、颈黏液细胞、干细胞和内分泌细胞组成**。

主细胞(chief cell):又称胃酶细胞,主要分布于腺的下半部,接近贲门部的胃底腺中主细胞越多。细胞呈柱状,核圆形,位于基底部,胞质基底部呈前嗜碱性,顶部充满酶原颗粒,染色浅淡,分泌胃蛋白酶原,后者经盐酸激活成为有活性的胃蛋白酶,参与蛋白质的分解。

壁细胞(pauietal):又称泌酸细胞,在腺的上半部较多。细胞体积较大,多呈圆锥形,核圆而深染,居中,可见双核,胞质呈均质而明显的嗜酸性。可以分泌盐酸,其具有杀菌和激活胃蛋白酶原的作用。此外,壁细胞还能分泌内因子,可以保护维生素 B_{12} 在肠道内不被酶分解,并促进回肠对维生素 B_{12} 的吸收。

颈黏液细胞:较少,位于胃底腺顶部,常呈楔形夹在其他细胞之间,可分泌酸性黏液。

干细胞:存在于从胃底腺顶部至胃小凹深部一带,细胞较小,呈低柱状。可以增殖分化为表面的黏液细胞和其他胃底腺细胞。

内分泌细胞:主要为分泌组胺的 ECL 细胞和分泌生长抑素的 D 细胞,均可以调节壁细胞的分泌功能。

贲门腺位于贲门处1~3cm 的区域,幽门腺分布于幽门部宽 4~5cm 的区域,均为黏液性腺。幽门腺可有少量的壁细胞,还有很多的 G 细胞,分泌促胃液素,可以促进壁细胞的分泌和胃肠黏膜细胞的增殖。三种腺体分泌物混合,统称胃液。含有盐酸、胃蛋白酶、黏液和大量的水、无机盐等。

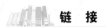 **链　接**

胃黏膜屏障

　　胃黏膜的单层柱状上皮细胞能分泌不可溶性黏液,覆盖于上皮细胞表面并与上皮细胞之间的紧密连接共同构成胃黏膜屏障,有中和盐酸和抑制胃蛋白酶活性的作用,防止其对胃黏膜的腐蚀和破坏。正常时,胃酸的分泌量和胃黏膜屏障保持平衡;一旦胃酸分泌过多或黏液产生减少,屏障受到破坏,都会导致胃组织的自我消化,形成胃炎或胃溃疡。

　　胃的肌层较厚,由内斜行、中环行、外纵行三层平滑肌构成。在幽门处环形肌增厚形成**幽门括约肌**,黏膜在此处增厚形成**幽门瓣**,两者有延缓胃内容物排空和防止肠内容物反流至胃的作用。

五、小　肠

　　小肠(small intestine)是消化管中最长的一段,是消化食物和吸收营养物质的重要器官,起于幽门,下端续接盲肠,可分为十二指肠、空肠和回肠 3 部分(图 5-1),成人全长 5~7m。

考点：小肠的分部

(一)十二指肠

考点：十二指肠的分部

　　十二指肠(duodenum)为小肠起始段,全长约 25cm。除起始部和终末端外,其余部分几乎紧贴腹后壁,活动度较差。十二指肠呈"C"型弯曲,从右侧包绕胰头,可分为**上部**、**降部**、**水平部**和**升部**4 部分(图 5-17)。

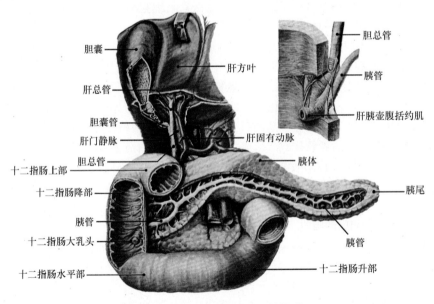

图 5-17　十二指肠、胰和肝外胆道

　　1. **上部**　长约 5cm。于第 1 腰椎右侧起自幽门,继而行向右后,至胆囊颈附近折转向下移行为降部。起始部的肠管管壁较薄,黏膜光滑无皱襞,称**十二指肠球**,是十二指肠溃疡及穿孔的好发部位。

　　2. **降部**　长约 7~8cm。在第 1~3 腰椎及胰头的右侧下行,至第 3 腰椎体的右侧转折向左,移行为水平部。降部后内侧壁有一纵行黏膜皱襞,称**十二指肠纵襞**,下端圆形的隆起称**十二指肠大乳头**,是胆总管和胰管的共同开口部位。

3. **水平部** 长约10cm。横行向左越过下腔静脉和腹主动脉前方,至第3腰椎左侧移行为升部。

4. **升部** 长约2~3cm。斜向左上方至第2腰椎体左侧,再向前下折转续接空肠。十二指肠与空肠转折处形成的弯曲称**十二指肠空肠曲**,被**十二指肠悬韧带**固定于腹后壁。十二指肠悬韧带临床上称**Treitz韧带**,可作为手术时确认空肠起始的标志。

链接

消化性溃疡

主要指发生于胃和十二指肠的慢性溃疡,是一多发病、常见病,多见于成人。溃疡的形成有各种因素,其中酸性胃液对黏膜的消化作用是溃疡形成的基本因素。多反复发作呈慢性过程,患者有周期性腹部疼痛、反酸、嗳气等症状。

(二) 空肠与回肠

空肠(jejunum)起自于十二指肠空肠曲,回肠(ileum)末端续接盲肠。空肠和回肠相互延续呈祥状,盘曲于腹腔的中、下部,临床称小肠祥。空肠和回肠之间无明显界限,通常称近十二指肠十二指肠空肠曲曲2/5为空肠,远3/5为回肠。但主要特征有所不同(表5-1)。

表5-1 空肠和回肠比较表

项目	空肠	回肠
位置	腹腔左上部	腹腔右下部
长度	占空、回肠的近侧2/5	占空、回肠的远侧3/5
管径	大	小
管壁	厚	薄
血管	丰富	较少
环状皱襞	高而密	低而疏
淋巴滤泡	孤立淋巴滤泡	集合淋巴滤泡

(三) 小肠黏膜的结构特点

小肠是进行消化吸收的主要部位。小肠壁由内向外依次为黏膜、黏膜下层、肌层和外膜(图5-18,图5-19)。其结构有与其功能相适应的特点。

1. **皱襞** 小肠腔面可见大量由黏膜和部分黏膜下层共同向肠腔突起形成的环状皱襞。

2. **肠绒毛** 黏膜表面有许多肠绒毛,为小肠特有的结构,是黏膜的上皮和固有层向肠腔形成的指状、叶状、锥状突起。肠绒毛上皮为单层柱状上皮,由吸收细胞、杯状细胞和内分泌细胞组成,其中吸收细胞数量最多。肠绒毛中轴的固有层内有1~2条纵行的中央乳糜管(毛细淋巴管),周围有丰富的有孔毛细血管和少量的纵行平滑肌细胞。平滑肌细胞收缩使绒毛变短,有助于物质的消化吸收和淋巴与血液的运行。

3. **微绒毛** 绒毛表面上皮中的吸收细胞游离面有发达的微绒毛,由吸收细胞的细胞膜和细胞质向游离面突起形成。光镜下可见明显的纹状缘。

考点:小肠黏膜的结构特点

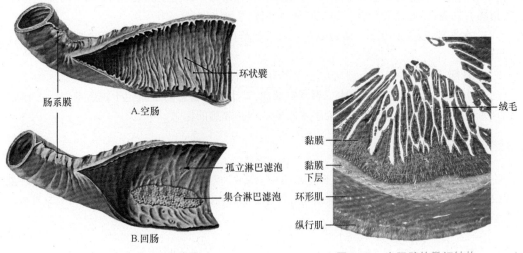

图 5-18　空、回肠黏膜　　　　　　图 5-19　小肠壁的微细结构

　　小肠黏膜形成的皱襞、肠绒毛、微绒毛结构使小肠腔面的吸收面积扩大约 600 倍。绒毛根部之间的上皮下陷入固有层形成管状的肠腺,其开口位于绒毛根部之间,由吸收细胞、杯状细胞、内分泌细胞、干细胞和**帕内特细胞**(Paneth cell)组成。帕内特细胞是小肠腺的特征性细胞,可以分泌防御素和溶菌酶,对肠道微生物有杀灭作用。

六、大　　肠

　　大肠(large intestine)为消化管的最下段,起始段与回肠相接,止于肛门。全程围绕空、回肠的周围,可分为盲肠、阑尾、结肠、直肠和肛管 5 部分(图 5-1),全长约 1.5m。大肠的主要功能是吸收水分、无机盐和形成粪便。

考点: 大肠形态结构特征

　　大肠管径较粗,管壁较薄,在盲肠和结肠形成以下特征性结构,可作为肉眼区别大肠和小肠的标志(图 5-20)。

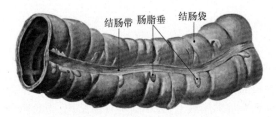

图 5-20　盲肠和结肠的结构特征

　　1. **结肠带**　共 3 条,由肠壁的纵行平滑肌增厚形成,走行与肠管的长轴一致,3 条结肠带均汇集于阑尾根部。

　　2. **结肠袋**　是肠管管壁在结肠带之间呈袋状向外的膨出。

　　3. **肠脂垂**　分布于结肠带两侧,由脂肪组织聚集形成的大小不同、形态各异的突起。

（一）盲肠和阑尾

盲肠（cecum）为大肠的起始段，位于右髂窝内，形似囊袋，长约 6~8cm（图 5-21）。盲肠上续升结肠，下端为盲端，左接回肠。回肠末端突入盲肠的开口，称回盲口。此处肠壁环形平滑肌增厚，并覆以黏膜形成上、下两片半月形的皱襞，称**回盲瓣**，此瓣可控制小肠内容物进入盲肠的速度，使食物在小肠内充分消化，也可防止大肠内容物返流入回肠。

阑尾（vermiform appendix）是盲肠下端后内侧壁向外延伸的一条蚓状盲管（图 5-21、图 5-22），长 5~7cm。通常阑尾位于右髂窝内，其末端游离，位置变化较大。但根部比较固定，多开口在回盲口后下方 2cm 处。盲肠的三条结肠带均汇合于阑尾的根部，为手术时寻找阑尾的依据。阑尾根部的体表投影，约在脐与右髂前上棘连线的中、外 1/3 交点处。急性阑尾炎时此处可有明显压痛。

考点：阑尾的位置、根部的体表投影

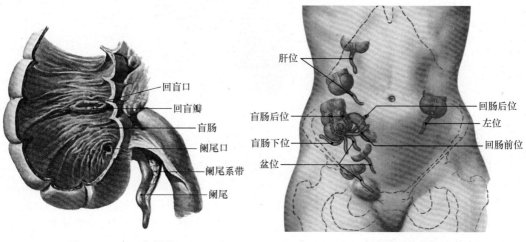

图 5-21　盲肠和阑尾　　　　　　　　图 5-22　阑尾的位置

链　接

急性阑尾炎

急性阑尾炎是阑尾的急性化脓性感染，是急腹症中最常见的病因（约占 1/4），是腹部外科常见病。常有典型转移性右下腹痛病史，恶心、呕吐等胃肠道症状，腹部有压痛和反跳痛。但因阑尾的解剖位置变异较多，故临床表现亦多变易，容易被误诊。

（二）结肠

结肠（colon）是介于盲肠与直肠之间的一段大肠，包绕在空、回肠周围，根据行程特点分为**升结肠**、**横结肠**、**降结肠**和**乙状结肠**4 部分（图 5-23）。

考点：结肠的分部与位置

1. **升结肠**　在右髂窝起于盲肠，沿腹后壁上升，至肝右叶下方，转向左形成结肠右曲（又称肝曲），移行于横结肠。

2. **横结肠**　起自结肠右曲，向左横行至脾下方转折向下形成结肠左曲（又称脾曲），续于降结肠。横结肠借系膜连于腹后壁，活动度较大。

3. **降结肠**　起自结肠左曲，沿腹后壁下行，至左髂嵴处移行于乙状结肠。

4. **乙状结肠**　于左髂嵴处起于降结肠，呈"乙"字形弯曲，沿左髂窝转入盆腔内，至第 3 骶椎平面续于直肠。乙状结肠借系膜连于左侧盆壁，活动度较大，易造成乙状结肠扭转。乙状结肠是憩室和肿瘤的好发部位。

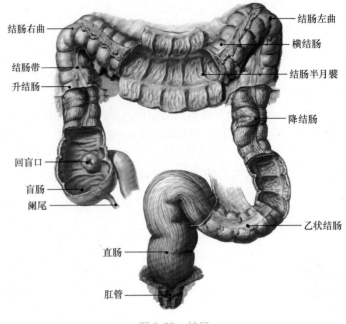

图 5-23 结肠

考点：直肠
的 弯 曲 与
横襞

（三）直肠

直肠（rectum）直肠位于骨盆腔内，于第 3 骶椎前方与乙状结肠相续，沿骶、尾骨前面下行，穿经盆膈，与肛管相连，全长 10~14cm。直肠并不直，在矢状面上有两个明显的弯曲：上部的弯曲与骶骨的弯曲一致，凸向后，称**直肠骶曲**；下部的弯曲，在尾骨尖的前方转向后下，形成一凸向前的弯曲，称**直肠会阴曲**。在冠状面上也有 3 个凸向侧方的弯曲，其中中间的弯曲一般较大，凸向左侧，上、下两个弯曲凸向右侧（图 5-24，图 5-25）。

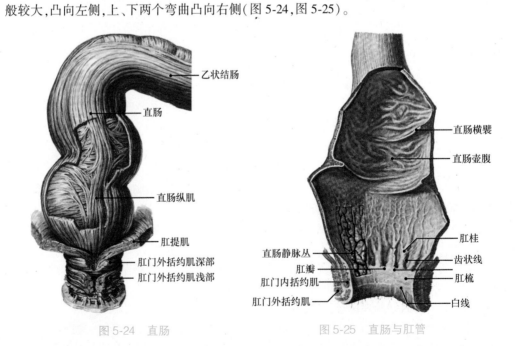

图 5-24 直肠　　　　　　　图 5-25 直肠与肛管

直肠的下段肠腔显著膨大称**直肠壶腹**。直肠内面有 3 个由环行平滑肌和黏膜形成的半月形皱襞，称**直肠横襞**，其中最大、位置最恒定的直肠横襞，位于直肠壶腹的右前壁上，距肛门约

7cm(图 5-25)。临床上做直肠镜、乙状结肠镜检查时,应注意直肠的弯曲与横襞,以免损伤肠壁。男性直肠的前方有膀胱、前列腺、精囊,女性直肠的前方有子宫及阴道。

(四)肛管

考点:肛管结构特征

肛管(anal canal)是盆膈以下的消化管,长约 4cm,上端接续直肠,下端终于肛门(图 5-25)。

肛管内面有 6~10 条纵行黏膜皱襞称**肛柱**。各肛柱下端彼此借半月形的黏膜皱襞相连,此襞称**肛瓣**。每个肛瓣与其相邻的两个肛柱下端之间围成的小陷窝称**肛窦**,窦内常有粪便存积,感染后易导致肛窦炎。

各肛柱的下端和肛瓣连成锯齿状的环行线称**齿状线**,此线是黏膜和皮肤的分界标志。齿状线以上管腔面为黏膜,被覆单层柱状上皮。齿状线以下被覆未角化的复层扁平上皮。齿状线上、下两部分的动脉供应、静脉及淋巴回流和神经支配等均不相同,这些在临床上都有非常重要的意义。齿状线下方距肛门 1.5cm 处,有一环行浅沟,称**白线**,活体指检时可触及。齿状线和白线之间为**肛梳**(痔环)。

链 接

痔

在齿状线上、下的黏膜下层和皮下组织内,均含有大量的静脉丛。当静脉丛淤血、曲张时,常向管腔内突起形成柔软静脉团,称为痔。发生在齿状线以上的痔称内痔,齿状线以下的称外痔,齿状线上、下同时出现的称混合痔。由于神经分布不同,所以内痔不痛,而外痔常感疼痛。

肛管和肛门的周围分布有肛门内、外括约肌。**肛门内括约肌**是直肠的环行平滑肌在肛管部增厚形成,可协助排便,但无明显括约肛门的作用。在肛管平滑肌层之外,围绕整个肛管,分布有由骨骼肌形成的**肛门外括约肌**,有较强的控制排便功能。

肛门内括约肌和肛门外括约肌、直肠下段纵行肌及肛提肌的部分肌束,共同围绕肛管构成一强大肌环,称**肛直肠环**(图 5-24,图 5-25),具有括约肛管、控制排便的功能,若此环受损,将导致大便失禁。

肛门(anus)是肛管的末端开口,呈矢状裂隙,通常处于紧闭状态。肛门周围皮肤富有色素,呈暗褐色,并有汗腺和丰富的皮脂腺。

第三节　消　化　腺

一、肝

考点:肝的形态、位置

肝(liver)是人体最大的消化腺,血管极为丰富,呈红褐色,质脆软。肝主要有分泌胆汁,参与代谢、解毒、防御等功能,胚胎时期还有造血功能。

(一)肝的形态

肝呈不规则的楔形,常分为前、后两缘和上、下两面(图 5-26)。

肝前缘锐利,后缘钝圆。肝上面隆凸与膈相邻,又称**膈面**。膈面以矢状位的**镰状韧带**为界分为左、右两叶。膈面的后部没有被腹膜覆盖的部分称裸区。**肝左叶**小而薄,**肝右叶**大而厚。肝下面凹凸不平与腹腔脏器相邻,又称**脏面**。脏面有 3 条互联成"H"形的沟,即两条矢状位的纵沟和位于纵沟之间的**横沟**。横沟又称**肝门**,是肝管、肝固有动脉、肝门静脉、神经、淋巴管等出入的部位。出入肝门的这些结构被结缔组织包绕,形成**肝蒂**。以肝门为界,左、右纵沟均可分为前、后两部。左纵沟的前部容纳**肝圆韧带**,后部容纳**静脉韧带**。右纵沟的前部为

胆囊窝,容纳胆囊,后部为**腔静脉沟**,有下腔静脉通过。肝的脏面借"H"形的沟将其分为 4 叶:肝左叶、肝右叶、**方叶**和**尾状叶**。

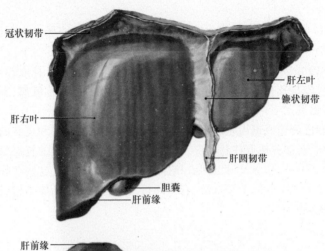

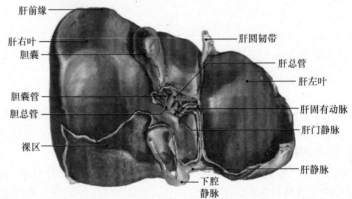

图 5-26　肝的形态

(二) 肝的位置

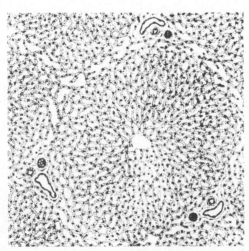

图 5-27　肝小叶和肝门管区

考点: 肝小叶的组成、结构及功能

肝大部分位于右季肋区和腹上区,小部分位于左季肋区(图 5-2,图 5-14)。肝上界与膈穹隆一致,其最高点在右侧相当于右锁骨中线与第 5 肋的交点,左侧相当于左锁骨中线与第 5 肋间隙的交点。肝下界即肝前缘,右侧与右肋弓一致;中部超出剑突下约 3cm;左侧被左肋弓掩盖。7 岁以下儿童,肝下界常低于右肋弓下 1.5~2.0cm,但一般不超过 2cm。平静呼吸时,肝随膈的运动而上下移动范围约 2~3cm。

(三) 肝的微细结构

肝表面大部分包被致密结缔组织被膜。被膜的结缔组织在肝门处随肝血管和肝管的分支伸入肝内,将肝实质分隔成许多肝小叶,肝小叶之间为肝门管区(图 5-27)。

1. **肝小叶** 呈不规则多面棱柱体,是肝的基本结构和功能单位(图 5-28,图 5-29)。成人肝约有 50 万~100 万个肝小叶,肝小叶间结缔组织少,所以小叶间的界限不清。每个肝小叶中央有一条纵行的**中央静脉**,肝细胞以此为中心呈放射状单行排列形成肝板,**肝板**互相吻合成网,其横切面称为**肝索**。肝细胞(图 5-30)体积较大,呈多面体,细胞质含有各种细胞器及糖原、脂滴等包含物,参与完成肝的各种功能。肝板之间的腔隙称**肝血窦**,其通透性大,窦内有**肝巨噬细胞**(Kupffer 细胞),具有很强的吞噬功能。肝血窦内皮细胞与相邻的肝细胞之间狭小的间隙,称**窦周隙**,隙内充满由肝血窦渗出的血浆,是肝细胞与血液之间进行物质交换的场所。相邻肝细胞的质膜局部凹陷而成的微细管道,

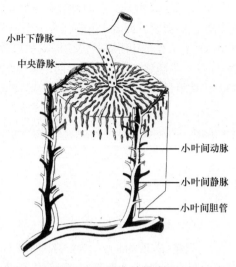

图 5-28 肝小叶模式图

称**胆小管**,肝细胞分泌的胆汁流入其内。胆小管在肝板内连接成网状,从肝小叶的中央向周边汇合,于肝门管区汇集成**小叶间胆管**。

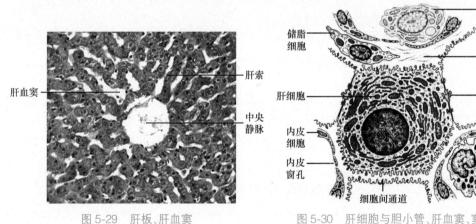

图 5-29 肝板、肝血窦

图 5-30 肝细胞与胆小管、肝血窦、窦周隙相互关系模式图

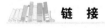 **链 接**

肝 硬 化

肝硬化是临床常见的慢性进行性肝病,由一种或多种病因长期或反复作用形成的弥漫性肝损害。病理组织学上有广泛的肝细胞坏死,残存肝细胞结节性再生,结缔组织增生与纤维隔形成,导致肝小叶结构破坏和假小叶形成,肝脏逐渐变形、变硬而发展为肝硬化。晚期患者会表现不同程度的门脉高压和肝功能障碍,对人体危害大。

2. **肝门管区** 在相邻的几个肝小叶之间有一些结缔组织,此处有小叶间动脉、小叶间静脉和小叶间胆管伴行通过,称肝门管区。小叶间动脉管腔小而圆,管壁相对较厚,外有环形平滑肌。小叶间静脉腔面大而不规则,壁薄,外有少量平滑肌。小叶间胆管的上皮为单层立方上皮,管道向肝门汇集,最后形成左、右肝管出肝。

考点:肝门管区的概念

3. 肝内血液循环　肝的血液有两个来源:肝固有动脉,是肝的营养性血管;肝门静脉,是考点: 液 循
肝的功能性血管。两者入肝后反复分支分别形成小叶间动脉和**小叶间静脉**,其血液都注入肝特点
血窦,然后从肝小叶四周缓慢地汇入中央静脉。数条中央静脉离开肝小叶汇合成小叶下静
脉,小叶下静脉独立走行于小叶间结缔组织内,最后汇合成**肝静脉**出肝,注入**下腔静脉**(表5-
2)。因此肝的血液流向具有"二进一出"的特点。

表5-2　肝内血液循环

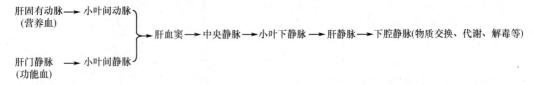

(四) 胆囊和输胆管道

考点:胆汁
生成后的排
出途径

1. **胆囊**(gallbladder)　为贮存和浓缩胆汁的囊状器官,呈长梨形(图5-17)。胆囊位于肝
脏面的胆囊窝内,分为**胆囊底**、**胆囊体**、**胆囊颈**、**胆囊管**4部分。胆囊底是胆囊突向前下方的盲
端,常在肝前缘的胆囊切迹处露出。胆囊底的体表投影位置在右锁骨中线与右肋弓交点附
近。胆囊发炎时,该处可有压痛。与胆囊底相连的膨大部分为胆囊体,后部稍细为胆囊颈,胆
囊颈与胆囊管相连。胆囊内面被有黏膜,其中底和体部的黏膜呈蜂窝状,而衬于颈和管部分
的黏膜皱襞呈螺旋状突入腔内,形成**螺旋襞**。螺旋襞可控制胆汁的流入和流出。有时较大的
胆结石,也常由于螺旋襞的阻碍而嵌顿于此。

2. 输胆管道　是将肝细胞产生的胆汁输送到十二指肠腔的管道,分肝内和肝外胆道两
部分(图5-17)。肝内胆道包括胆小管和小叶间胆管;肝外胆道包括肝左管、肝右管、肝总管、
胆囊和胆总管。

肝左管、肝右管分别由肝内的小叶间胆管逐渐汇合而成,出肝门后汇合成一条**肝总管**。
肝总管与**胆囊管**汇合成**胆总管**。胆总管与**胰管**汇合成**肝胰壶腹**,后者开口于十二指肠大乳
头。肝胰壶腹周围环行平滑肌增厚,称**肝胰壶腹括约肌**,可控制胆汁和胰液的排出。胆汁的
产生和排出途径如下(表5-3)。

表5-3　胆汁的产生与排出途径

肝细胞分泌胆汁 ⟶ 胆小管 ⟶ 小叶间胆管 ⟶ 肝左、右管 ⟶ 肝总管 ⟶ 胆总管 ⟶ 十二脂肠大乳头 ⟶ 十二脂肠腔

胆囊管

(未进食) ↓↑ (进食)

胆囊

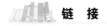 **链　接**

胆 囊 结 石

胆囊结石是指发生在胆囊内的结石所引起的疾病,是一种常见病。随年龄增长,发病率也逐渐升
高,女性明显多于男性。随着生活水平的提高,饮食习惯的改变以及卫生条件的改善,我国的胆石症已
由以胆管的胆色素结石为主逐渐转变为以胆囊胆固醇结石为主。

考点:胰的
形态、位置

二、胰　腺

胰腺(pancreas)是人体第二大消化腺,在消化过程中起重要作用。

（一）胰腺的位置和形态

胰腺横置于腹上区和左季肋区，位置较深，平对 1.2 腰椎水平横贴于腹后壁，其前面被有腹膜。胰腺呈长棱柱状，质地柔软，呈灰红色，分为**胰头**、**胰体**、**胰尾**3 部分（图 5-17）。胰腺的右端膨大，称胰头，被十二指肠环抱，左端较细抵达脾门，称胰尾。胰体位于胰头和胰尾之间，构成胰的主体。胰腺的前面与胃相邻，后面有胆总管、肝门静脉等重要结构。在胰腺实质内有一条自胰尾向胰头走行的管道，称胰管，沿途收纳许多小管，最后在十二指肠降部的后内侧壁与胆总管汇合成肝胰壶腹后，开口于十二指肠大乳头。

（二）胰腺的微细结构

胰腺表面覆盖有薄层结缔组织被膜，结缔组织伸入实质内，将其分隔为许多小叶。**胰实质**由外分泌部和内分泌部组成。

考点：胰腺的功能

1. 外分泌部 外分泌部构成胰腺的大部分，是重要的消化腺。为浆液性复管泡状腺，由腺泡和导管组成。每个腺泡含 40~50 个腺泡细胞，细胞呈锥体形，核圆，位于细胞基底部。腺泡细胞可以分泌多种消化酶，是胰液的主要成分。胰液经胰管排泄到十二指肠降部。胰液含多种消化酶，有分解和消化蛋白质、脂肪与糖类等作用，在食物消化中起重要作用。

2. 内分泌部 即**胰岛**，为散在腺泡之间，染色淡、大小不等、形状不定的细胞团，富含毛细血管，以胰尾为多。胰岛主要有 A、B、D、PP 四种细胞。

A 细胞体积大，多边形，约占 20%，多分布在胰岛的周边部。可分泌胰高血糖素，能促进肝糖原分解为葡萄糖和抑制糖原合成，使血糖升高。

B 细胞体积小，数量最多，约占 75%，多位于胰岛的中央。B 细胞分泌**胰岛素**，可促进肝细胞、脂肪细胞对葡萄糖的利用，合成肝糖原或转化为脂肪储存，使血糖降低。胰岛素和胰高血糖素两者协调作用能保持血糖水平处于动态平衡（图 5-31）。如果 B 细胞退化，胰岛素分泌不足，会使血糖升高，并从尿液中排出，即为糖尿病。

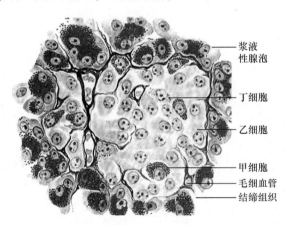

图 5-31 胰腺的结构

链 接

糖 尿 病

糖尿病是一种由于胰岛素分泌缺陷和/或胰岛素作用障碍所致的以高血糖为特征的代谢性疾病。典型症状：三多一少症状，即多尿、多饮、多食和消瘦。持续高血糖与长期代谢紊乱等可导致全身组织器官，特别是眼、肾、心血管及神经系统的损害及其功能障碍和衰竭。严重者可引起失水，电解质紊乱和酸碱平衡失调等急性并发症酮症酸中毒和高渗昏迷。

D 细胞数量最少,约占 5%,散在 A、B 细胞之间,分泌生长抑素,能抑制 A、B、PP 细胞的分泌,起调节作用。

PP 细胞数量少,主要存于胰岛周边部,分泌胰多肽,具有抑制胃肠运动、胰液分泌及胆囊收缩的作用。

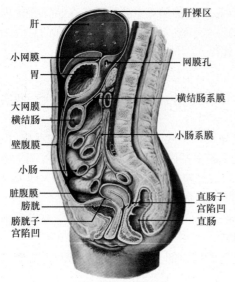

图 5-32　腹膜与腹膜腔正中矢状切面

考点:腹膜、腹膜腔的概念

第四节　腹　膜

一、腹膜与腹膜腔的概念

腹膜(peritoneum)是覆盖腹、盆腔内面和腹、盆腔脏器表面的一层浆膜(图 5-32),薄而光滑、半透明,由单层扁平上皮和少量结缔组织构成。其中衬于腹、盆壁内表面的部分称**壁腹膜**;被覆于腹、盆腔脏器表面的部分称脏腹膜。壁腹膜和脏腹膜相互移行,共同围成一个不规则的潜在性的浆膜间隙,称为**腹膜腔**(peritoneal cavity),内有少量的浆液。男性为一封闭的腔隙;女性借生殖管道与外界相通。

腹膜具有分泌、吸收、支持固定、修复和防御等功能。腹膜可分泌浆液,润滑脏器,减少脏器活动时相互间摩擦。

考点:腹膜与脏器的关系

二、腹膜与脏器的关系

根据脏器被腹膜覆盖的多少,将腹、盆腔脏器归为 3 类(图 5-33)。

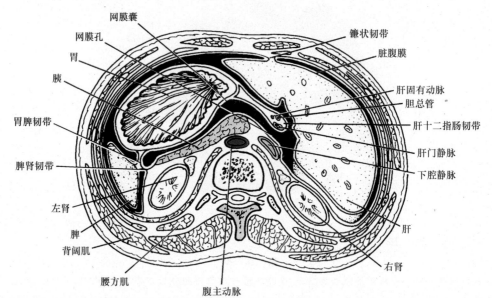

图 5-33　腹膜与脏器的关系

（一）腹膜内位器官

脏器表面几乎都被腹膜包被。这类器官活动性较大,如胃、十二指肠上部、空肠、回肠、盲肠、阑尾、横结肠、乙状结肠、卵巢、输卵管和脾等。

（二）腹膜间位器官

脏器表面大部分或三面被腹膜包被。这类器官活动性较小,如肝、胆囊、升结肠、降结肠、直肠上段、空虚的膀胱和子宫等。

（三）腹膜外位器官

脏器只有一面被腹膜覆盖。这类器官位置固定,几乎不能活动,如胰、肾、肾上腺、输尿管、充盈的膀胱、十二指肠降部、水平部和升部等。

三、腹膜形成的结构

腹膜在器官表面及器官之间移行的过程中,形成网膜、系膜、韧带、陷凹等结构。这些结构不仅对器官起着连接和固定的作用,也是血管、神经出入器官的途径。

考点: 腹膜形成的结构

（一）网膜

包括小网膜和大网膜(图5-34)。

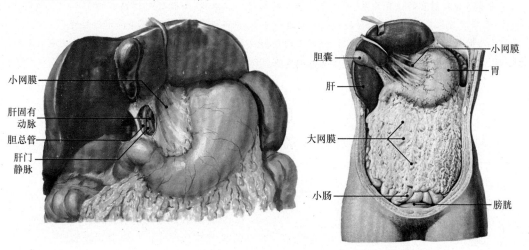

图5-34　小网膜和大网膜

1. **小网膜**　是自肝门向下移行于胃小弯和十二指肠上部的双层腹膜结构。其左侧从肝门到胃小弯之间的部分称**肝胃韧带**;右侧从肝门到十二指肠上部的部分称**肝十二指肠韧带**,**内有**出入肝的重要管道系统,包括右前方的胆总管、左前方的肝固有动脉和两者后方的肝门静脉。

2. **大网膜**　是胃大弯双层垂下至盆腔上口高度再向后上反折至横结肠的腹膜结构,它形似围裙,悬覆于结肠和小肠的前面,富有脂肪、血管和大量的巨噬细胞,具有重要的吸收和防御功能。当腹膜腔内有炎症时,大网膜可包围病灶,形成粘连以防止炎症扩散并促进炎症消退。小儿的大网膜较短,一般在脐平面以上,因此当下腹部炎症发生时,如阑尾炎,病灶不易被大网膜包裹,常导致弥漫性腹膜炎。

（二）系膜

系膜是脏腹膜和壁腹膜相互移行所形成的将肠管连至腹后壁的双层腹膜结构,内有进出肠管的血管、神经、淋巴管以及脂肪和淋巴结等,主要有**肠系膜**、**阑尾系膜**、**横结肠系膜**、**乙状结肠系膜**等(图5-32)。系膜的形成使肠管具有较大的活动度,对消化和吸收有促进作用,但活动异常时也易发生肠扭转。

(三) 韧带

韧带是连于腹、盆壁与腹、盆腔器官之间或连接相邻器官之间的腹膜结构。主要有肝镰状韧带、冠状韧带、胃脾韧带和脾肾韧带等,对器官有固定作用(图5-33)。

(四) 隐窝和陷凹

1. **肝肾隐窝**　位于肝右叶下面与右肾和结肠右曲之间,仰卧时为腹膜腔最低处,为液体易于积聚的部位。

2. **陷凹**　是腹膜在相邻盆腔器官之间形成的凹陷(图5-32)。男性在直肠与膀胱之间有**直肠膀胱陷凹**。女性在膀胱与子宫之间有**膀胱子宫陷凹**;直肠与子宫之间有**直肠子宫陷凹**。站立或半卧位时,男性直肠膀胱陷凹和女性直肠子宫陷凹是腹膜腔最低部位,故积液常积存于此。临床上可经直肠前壁或阴道后穹触诊、穿刺或切开,以诊断或治疗盆腔内的一些疾患。

链　接

腹膜的临床意义

了解腹膜和器官的位置关系,可对腹腔手术的路径加以选择,如腹膜内位器官的手术必须通过腹膜腔,而腹膜外位器官则不必打开腹膜腔便可进行手术,从而避免腹膜腔的感染和术后粘连。

上腹部腹膜吸收能力比下腹部强,临床上对腹腔炎症或手术后的病人多采取半卧位,使有害液体流入下腹部,以减少和延缓腹膜对有害物质的吸收。

目 标 检 测

一、名词解释

1. 上消化道　　2. 咽峡　　3. 麦氏点
4. 齿状线　　5. 肝小叶　　6. 胰岛

二、A型选择题

1. 上消化道不包括(　　)
   - A. 口腔　　　　　　B. 空肠
   - C. 十二指肠　　　　D. 食管
   - E. 胃

2. 有关牙的描述,正确的是(　　)
   - A. 牙腔内有牙髓
   - B. 牙完全由牙质构成
   - C. 可分牙冠和牙根两部
   - D. 乳牙和恒牙均有前磨牙
   - E. 牙冠和牙根的表面均覆有釉质

3. 有关大唾液腺的描述,正确的是(　　)
   - A. 最大的一对为腮腺,腮腺管开口于舌下襞
   - B. 最小的一对为下颌下腺
   - C. 舌下腺小管也开口于舌下阜
   - D. 三对大唾液腺均有导管开口于舌下阜
   - E. 腮腺管开口于平对上颌第2磨牙的颊粘膜处

4. 有关食管的描述,正确的是(　　)
   - A. 成人的食管长约40cm
   - B. 食管的第1狭窄距中切牙约25cm
   - C. 食管的第2狭窄在其与左支气管交叉处
   - D. 食管按行程可分3段,其颈段最长
   - E. 食管的第3狭窄位于其与贲门相接处

5. 有关胃的描述,正确的是(　　)
   - A. 中等度充盈时,大部分位于左季肋区和腹上区
   - B. 剑突下方是临床上进行胃触诊的部位
   - C. 胃底位于胃的最低部
   - D. 主细胞分泌盐酸
   - E. 角切迹位于胃大弯的最低处

6. 有关小肠的描述,错误的是(　　)
   - A. 分空肠和回肠两部分
   - B. 包括十二指肠、空肠和回肠三部分
   - C. 管腔有大量环状皱襞
   - D. 黏膜有许多肠绒毛
   - E. 是消化和吸收的重要器官

7. 阑尾根部体表投影位于(　　)
　　A. 脐与右髂前上棘连线的中、外 1/3 交点处
　　B. 脐与左髂前上棘连线的中、外 1/3 交点处
　　C. 脐与右髂前上棘连线的中、内 1/3 交点处
　　D. 脐与左髂前上棘连线的中、内 1/3 交点处
　　E. 以上都不是

8. 有关大肠的描述,正确的是(　　)
　　A. 各部均有结肠带、结肠袋和肠脂垂
　　B. 盲肠为大肠的起始部,位于右髂窝
　　C. 结肠可分为升结肠、横结肠和乙状结肠三部分
　　D. 直肠的会阴曲凸向后
　　E. 阑尾的末端连于盲肠

9. 有关肝的描述,正确的是(　　)
　　A. 位于右季肋区和腹上区
　　B. 上界在右锁骨中线平第 6 肋
　　C. 膈面凹凸不平,可分 4 叶
　　D. 肝下界右侧与右肋弓一致
　　E. 肝静脉由肝门出肝

10. 有关胆囊的描述,正确的是(　　)
　　A. 为分泌胆汁的器官
　　B. 位于肝的胆囊窝内
　　C. 分底、体、颈三部分
　　D. 胆囊管和肝左、右管合成胆总管
　　E. 胆囊底的体表投影位于锁骨中线与左肋弓相交处

11. 有关胰的描述,正确的是(　　)
　　A. 兼有内、外分泌部,分泌物全由胰管输送
　　B. 在第 1、2 腰椎水平横贴于腹后壁
　　C. 位于胃的前方
　　D. 可分头、颈、体三部分
　　E. 胰管与肝总管汇合后共同开口于十二指肠大乳头

12. 胆汁由何种细胞产生(　　)
　　A. 肝细胞　　　　　B. 胆囊上皮细胞
　　C. 胆小管上皮细胞　D. 胆道上皮细胞
　　E. 胆囊管上皮细胞

13. 分泌多种消化酶的腺体是(　　)
　　A. 腮腺　　　　　　B. 肠腺
　　C. 胃底腺　　　　　D. 胰腺
　　E. 肝脏

14. 胃底腺主细胞能分泌(　　)
　　A. 盐酸　　　　　　B. 内因子
　　C. 胃蛋白酶原　　　D. 高血糖素
　　E. 胰岛素

三、问答题

1. 试述咽的位置、分部与交通。
2. 试述食管的三个生理性狭窄及其与中切牙的距离。
3. 试述胃的形态和位置。
4. 试述肝脏的形态、位置和体表投影。
5. 试述胆汁的产生和排至十二指肠的途径。

(徐　静)

第六章 呼吸系统

案例 6-1

严重急性呼吸系统综合征(SARS),2003 年在全国大面积爆发,广东、北京为重疫区,香港、新加坡也有大流行,并波及世界其他地区,造成中国乃至全世界的恐慌。在 21 纪的今天,没有任何一场疾病像 SARS 一样,在全球范围内引发如此之大的恐慌。甚至在"非典"过后,人们仍心有余悸。如今,人们已经研制出了可以治疗非典的药物。自 2004 年后,世界上已经没有过非典的病例,但此病是否会卷土重来,是否会出现其他的变种,谁也说不准。

问题:SARS 通过呼吸系统传播。那呼吸系统是怎么组成的呢?

考点:呼吸系统的组成和功能

呼吸系统由气体通行的呼吸道和气体交换的肺所组成。呼吸系统的主要功能是进行气体交换,即吸入氧气,呼出二氧化碳。吸入空气中的氧气,通过呼吸道进入肺,透过肺泡进入毛细血管,通过血液循环,输送到全身各个器官组织氧化利用,同时各个器官组织新陈代谢产生的代谢产物二氧化碳通过血液循环运送到肺,后经呼吸道呼出体外。此外,呼吸系统还具有嗅觉、发音、内分泌等功能(图 6-1)。

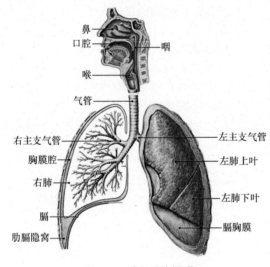

图 6-1 呼吸系统概观

标注:鼻、口腔、咽、喉、气管、右主支气管、胸膜腔、右肺、膈、肋膈隐窝、左主支气管、左肺上叶、左肺下叶、膈胸膜

考点:呼吸道的组成

第一节 呼 吸 道

呼吸道包括鼻、咽、喉、气管、主支气管和各级分支。通常称鼻、咽、喉为**上呼吸道**,气管和各级支气管为**下呼吸道**。

链 接

急性上呼吸道感染

急性上呼吸道感染简称上感,是指鼻腔、咽或喉部急性炎症的总称,是呼吸道最常见的一种传染病。常见病因为病毒,少数由细菌引起,不仅具有较强的传染性,而且可引起严重并发症。患者不分年龄、性别、职业和地区,成人每年发生 2~4 次,儿童发生率更高,每年 6~8 次。全年皆可发病,冬春季较多。

考点:鼻的组成、结构

一、鼻

鼻分为外鼻、鼻腔和鼻旁窦三部分。它既是呼吸道的起始部,又是嗅觉器官,并辅助发音。

(一) 外鼻

外鼻以鼻骨和软骨为支架,外被皮肤和少量皮下组织、内覆黏膜。外鼻上端与额相连的狭窄部称鼻根,向前下延续为鼻背,末端称鼻尖,鼻尖两侧的弧形隆起称鼻翼,新生儿呼吸快而浅,和呼吸困难的病人一样可出现鼻翼翕动。鼻尖和鼻翼的皮肤因富含皮脂腺和汗腺,为痤疮、酒渣鼻和疖肿的好发部位。鼻翼下方围成一对鼻孔,为鼻腔向前方通外界的开口。从鼻翼向外下至口角的浅沟称鼻唇沟,面瘫病人瘫痪侧鼻唇沟变浅或消失。

(二) 鼻腔

鼻腔是由骨和软骨围成的腔,内覆皮肤和黏膜并被鼻中隔分为左右两半。鼻腔向前借鼻孔通外界,向后经鼻后孔通鼻咽。每侧鼻腔以鼻阈为界,分为**鼻前庭**和**固有鼻腔**。鼻阈为皮肤和黏膜的分界。鼻前庭位于鼻腔前下部,内覆皮肤,生有鼻毛,可以过滤和净化空气。固有鼻腔位于鼻腔后上部,是鼻腔的主要部分,内覆黏膜。

1. 鼻中隔 由筛骨垂直板、犁骨和鼻中隔软骨构成,为黏膜所覆盖,构成两侧鼻腔的内侧壁,位置常偏向一侧(图6-2)。其前下部黏膜较薄、血管丰富、位置表浅,受外伤和干燥空气刺激易引起出血,故称为**易出血区**(Little区)。

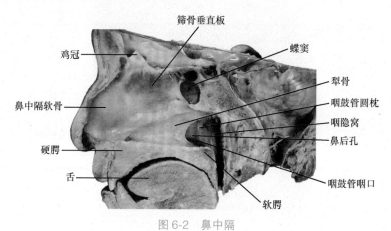

图6-2 鼻中隔

2. 鼻腔外侧壁 自上而下可见上、中、下三个鼻甲突向鼻腔,分别称为上鼻甲、中鼻甲和下鼻甲。三个鼻甲下方各有一裂隙,分别称为上鼻道、中鼻道和下鼻道。在上鼻甲的后上方与鼻腔顶壁之间有一凹陷,称为蝶筛隐窝。上、中鼻道及蝶筛隐窝分别有鼻旁窦的开口,下鼻道前部有鼻泪管的开口(图6-3)。

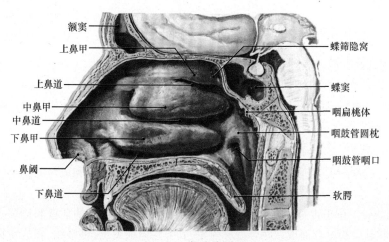

图6-3 鼻腔外侧壁

3. 鼻黏膜　按其功能分为嗅区与呼吸区。嗅区位于上鼻甲内侧面以上及其相对的鼻中隔黏膜,活体呈苍白或淡黄色,内含嗅细胞,具有嗅觉功能。呼吸区范围较大,是除嗅区以外的鼻黏膜部分,活体呈淡红色,黏膜内含丰富的血管和鼻腺,能产生大量分泌物,对吸入的空气具有加温、加湿的作用。

（三）鼻旁窦

鼻旁窦又称副鼻窦,由骨性鼻旁窦衬以黏膜而成,可调节吸入空气的温湿度,对发音起共鸣作用。鼻旁窦共4对,即**上颌窦**、**额窦**、**筛窦**和**蝶窦**,分别位于同名的颅骨内。上颌窦、额窦、筛窦前群和中群均开口于中鼻道;筛窦后群开口于上鼻道;蝶窦开口于蝶筛隐窝(图6-4)。由于鼻旁窦的黏膜在窦口处与鼻黏膜相延续,故鼻腔的炎症可蔓延至鼻旁窦。上颌窦是鼻旁窦中最大的一对,因其开口高于窦底,引流不畅,故临床上鼻旁窦的炎症以上颌窦炎最为多见。同时上颌窦底邻近上颌磨牙牙根,此处骨质菲薄,牙根感染常波及上颌窦,引起牙源性上颌窦炎。

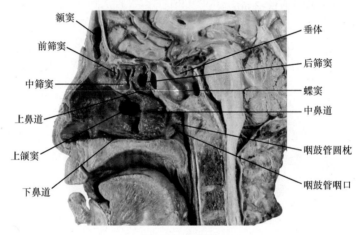

图6-4　鼻旁窦

二、咽

详见消化系统。

三、喉

考点：喉的位置,喉软骨的组成,喉腔的分部

喉既是呼吸的管道,又是发音的器官。喉以软骨为基础,借关节、韧带和肌肉连结而成。

（一）喉的位置

喉位于颈前部,上借喉口通喉咽,下接气管。成年人的喉在第3~6颈椎前方。喉前面是皮肤、颈筋膜、舌骨下肌群,后紧邻咽,两侧为颈部的大血管、神经和甲状腺侧叶。喉的活动性较大,可随吞咽或发音而上下移动。

（二）喉软骨

喉软骨构成喉的支架,由单块的甲状软骨、环状软骨、会厌软骨和成对的杓状软骨等构成(图6-5)。

1. 甲状软骨　位于舌骨下方,是喉软骨中最大的一块,构成喉的前壁和侧壁。它由两块四边形的甲状软骨板融合而成。融合处称前角,其上端向前突出,称喉结,在成年男子尤为明显。喉结上方呈"V"形的切迹,称上切迹。甲状软骨板的后缘游离,向上下发出突起,称上角

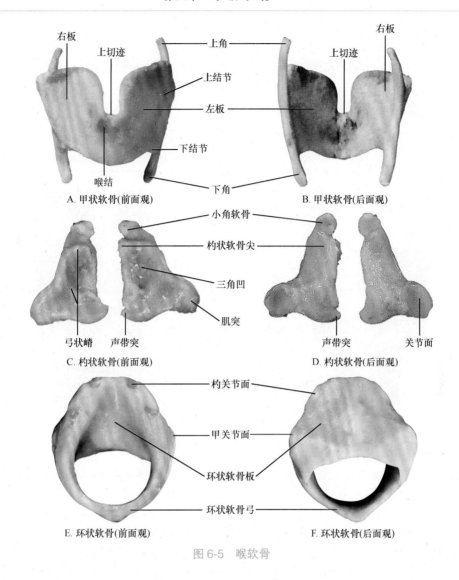

图 6-5　喉软骨

和下角。上角借韧带与舌骨大角相连,下角与环状软骨构成环甲关节。

2. 环状软骨　位于甲状软骨下方,向下接气管,是喉软骨中唯一完整呈环形的软骨。它由前部低窄的环状软骨弓和后部高宽的环状软骨板构成,与甲状软骨和杓状软骨分别构成环甲关节和环杓关节。环状软骨弓平对第6颈椎,是颈部的重要标志之一。环状软骨对维持呼吸道的通畅有重要作用,损伤后易引起喉狭窄。

3. 会厌软骨　位于甲状软骨的后上方,上宽下窄呈叶状,上端游离,下端借韧带连于甲状软骨前角内面上部。会厌软骨外覆黏膜构成会厌,是喉口的活瓣。吞咽时,喉上提,会厌封闭喉口,防止食物误入喉腔。

4. 杓状软骨　位于环状软骨板上缘两侧,左右各一,形似三棱锥体,可分尖、底和二突。尖向上,底朝下,与环状软骨板上缘构成环杓关节。由底向前伸出的突起称声带突,有声韧带附着;由底向外侧伸出的突起称肌突,有喉肌附着。

链　接

呼吸道的通气

　　呼吸道要很好地完成气体通行的任务,必须保持畅通,这是怎样实现的呢?它是依靠骨和软骨作支架来保证的。例如,鼻腔就是由骨和软骨围成的;喉的支架全部由软骨构成;气管和支气管的壁上也少不了软骨。由于有软骨的支撑,使呼吸道的每一部分都不至于塌陷,使气体得以畅通无阻。因此,如果呼吸道的某一部位发生狭窄或阻塞都会影响气体的通行,使病人出现呼吸困难。

(三) 喉的连结

喉的连结包括喉软骨间的连结和喉与舌骨、气管间的连结(图 6-6)。

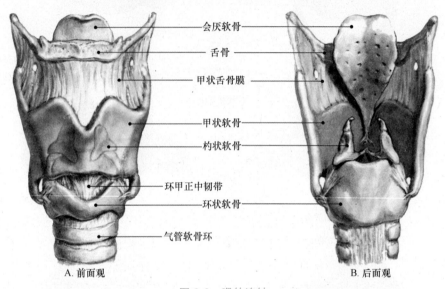

| 会厌软骨 |
| 舌骨 |
| 甲状舌骨膜 |
| 甲状软骨 |
| 杓状软骨 |
| 环甲正中韧带 |
| 环状软骨 |
| 气管软骨环 |

A. 前面观　　　　　　　　　　　　　　　B. 后面观

图 6-6　喉的连结

1. **环杓关节**　由杓状软骨底和环状软骨板上缘的关节面构成。杓状软骨可沿此关节的垂直轴做旋转运动,使声带突向内、外侧转动,因而能缩小或开大声门。

2. **环甲关节**　由甲状软骨下角和环状软骨侧方关节面构成。甲状软骨可沿该关节的冠状轴作前倾和复位运动,使声带紧张或松弛。

3. **弹性圆锥**　为弹性纤维组成的膜状结构,自甲状软骨前角的后面,向下向后附着于环状软骨上缘和杓状软骨声带突。此膜上缘游离增厚,连于甲状软骨前角与杓状软骨声带突之间,称声韧带(图 6-7),是构成声带的基础。弹性圆锥前部较厚,紧张于甲状软骨下缘与环状软骨弓上缘之间,称环甲正中韧带。当急性喉阻塞来不及进行气管切开术时,可在此作穿刺或切开,建立暂时的气体通道,以抢救患者生命。

4. **甲状舌骨膜**　是连于甲状软骨上缘与舌骨之间的膜。

5. **环气管韧带**　为连接环状软骨下缘和第 1 气管软骨环的结缔组织膜。

(四) 喉肌

喉肌属于横纹肌,按功能可分为两群:一群作用于环甲关节,使声带紧张或松弛;另一群作用于环杓关节,使声门裂或喉口开大或缩小。因此喉肌的运动可控制发音的强弱和调节音调的高低。环甲肌起自环状软骨弓前外侧面,止于甲状软骨下缘,作用是紧张声带。环杓后肌起自环状软骨板后面,止于杓状软骨肌突,有开大声门裂并紧张声带作用(图 6-8)。

(五) 喉腔

喉腔向上经喉口通喉咽,向下通气管。喉腔黏膜亦与咽和气管的黏膜相延续。喉口朝向后上方,由会厌上缘、杓状会厌襞和杓间切迹围成。喉腔中部有两对呈前后方向的黏膜皱襞

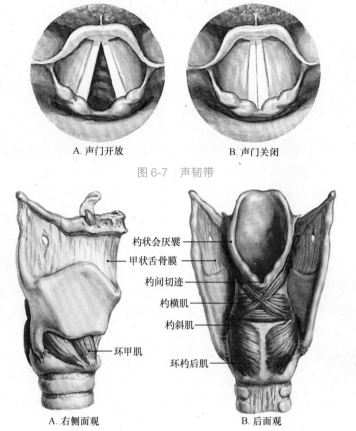

A. 声门开放　　　　　　B. 声门关闭

图 6-7 声韧带

杓状会厌襞
甲状舌骨膜
杓间切迹
杓横肌
杓斜肌
环杓后肌
环甲肌

A. 右侧面观　　　　　　B. 后面观

图 6-8 喉肌

自外侧壁突入腔内。上方一对黏膜皱襞称前庭襞,活体呈粉红色,左右前庭襞间的裂隙称前庭裂。下方一对黏膜皱襞称声襞,在活体呈苍白色,比前庭襞更为突向喉腔。左右声襞及杓状软骨基底部之间的裂隙,称声门裂,是喉腔最狭窄的部位。通常所称的声带是由声襞及其内的声韧带和声带肌构成。

喉腔借两对皱襞分为三部分:从喉口至前庭裂之间的部分称喉前庭。前庭裂和声门裂之间的部分称喉中间腔,是喉腔三部中容积最小的。喉中间腔向两侧突出的隐窝,称喉室。声门裂至环状软骨下缘之间的部分称声门下腔,此区黏膜下组织疏松,炎症时易引起水肿(图 6-9)。婴幼儿喉腔较窄小,常因喉水肿引起喉阻塞,造成呼吸困难。

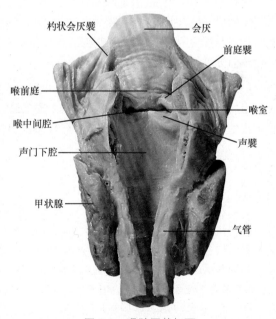

杓状会厌襞
会厌
前庭襞
喉前庭
喉室
喉中间腔
声襞
声门下腔
甲状腺
气管

图 6-9 喉腔冠状切面

四、气管与主支气管

（一）气管

位于颈前正中,食管前方,上接环状软骨,下行入胸腔,在胸骨角平面(平对第4胸椎椎体下缘)分为左、右主支气管,分叉处称气管杈(图6-10)。在气管杈内面有一向上凸的半月状隆嵴,称气管隆嵴,稍偏左,是支气管镜检查的定位标志。

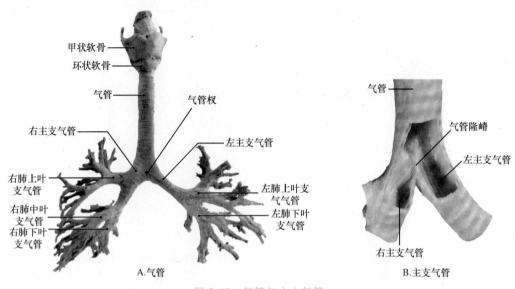

图6-10　气管与主支气管

气管全长 10~12cm,由 16~20 个"C"字形的气管软骨环以及连接各环之间的平滑肌和结缔组织构成,气管内面衬有黏膜。气管软骨环后壁缺口由纤维组织膜封闭,称膜壁。根据气管的行程与位置,可分为颈部和胸部。颈部位置表浅,临床遇急性喉阻塞时,常在第 3~5 气管软骨环前方进行气管切开术。

（二）主支气管

由气管分出的一级支气管,即左、右主支气管。左主支气管细而长,平均长 4~5cm,与气管中线的延长线形成 35~36° 的角,走行较倾斜,经左肺门入左肺。右主支气管粗而短,平均长 2~3cm,与气管中线的延长线形成 22~25° 的角,走行较陡直,经右肺门入右肺。故临床上气管内异物多坠入右主支气管。

 链　接

支气管哮喘

支气管哮喘,简称哮喘,是一种常见病、多发病,多在夜间和(或)凌晨发生,常伴有广泛而多变的气流阻塞,可以自行或通过治疗而逆转。每年5月的第一个周二为世界哮喘日,旨在提醒公众对疾病的认识,提高对哮喘的防治水平。目前,全球哮喘患者约3亿人,中国哮喘患者约3000万。哮喘是影响人们身心健康的重要疾病。治疗不及时、不规范,可能致命,而规范化治疗,可使接近80%的哮喘患者疾病得到非常好的控制,工作生活几乎不受影响。

第二节 肺

肺表面覆有脏胸膜,光滑湿润,质软而轻,富有弹性。幼儿肺呈淡红色,随着年龄增长,吸入空气中的尘埃沉积增多,肺的颜色逐渐变为灰暗或蓝黑色,部分可呈棕黑色斑,吸烟者尤甚。肺内含空气,比重小于1,故入水不沉。而未经呼吸的肺,不含空气,质实而重,比重大于1,入水则沉。法医常依据此特点来判断新生儿是否宫内死亡。

一、肺的位置和形态

(一)肺的位置

肺位于胸腔内,膈的上方,纵隔两侧,左右各一。由于膈的右侧较左侧为高,以及心脏位置偏左,故右肺较宽短,左肺较狭长。

考点:肺的位置、形态和分叶

(二)肺的形态

肺形似圆锥形,具有一尖、一底、二面和三缘。

肺尖圆钝,经胸廓上口突至颈根部,高出锁骨内侧 1/3 上方2~3cm。肺底位于膈上面,向上凹,故又称膈面。肋面隆凸,邻接肋和肋间肌。内侧面邻贴纵隔,又称纵隔面,其中部凹陷,称肺门,是主支气管、肺动脉、肺静脉、淋巴管和神经等进出之处。这些进出肺门的结构被结缔组织包

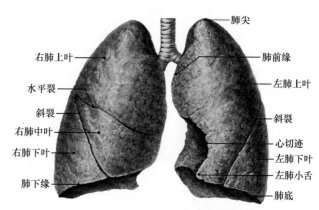

图6-11 肺的形态

绕,构成肺根。肺的前缘薄而锐利,左肺前缘下部有左肺心切迹,其下方有一突起,称左肺小舌。肺的后缘圆钝,肺的下缘亦较薄锐(图6-11,图6-12,图6-13)。

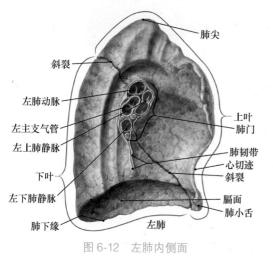

图6-12 左肺内侧面

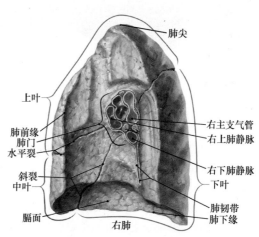

图6-13 右肺内侧面

（三）肺的分叶

左肺由后上斜向前下的一条斜裂分为上、下二叶。右肺除斜裂外,还有一条近于水平方向的水平裂,将右肺分为上叶、中叶和下叶。

考点：支气管肺段

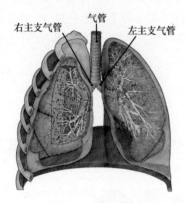

图 6-14　支气管树

二、肺内支气管和支气管肺段

左、右主支气管进入肺门后分为肺叶支气管,进入肺叶。左主支气管分上、下两支,右主支气管分上、中、下三支。肺叶支气管在各肺叶内再分为肺段支气管,此后在肺内反复分支,呈树枝状,称支气管树（图 6-14）。每一肺段支气管及其分支和所属的肺组织,称支气管肺段,简称肺段（图 6-15）。肺段呈圆锥形,尖朝向肺门,底朝向肺表面。

按照肺段支气管的分支分布,左、右肺各分为 10 个肺段。左肺上叶的尖段和后段常合为尖后段；下叶的内侧底段与前底段常合为内前底段,因此左肺也可分为 8 个肺段。当肺段支气管阻塞时,此段的空气进出受阻。根据这些特点,临床上可作定位诊断或作肺段切除术。

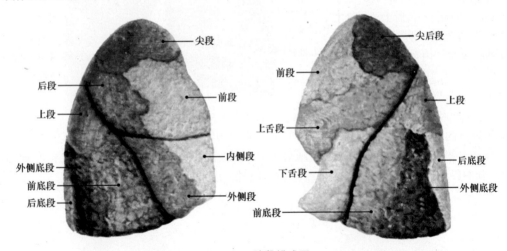

图 6-15　肺段模式图

三、肺 的 血 管

考点：肺的血管特点

肺的血管根据功能和来源可分为两套。一套与肺的气体交换有关,为肺的功能性血管,由组成肺循环的肺动、静脉组成。肺动脉入肺后,随着支气管的分支而分支,到肺泡形成毛细血管网,经气体交换,汇集成小静脉,再逐渐汇集,最后形成肺静脉出肺。另一套是营养肺组织的血管,为肺的营养性血管,由组成体循环的支气管动、静脉组成。支气管动脉入肺后,与支气管伴行,沿途分支形成毛细血管网,营养各级支气管,然后汇集成小静脉,其中一部分注入肺静脉,另一部分合成支气管静脉出肺（图 6-16）。

四、肺的微细结构

考点：肺导气部和呼吸部的结构

肺的表面有一层光滑的浆膜，即胸膜的脏层。浆膜深部的结缔组织伸入肺内，将肺分成许多小叶。肺组织分为实质和间质两部分。肺内支气管树和肺泡为肺的实质，肺内结缔组织、血管、淋巴管和神经等为间质成分。支气管在肺内的反复分支呈树枝状结构，故称为支气管树。左右主支气管由肺门进入肺内后反复分支，共有约 24 级分支，依次为叶支气管、肺段支气管、小支气管、细支气管、终末细支气管、呼吸性细支气管、肺泡管、肺泡囊和肺泡等。

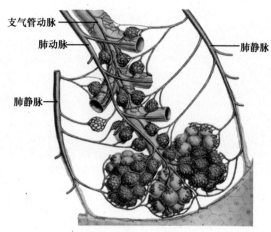

图 6-16　肺的血管

每一细支气管连同它的各级分支和肺泡，组成了肺小叶（图 6-17）。肺小叶呈锥体形，尖朝向肺门，底面向肺表面。50~80 个肺小叶组成 1 个肺叶。临床上小叶性肺炎系指肺小叶范围内的病变。根据功能不同，肺实质可分为导气部和呼吸部。

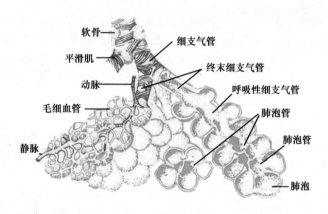

图 6-17　肺小叶

（一）肺导气部

肺导气部是指肺叶支气管至终末细支气管的各级分支。各段管道随支气管分支，管径逐渐变小，管壁变薄。

1. 叶支气管至小支气管　管壁结构均分为三层，由黏膜、黏膜下层和外膜构成。黏膜上皮为假复层纤毛柱状上皮，随管径变细，上皮由高变低，杯状细胞逐渐减少。固有层变薄，其外方出现少量环形平滑肌束。黏膜下层内的气管腺逐渐减少。外膜结缔组织内的软骨由完整的软骨环变为不规则的软骨片，数量逐渐减少（图 6-18）。

2. 细支气管　细支气管管径在 1.0mm 左右，黏膜上皮由起始段的假复层纤毛柱状上皮逐渐变为单层柱状上皮，杯状细胞很少或消失。管壁内腺体和软骨片逐渐减少到消失。管壁上环行平滑肌逐渐增加，黏膜皱襞随管径变细而逐渐明显（图 6-19）。

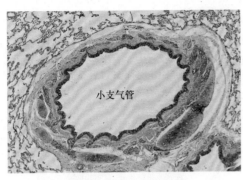

图 6-18　小支气管

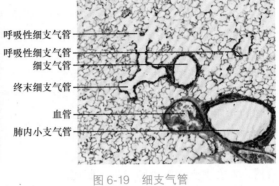

图 6-19　细支气管

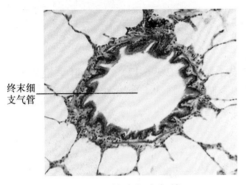

图 6-20　终末细支气管

3. 终末细支气管　终末细支气管管径约为 0.5mm，内衬单层柱状上皮，无杯状细胞。管壁上腺体和软骨片完全消失，但形成完整的平滑肌层。黏膜皱襞明显（图 6-20）。电镜下，终末细支气管的上皮由两种细胞组成，即纤毛细胞和分泌细胞。分泌细胞又称为克拉拉（Clara）细胞，其分泌物稀薄，覆盖于腔面，参与构成上皮细胞表面的黏液层。分泌物中含有蛋白水解酶，可分解管腔中黏液，降低分泌物的黏稠度，以利于分泌物和细胞屑的排出。Clara 细胞内有较多的氧化酶系，可对吸入的毒物或某些药物进行生物转化，使其毒性减弱便于排出。上皮损伤时，Clara 细胞增殖分裂，分化为纤毛细胞。

（二）肺呼吸部

肺的呼吸部是指呼吸性细支气管至肺泡的各级分支，分支上均有肺泡开口，可以进行气体交换（图 6-21）。

1. 呼吸性细支气管　呼吸性细支气管是终末细支气管的分支。每个终末细支气管可分支形成 2～3 个以上的呼吸性细支气管，它的管壁结构与终末细支气管结构相似，但管壁上连着少量肺泡，并且肺泡开口于管壁。呼吸性细支气管的上皮为单层立方上皮，包括纤毛细胞和分泌细胞。在肺泡开口处，单层立方上皮移行为单层扁平上皮。上皮外面有少量环行平滑肌纤维和弹性纤维。

2. 肺泡管　肺泡管是呼吸性细支气管的分支，每个呼吸性细支气管分支形成 2～3 个肺泡管。每个肺泡管与大

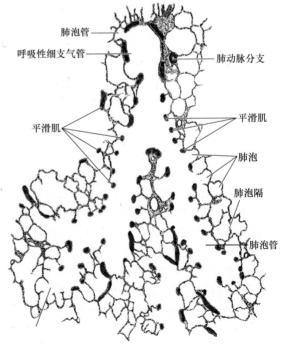

图 6-21　肺呼吸部

量肺泡相连,大约有20~60个肺泡及其开口,故管壁自身的结构仅在相邻肺泡开口之间保留少许,呈结节状膨大,镜下可见其表面覆以单层立方上皮,其下方为少量平滑肌束和弹性纤维。

3. 肺泡囊 肺泡囊与肺泡管相连,是几个肺泡共同开口处,故由几个肺泡围成。相邻肺泡开口之间没有环行平滑肌束,仅有少量结缔组织,故切片中无结节状膨大。

4. 肺泡 肺泡直径约为200μm,为半球形囊泡,开口于肺泡囊、肺泡管或呼吸性细支气管。成人每侧肺内约有3亿~4亿个肺泡,总表面积可达140m²。肺泡壁菲薄,由单层肺泡上皮细胞和基膜组成。相邻肺泡之间有少量结缔组织,富含血管和弹性纤维。

(1)肺泡上皮:上皮细胞包括Ⅰ型肺泡细胞和Ⅱ型肺泡细胞(图6-22)。

1)Ⅰ型肺泡细胞:数量少,占肺泡细胞总数约25%,覆盖肺泡约97%的表面积。细胞扁平,细胞含核部分较厚并向肺泡腔内突出,无核部分胞质菲薄,厚约0.2μm,参与构成气-血屏障,是进行气体交换的部位。电镜下,Ⅰ型肺泡细胞细胞器少,胞质内有较多的吞饮小泡,小泡内含有表面活性物质和微小的尘粒,细胞可将这些物质转运到肺泡外的间质内,以便清除。Ⅰ型肺泡细胞无分裂增殖能力,损伤后由Ⅱ型肺泡细胞增殖分化补充。

2)Ⅱ型肺泡细胞:数量多,占肺泡细胞总数约75%,覆盖肺泡约3%的表面积,散在于Ⅰ型肺泡细胞之间。细胞立方形或圆形,顶端突入肺泡腔。细胞核圆形,胞质着色浅、呈泡沫状。可以合成分泌肺泡表面活性物质,有降低肺泡表面张力、稳定肺泡大小的作用。某些早产儿因为Ⅱ型肺泡细胞尚未发育完善,表面活性物质合成和分泌障碍,致使肺泡表面张力增大,婴儿出生后肺泡不能扩张,出现呼吸困难,甚至死亡。

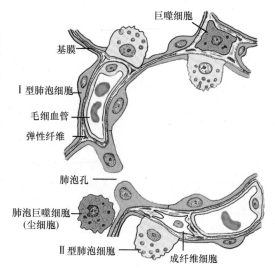

图6-22 肺泡上皮模式图

(2)肺泡隔:相邻肺泡之间的薄层结缔组织,称肺泡隔。其内有丰富的毛细血管网与肺泡壁相贴。肺泡隔内还有较多的弹性纤维,其弹性回缩作用可促使扩张的肺泡回缩。如果弹性纤维退化变性,肺泡弹性减弱回缩较差,久之将使肺泡扩大,导致肺气肿。肺泡隔内还有成纤维细胞、巨噬细胞、浆细胞和肥大细胞,此外还有淋巴管和神经纤维。

(3)肺泡孔:是相邻肺泡之间气体流通的小孔,直径约10~15μm。一个肺泡壁上有1个或数个,肺泡孔的数目随年龄而增加。当某个终末细支气管或呼吸性细支气管阻塞时,可通过肺泡孔建立侧支通气道,防止肺泡萎缩。肺部感染时,肺泡孔也是炎症扩散的渠道。

(4)气-血屏障:肺泡与肺泡隔毛细血管内血液之间进行气体交换所通过的结构,称气-血屏障,又称呼吸膜。它由肺泡表面活性物质、Ⅰ型肺泡细胞与基膜、薄层结缔组织、毛细血管基膜与内皮构成(图6-23)。气-血屏障很薄,总厚度约为0.2~0.5μm,有利于气体快速交换。

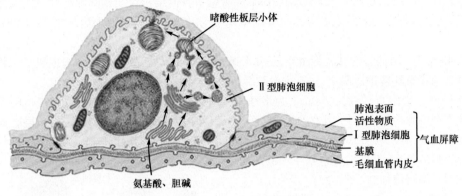

图 6-23　气-血屏障模式图

（三）肺间质和肺巨噬细胞

肺内结缔组织及其中的血管、淋巴管和神经为肺间质。肺间质主要分布于支气管树的周围，内有较多的弹性纤维和巨噬细胞。

肺巨噬细胞来源于血液中的单核细胞，数量较多，有十分活跃的吞噬、免疫和分泌功能，起着重要的防御作用。肺巨噬细胞吞噬进入肺内的尘粒后，称为尘细胞。在心衰肺淤血时，大量红细胞穿过毛细血管壁进入肺间质内，被巨噬细胞吞噬。此时肺巨噬细胞，称为心力衰竭细胞。

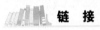 **链　接**

肺　炎

肺炎是指终末气道、肺泡和肺间质的炎症。可由细菌、病毒、真菌、寄生虫等致病微生物，以及放射线、吸入性异物等理化因素引起。临床主要症状为发热、咳嗽、咳痰、痰中带血，可伴胸痛或呼吸困难等。肺炎可以发生在任何年龄层的人身上，但以年幼及年长者、患有免疫力缺乏症或免疫系统比较差的人比较容易发病。若病况严重，可以致命。幼儿患上肺炎，症状常不明显，可有轻微咳嗽或完全没有咳嗽，应注意及时治疗。细菌性肺炎采用抗生素治疗，7~10 天多可治愈。病毒性肺炎的病情稍轻，抗生素治疗无效。

考点：胸腔、胸膜和胸膜腔的概念，胸膜的分部

第三节　胸膜和纵隔

一、胸腔、胸膜与胸膜腔的概念

（一）胸腔

由胸廓与膈围成，上界为胸廓上口，与颈部通连；下界借膈与腹腔分隔。

（二）胸膜

胸膜是一层薄而光滑的浆膜，具有分泌和吸收浆液的功能。被覆于胸腔各壁内面的称壁胸膜，覆盖于肺表面的称脏胸膜（图 6-24）。壁胸膜因贴附部位不同可分为 4 部分：膈胸膜贴附于膈的上面，与膈紧密相连，不易剥离。肋胸膜贴附于肋与肋间肌内面，较易剥离。纵隔胸膜贴附于纵隔的两侧面，其中部包绕肺根移行于脏胸膜，并在肺根下方前后两层重叠，连于纵隔外侧面与肺内侧面之间，称肺韧带，对肺有固定作用，也是肺手术的标志。胸膜顶突出胸廓

上口,伸向颈根部,覆盖于肺尖上方,高出锁骨内侧 1/3 上方 2~3cm(图 6-25)。

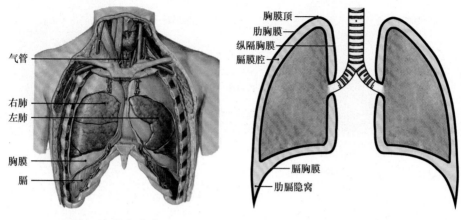

图 6-24 肺与胸膜　　　　　　　　图 6-25 胸膜示意图

(三) 胸膜腔

是由脏胸膜与壁胸膜在肺根处相互移行,脏胸膜与壁胸膜之间形成的潜在性密闭腔隙。左右各一,互不相通。腔内呈负压,仅有少量浆液,可减少呼吸时两层胸膜间的摩擦。

二、胸膜隐窝

考点: 肋膈隐窝

壁胸膜相互移行转折处的胸膜腔,即使在深吸气时肺缘也不能伸入此空间,胸膜腔的这些部分称胸膜隐窝。主要包括肋膈隐窝、肋纵隔隐窝和膈纵隔隐窝。其中最大的胸膜隐窝是在肋胸膜和膈胸膜相互转折处,称肋膈隐窝。肋膈隐窝是胸膜腔的最低部位,胸膜腔积液首先积聚于此处,同时也是易发生粘连的部位。

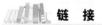 **链　接**

胸膜腔穿刺术

胸膜腔穿刺术,简称胸穿,是指对有胸腔积液(或气胸)的患者,为了诊断和治疗疾病的需要而通过胸腔穿刺抽取积液或气体的一种技术。穿刺选在胸部叩诊实音最明显部位进行,一般常取肩胛线或腋后线第 7-8 肋间;有时也选腋中线第 6-7 肋间或腋前线第 5 肋间为穿刺点。包裹性积液可结合 X 线或超声波检查确定。穿刺点可用蘸甲紫的棉签在皮肤上做标记。

三、胸膜与肺的体表投影

考点: 胸膜和肺的体表投影

胸膜的体表投影是指壁胸膜各部互相移行形成的反折线在体表的投影位置,标志着胸膜腔的范围。

胸膜前界即肋胸膜和纵隔胸膜前缘之间的返折线。由于左、右胸膜前界上下两端相互分开,所以在胸骨后面形成两个三角形间隙,上方的间隙称胸腺区,内有胸腺;下方的间隙称心包区,其间有心和心包。肺的前界几乎与胸膜前界相同。

胸膜下界是肋胸膜与膈胸膜的返折线。右侧起自第 6 胸肋关节处,左侧起自第 6 肋软骨后方,两侧均斜向外下方,在锁骨中线与第 8 肋相交,在腋中线与第 10 肋相交,并转向后内侧,在肩胛线与第 11 肋相交,在脊柱旁平第 12 胸椎棘突高度。肺下界体表投影比胸膜下界的返折线高出约两个肋骨,即在锁骨中线与第 6 肋相交,在腋中线与第 8 肋相交,在肩胛线与第 10 肋相交,在脊柱旁平第 10 胸椎棘突高度(图 6-26,图 6-27)。

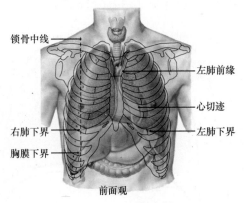

图 6-26 胸膜和肺的体表投影 (前面)

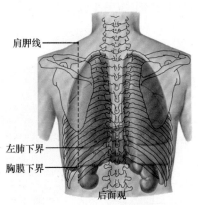

图 6-27 胸膜和肺的体表投影 (后面)

考点：纵隔的概念、境界和分区

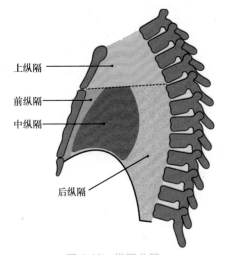

图 6-28 纵隔分区

四、纵　　隔

（一）纵隔的概念和境界

纵隔是左、右侧纵隔胸膜之间全部器官、结构和结缔组织的总称。纵隔的境界：前界为胸骨，后界为脊柱胸段，两侧界为纵隔胸膜，上界为胸廓上口，下界为膈。

（二）纵隔的分区

纵隔通常以胸骨角平面(平对第 4 胸椎椎体下缘)为界，将纵隔分为上纵隔和下纵隔，下纵隔再以心包为界，分为前纵隔、中纵隔和后纵隔(图6-28，图 6-29，图 6-30)。

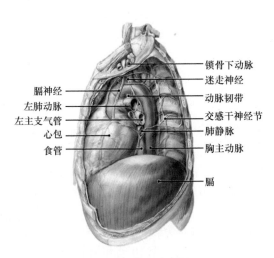

图 6-29 纵隔左侧面

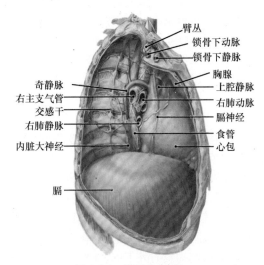

图 6-30 纵隔左侧面

1. 上纵隔内主要内容有胸腺、头臂静脉、上腔静脉、膈神经、迷走神经、喉返神经、主动脉弓及其三大分支、食管、气管、胸导管和淋巴结等。

2. 前纵隔位于胸骨体与心包之间,内有胸腺下部、纵隔前淋巴结及疏松结缔组织等。

3. 中纵隔位于前、后纵隔之间,内有心包、心和出入心的大血管、膈神经、心包膈血管及淋巴结等。

4. 后纵隔位于心包后壁与脊柱胸部之间,内有主支气管、食管、胸主动脉、胸导管、奇静脉、半奇静脉、迷走神经、胸交感干和淋巴结等。

 目 标 检 测

一、名词解释

1. 肺门　　　2. 肺根　　　3. 纵隔

4. 胸膜腔　　　5. 肋膈隐窝　6. 气-血屏障

二、填空题

1. 呼吸系统由_____和_____组成。

2. 鼻腔黏膜按功能区分为_____和_____两部分。

3. 鼻旁窦包括_____、_____、_____和_____。

4. 喉的软骨包括不成对的_____、_____、_____和成对的_____。

5. 喉腔区分为_____、_____和_____三部分。

6. 肺泡能合成表面活性物质的细胞是_____,其有_____作用;参与构成气体交换面的细胞是_____。

7. 胸膜可区分为_____和_____,二者之间为_____,二者相移行处位于_____部位。

8. 纵隔以_____为界分为上下纵隔。

三、选择题

1. 上呼吸道是指(　　)
   A. 中鼻道以上的鼻腔
   B. 口、鼻和咽
   C. 鼻、咽和喉
   D. 主支气管以上的呼吸道
   E. 鼻、咽、喉和气管

2. 关于鼻旁窦的正确说法是(　　)
   A. 包括额窦、上颌窦、筛窦、下颌窦
   B. 窦腔面无黏膜
   C. 额窦开口于上鼻道
   D. 筛窦开口于下鼻道
   E. 上颌窦开口在中鼻道

3. 喉腔最狭窄的部位是(　　)
   A. 喉前庭　　　B. 喉室
   C. 声门裂　　　D. 前庭裂
   E. 声门下腔

4. 喉室位于(　　)

A. 前庭襞的上方
B. 前庭襞与声襞之间向外下的隐窝
C. 声襞的下方
D. 喉前庭内
E. 喉口外侧

5. 喉前庭是指(　　)
   A. 喉口至前庭裂平面之间的部分
   B. 声门裂以下的喉腔部分
   C. 前庭裂以下的喉腔部分
   D. 前庭裂与声门裂之间的部分
   E. 喉中间腔向两侧延伸的部分

6. 气管镜检查的方位标志是(　　)
   A. 气管分叉　　　B. 气管隆嵴
   C. 左主支气管　　　D. 右主支气管
   E. 声门裂

7. 气管切开术常选(　　)
   A. 第 1~3 气管软骨出
   B. 第 2~4 气管软骨处
   C. 第 3~5 气管软骨处
   D. 第 4~6 气管软骨处
   E. 第 5~7 气管软骨处

8. 关于右肺的说法哪个正确?(　　)
   A. 比左肺细长
   B. 分两叶
   C. 有水平裂和斜裂
   D. 前缘有心切迹
   E. 较左肺小

9. 肺(　　)
   A. 左肺有 2 个裂
   B. 左肺分上、中、下 3 个裂
   C. 右肺有 1 个斜裂,一个水平裂
   D. 右肺分上、下 2 叶
   E. 肺尖位于上纵隔

10. 肺下界体表投影叙述正确的是(　　)
    A. 在胸骨旁线平第 5 肋
    B. 在锁骨中线平第 7 肋
    C. 在腋中线平第 8 肋

D. 在肩胛线平第 9 肋

E. 在脊柱旁线平第 11 肋

11. 关于肺巨噬细胞的叙述,哪项错误(　　　)

　　A. 见于肺泡隔和肺泡腔内

　　B. 来源于淋巴细胞

　　C. 吞噬吸入的尘粒后可称为尘细胞

　　D. 净化肺内气体的重要细胞

　　E. 心衰肺淤血时,可变为心衰细胞

12. 关于胸膜的哪项描述是错误的(　　　)

　　A. 分脏胸膜和壁胸膜两部分

　　B. 壁胸膜又分为胸膜顶、肋胸膜、膈胸膜和纵隔胸膜

　　C. 肋胸膜与膈胸膜转折处为胸膜腔最低点

　　D. 两侧胸膜腔通过肺根互相交通

　　E. 胸膜顶超出锁骨上方 2-3cm

13. 胸膜腔(　　　)

　　A. 是两肺与心周围一个完全封闭的腔隙

　　B. 由脏胸膜和壁胸膜围成

C. 为胸壁围成的空腔

D. 腔内压力较大气压力为高

E. 左、右胸膜腔相通

14. 肋膈隐窝(　　　)

　　A. 是肋与膈肌转折处

　　B. 由胸外侧壁与膈围成

　　C. 在肋胸膜与纵隔胸膜的转折处

　　D. 位置最低,肺下缘不能伸入

　　E. 深吸气时,肺下缘充满此隐窝

四、简答题

1. 鼻旁窦有何功能?包括哪些?各位于何处?开口于什么地方?当上颌窦发炎时,为什么容易积脓?

2. 肺位于何处?在形态、结构和分叶上,左右肺有何不同?

3. O_2 进入血液的途径如何?请说出其通过的具体结构。

4. 胸膜腔积液最先积聚于何处?为什么?

（方　杰）

第七章 泌尿系统

案例 7-1

某患者,男,40 岁,晨起后突感左上腹剧烈绞痛,并向左腰背部和左大腿内侧放射,伴有恶心、呕吐,沿左输尿管走行触及压痛,左肾区叩击痛阳性。辅助检查:尿常规见镜下血尿;X 线摄片检查示左侧输尿管结石。诊断:左侧输尿管结石。

问题:1. 输尿管的三个狭窄的位置在哪?

2. 肾结石需经哪些器官才能排出体外?

泌尿系统(urinary system)由肾、输尿管、膀胱和尿道组成(图 7-1)。

肾是人体最主要的排泄器官,能以复杂的生理过程生成尿来完成排泄功能,从而保持机体内环境处于相对稳定的状态,还可分泌多种生物活性物质,调节机体的生命活动。如果肾功能出现异常,就会影响机体的新陈代谢,严重时会出现尿毒症,甚至出现生命危险。输尿管将尿液运输至膀胱贮存,尿液最终由尿道排出体外。

考点:泌尿系统的组成

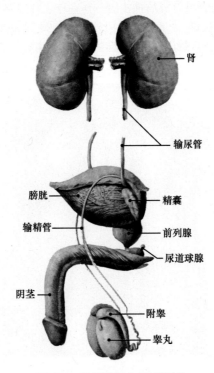

膀胱

输精管

阴茎

肾

输尿管

精囊

前列腺

尿道球腺

附睾

睾丸

图 7-1　男性泌尿生殖系概观

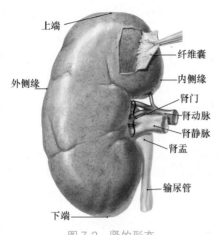

图 7-2　肾的形态

第一节　肾

一、肾 的 形 态

肾(kidney)是成对的红褐色实质性器官,质地柔软,形如蚕豆。肾分上、下两端,前、后两面,内、外侧两缘(图 7-2)。肾的外侧缘隆凸;内侧缘中部凹陷称**肾门**,是肾动脉、肾静脉、肾盂、神经及淋巴管等出入肾的部位。出入肾门的结构被结缔组织包裹称**肾蒂**,由于下腔静脉比较靠近右肾,所以右肾蒂较短,导致右肾手术难度相对较大。自肾门向肾内凹陷形成的腔隙,称**肾窦**。

二、肾 的 位 置

肾紧贴腹后壁的上部,脊柱的两侧,是腹膜外位器官,女性肾略低于男性,小儿肾较成人低,新生儿肾可达髂嵴附近。左肾上端平第 11 胸椎体下缘,下端平第 2 腰椎体下缘,第 12 肋斜过左肾后面中部;右肾由于受肝的影响,比左肾低 1~2cm,上端平第 12 胸椎体上缘,下端平第 3 腰椎体上缘,第 12 肋斜过右肾后面上部(图 7-3)。肾门约平第 1 腰椎体,距正中线约 5cm。肾门在腹后壁的体表投影,一般在竖脊肌外侧缘与第 12 肋的夹角处,临床上称**肾区**,又称肋脊角。当肾患某些疾病时,触压或叩击肾区常引起疼痛。

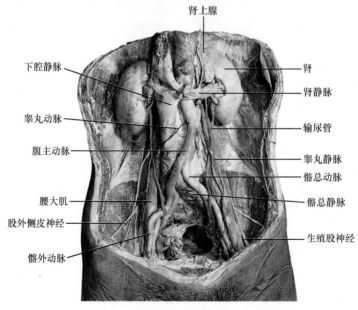

图 7-3　肾的位置

链 接　　　　　　　　　肾区叩击痛

当患者有肾炎、肾盂肾炎、肾结石及肾周围炎时,肾区可有不同程度的叩击痛,疼痛多表现为局部胀痛,其发生机制可能为炎症、结石等因素使肾盂、输尿管内张力增高或肾包膜受到牵张刺激所致。

三、肾的被膜

肾的表面由内向外有三层被膜,即**纤维囊**、**脂肪囊**、**肾筋膜**(图7-4)。肾纤维囊与肾连接疏松,易于剥离,但当肾病变时,肾纤维囊与肾实质粘连,不易剥离;脂肪囊又称肾床,对肾起到支持和保护作用,临床上行肾囊封闭时,药物即注入该层;肾筋膜分前、后两层包裹肾和肾上腺,两层在肾上腺的上方相互融合,而在肾的下方两层是分离的,其间有输尿管通过。肾的正常位置依靠被膜、肾血管、肾的邻近器官和腹内压等来固定和维持,当肾的固定装置不健全时,常可引起肾移位。

考点:肾的被膜及主要特点

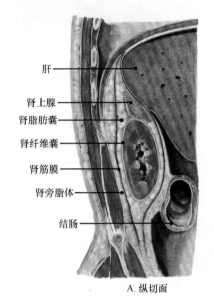

图7-4 肾的被膜

A. 纵切面   B. 横切面

肝   肾上腺   肾脂肪囊   肾纤维囊   肾筋膜   肾旁脂体   结肠   胰   十二指肠   腹膜   肝   肾筋膜   肾纤维囊   肾脂肪囊   肾旁脂体   腰方肌   腰大肌

链　接

肾囊封闭术

肾囊封闭术是通过穿刺的方法,把普鲁卡因等药物注入肾脂肪囊,调节自主神经功能,以达到消除疼痛等目的的一项治疗技术。主要用于治疗急性无尿症、功能性尿潴留、麻痹性肠梗阻、术后腹胀、肾痛等。进针部位选择在腰背部竖脊肌外侧缘与第12肋交点下方约1cm处,由浅到深依次穿经皮肤、浅筋膜、背阔肌、胸腰筋膜、腹横肌起始腱膜、腰方肌、肾筋膜达肾脂肪囊。

四、肾的剖面结构

在肾的冠状切面上,可见肾实质分为:①肾皮质:位于周围部,呈红褐色,主要由肾小体和肾小管构成,肾皮质深入肾髓质内的部分称为**肾柱**;②肾髓质:位于中央部,呈淡红色,由15~20个肾锥体组成(图7-5)。**肾锥体**呈锥体形,底部朝向肾皮质,尖端朝向肾窦,称**肾乳头**,其顶端有许多乳头孔,开口于肾小盏。包绕在肾乳头周围的漏斗状膜性管道,称**肾小盏**,共7~8个;2~3个肾小盏汇合成一个**肾大盏**;2~3个肾大盏汇合成漏斗状的**肾盂**,肾盂出肾门弯行向下移行为输尿管。

考点:肾的剖面结构

五、肾的组织结构

肾分为实质和间质。肾实质由**肾单位**和**集合管**两部分构成,其间有少量结缔组织、血管、淋巴管和神经等构成肾间质(图7-6)。肾实质的组成如表7-1。

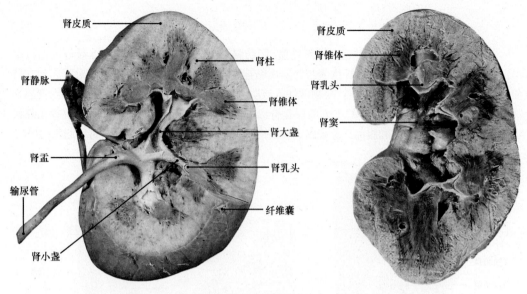

图 7-5　肾的冠状切面

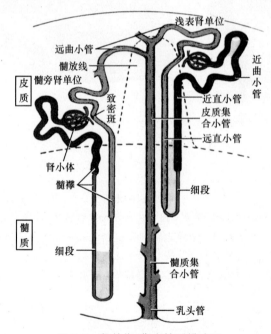

图 7-6　肾单位、集合管系模式图

表 7-1　肾实质的组成

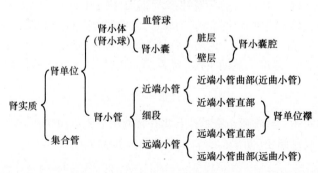

（一）肾单位

肾单位是肾生成尿液的结构和功能单位。每个肾有 100 万~150 万个肾单位,每个肾单位分**肾小体**和**肾小管**两部分。

1. 肾小体　肾小体呈球形,又称肾小球,位于肾皮质和肾柱内。肾小体有两极,微动脉出入的一端称血管极,另一端在血管极的对侧,与肾小管相连接称尿极。每个肾小体由**血管球**和**肾小囊**两部分组成(图7-7)。

（1）血管球:是包在肾小囊中的一团盘曲的有孔毛细血管,由一条入球微动脉从血管极处突入肾小囊内反复分支形成,继而又汇成一条出球微动脉,从血管极处离开肾小囊。

（2）肾小囊:是肾小管起始部膨大凹陷而成的双层囊,囊内有血管球。囊壁分脏、壁两层,两层之间的腔隙,称肾小囊腔,与肾小管相通。肾小囊的壁层由单层扁平上皮构成,与近曲小管相续;脏层由足细胞构成,它伸出指状突起,相互交错,贴在毛细血管的外面,突起之间有裂隙,裂隙上覆盖有薄层裂孔膜。

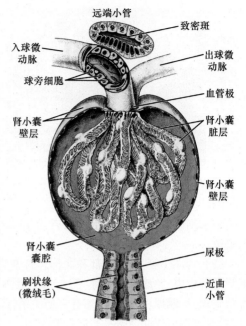

考点: 肾单位的构成

图 7-7　肾小体模式图

当血液流经血管球时,血浆中大部分物质经有孔的毛细血管内皮、基膜和足细胞的裂孔膜滤入肾小囊腔,这三层结构称为**滤过膜**(filtration membrane),或称**滤过屏障**(filtration barrier)(图 7-8)。滤入肾小囊腔的滤液称原尿,原尿除不含大分子的蛋白质外,其成分与血浆相似。

考点: 滤过屏障

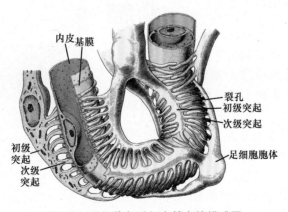

图 7-8　足细胞与毛细血管电镜模式图

链　接

尿　毒　症

在成人,一昼夜两肾可形成原尿约 180L(每分钟 125ml)。在病理情况下,如炎症或缺氧,可使滤过膜的通透性增加,致血浆大分子蛋白质甚至血细胞均可通过滤过膜漏出,出现蛋白尿或血尿。如肾小球发生大量硬化,滤过膜的通透性即降低或消失,则血液中代谢产物就会滞留在体内,导致机体中毒而称为尿毒症。

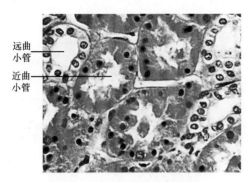

远曲
小管

近曲
小管

图 7-9　近端小管和远端小管

2. 肾小管　肾小管是由单层上皮细胞围成的一条细长而弯曲的管道,分为**近端小管**、**细段**和**远端小管**三部分,具有重吸收原尿中的某些成分和分泌、排泄等作用(图 7-6)。

(1)近端小管:是肾小管中最长最粗的一段,分为曲部与直部。管壁由单层立方或锥体形细胞构成,细胞分界不清,胞质嗜酸性,核圆形靠近基底部,腔面有刷状缘(图 7-9)。近端小管曲部又称近曲小管,其管壁与肾小囊的壁层相续;近端小管直部,细胞较矮,刷状缘不发达。近端小管是重吸收的主要部位。

(2)细段:由单层扁平上皮构成,胞质着色较浅,腔面无刷状缘,管壁薄,有利于水和电解质透过。

(3)远端小管:分为直部和曲部。管壁为单层立方上皮,细胞分界清楚,胞质着色浅,核圆形位于中央,腔面无刷状缘(图 7-9)。远端小管直部、细段和近端小管直部共同构成"U"形襻状结构,称**髓襻**,与尿液浓缩有密切关系;远端小管曲部,又称远曲小管,是离子交换的重要部位,对维持体液的酸碱平衡起重要作用。

(二) 集合管

集合管(图 7-6)续接于远曲小管的末端,沿途不断汇集其他远端小管,再经肾髓质行至肾乳头,改称乳头管,以乳头孔开口于肾小盏。从集合管到乳头管,管径逐渐变粗,管壁逐渐变厚,管壁上皮逐渐由矮立方形变为高柱状。集合管有重吸收和分泌、排泄功能。

(三) 球旁复合体

主要包括**球旁细胞**、**致密斑**和**球外系膜细胞**等(图 7-10)。

1. 球旁细胞　位于入球微动脉接近肾小球处,由血管壁平滑肌细胞变为立方形细胞,胞质内含分泌颗粒,能分泌肾素。

2. 致密斑　位于远曲小管邻近肾小球一侧,由管壁上皮细胞变成高柱状细胞,排列紧密,细胞核多位于细胞顶部。一般认为致密斑是钠离子感受器,能调节球旁细胞分泌肾素。

3. 球外系膜细胞　又称极垫细胞,是位于血管极三角区内的一群细胞,可能起"信息"传递作用。

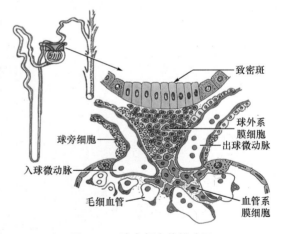

致密斑

球旁细胞

入球微动脉

毛细血管

球外系膜细胞

出球微动脉

血管系膜细胞

图 7-10　球旁复合体模式图

六、肾的血液循环

肾的血液循环有两大作用:一是营养肾组织;二是参与尿的生成。

肾的血液循环特点有:①肾动脉直接发自腹主动脉,压力高,血流量大。②入球微动脉较出球微动脉粗,使血管球内压力高,有利于血液滤过。③肾内动脉形成两次毛细血管,一次是血管球,有利于原尿的形成;二是出球微动脉在肾小管周围形成毛细血管网,有利于肾小管和集合管的重吸收。④直小血管与髓襻伴行,有利于肾小管和集合管的重吸收以及尿的浓缩。

第二节 输 尿 管

输尿管(ureter)左、右各一,为细长的肌性管道,属腹膜外位器官,全长25~30cm,直径为0.5~1cm,输尿管通过节律性蠕动,可将尿液运输至膀胱。

一、输尿管的行程与分部

考点:输尿管的分段

输尿管依其行程可分为腹部、盆部、壁内部三部分(图7-11)。输尿管腹部起于肾盂下端,沿腰大肌前面下行达小骨盆入口;在此处,越过髂总动脉分叉处,移行为输尿管盆部,进入盆腔;行至膀胱底的外上角,斜穿膀胱壁,长约1.5cm,此段为壁内部,当膀胱充盈时,壁内部受到压迫而使管腔闭合,从而阻止了膀胱内的尿液逆流。

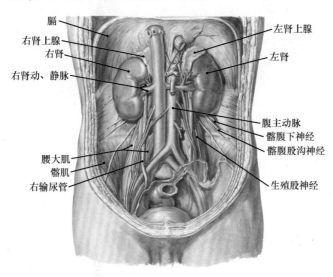

图7-11 输尿管

二、输尿管的狭窄

考点:输尿管的狭窄及意义

输尿管的管径粗细不等,全长有三处生理性狭窄。第一狭窄位于肾盂与输尿管移行处;第二狭窄位于小骨盆入口,输尿管与髂血管交叉处;第三狭窄为输尿管斜穿膀胱壁处。这些狭窄是结石易嵌顿的部位。若结石嵌入后造成输尿管损伤,可伴有血尿。

链 接

输尿管压痛点

输尿管压痛点有三处:①上输尿管点,在腹直肌外缘平脐处。②中输尿管点,在腹直肌外缘平髂前上棘处,相当于输尿管第二狭窄处。③下输尿管点,为输尿管穿膀胱壁处,即输尿管的第三狭窄处,此点压痛法需用直肠指诊,男性约在前列腺的外上方。当输尿管疾病,如急性化脓性炎症、结核或结石等,上述各点可有压痛。

第三节 膀　胱

膀胱(urinary bladder)是贮存尿液的囊状肌性器官。正常成人的膀胱容量为 300~500ml，最大可达 800ml，女性膀胱容量小于男性，新生儿膀胱容量约为成人的 1/10。

一、膀胱的形态和位置

考点：膀胱的分部和位置

膀胱的形态和位置因其充盈程度不同而异，膀胱充盈时呈卵圆形，而膀胱空虚时呈三棱锥体形。其尖朝向前上方，称**膀胱尖**；底朝向后下方，称**膀胱底**；尖与底之间的部分称**膀胱体**；膀胱的最下部叫**膀胱颈**，借尿道内口与通尿道相接(图 7-12)。

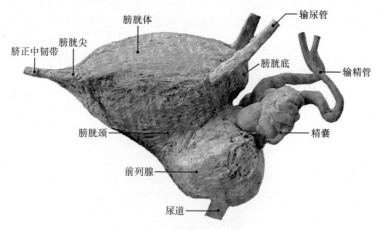

图 7-12　膀胱的形态

膀胱为腹膜间位器官。空虚时位于小骨盆腔内，其前方为耻骨联合；后方在男性与精囊、输精管壶腹、直肠相邻，在女性与子宫颈和阴道相邻；膀胱的下方在男性为前列腺，在女性为尿生殖膈。

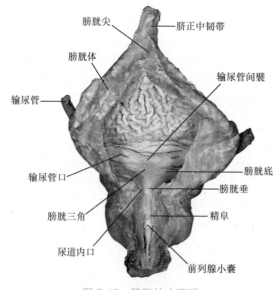

考点：膀胱三角

图 7-13　膀胱的内面观

二、膀胱壁的组织结构

膀胱壁由黏膜、肌层和外膜三层构成。

(一) 黏膜

黏膜上皮为变移上皮。膀胱内面的黏膜，由于膀胱肌层的收缩会形成许多皱襞，当膀胱充盈时，皱襞会减少甚至消失。但在膀胱底的内面，两输尿管口与尿道内口之间的三角区域，无论膀胱空虚还是充盈时，黏膜表面始终光滑无皱襞，此区称**膀胱三角**(trigone of bladder)(图 7-13)。膀胱三角是炎症、结核和肿瘤的好发部位。两输尿管口之间横行皱襞称输尿管间襞，其在膀胱镜下呈一苍白带,是寻找输尿管口的标志。

(二) 肌层

肌层厚,由内纵、中环、外纵三层平滑肌构成,又称逼尿肌。尿道内口有环形的膀胱括约肌(尿道内括约肌)。

(三) 外膜

在膀胱上面和后面的外膜为浆膜(即脏腹膜),其余部分的外膜为纤维膜。

链　接

膀胱穿刺术

空虚膀胱的膀胱尖不高于耻骨联合上缘,而充盈的膀胱其膀胱尖会上升至耻骨联合以上,由腹前壁折向膀胱上面的腹膜也随之上升,使膀胱的前壁直接贴于腹前壁,此时在耻骨联合上缘行膀胱穿刺,可避免损伤腹膜和污染腹膜腔(图7-14)。穿刺点一般选择在耻骨联合上缘正中部,此处腹前壁的一般平均厚度为2~3cm左右,穿刺由浅入深依次经过皮肤、浅筋膜、腹白线、腹横筋膜、膀胱壁达膀胱腔。

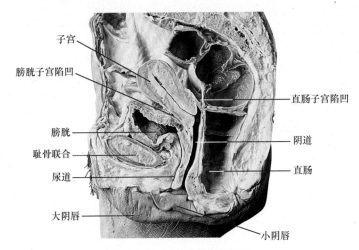

图7-14　女性盆腔矢状切面

第四节　尿　道

尿道是将膀胱内尿液排至体外的一段肌性管道,起自于尿道内口,止于尿道外口。男性尿道兼具有排尿和排精功能,其解剖结构将在男性生殖系统详细描述。

女性尿道(female urethra)长3~5cm,紧贴阴道前壁,起于膀胱的尿道内口,穿过尿生殖膈,终于阴道前庭的尿道外口(图7-14)。尿生殖膈内有尿道阴道括约肌,此肌可控制排尿。与男性尿道比较,女性尿道具有短、宽、直的特点,后方又邻阴道和肛门,故易引起泌尿系逆行性感染。

尿的生成和排出途径总结如下:

入球微动脉 ━━➤ 血管球(血液) ━━➤ 出球微动脉

滤过膜↓滤过

肾小囊腔(原尿) ━➤ 肾小管 ━➤ 集合管 ━➤ 肾小盏(终尿) ━➤ 肾大盏 ━➤ 肾盂 ━➤ 输尿管 ━➤

膀胱(贮存) ━➤ 尿道 ━➤ 体外

目 标 检 测

一、名词解释

1. 肾门　2. 膀胱三角　3. 肾区

二、填空题

1. 泌尿系统由_____、_____、_____、_____组成。

2. 肾的被膜由内向外依次为_____、_____、_____。

3. 输尿管全长分三部_____、_____、_____，共有_____处狭窄。

4. 女性尿道形态特点是_____、_____、_____。

三、A 型选择题

1. 关于肾的描述,正确的是(　　)
   A. 属于腹膜外位器官
   B. 肾的内侧缘中部凹陷称肾门
   C. 肾的外侧缘隆凸
   D. 肾门向内续于肾窦
   E. 以上都对

2. 组成肾髓质的是(　　)
   A. 肾柱　　　　B. 肾大盏
   C. 肾小盏　　　D. 肾乳头
   E. 肾锥体

3. 肾囊封闭时需将药物注入(　　)
   A. 纤维囊　　　B. 脂肪囊
   C. 肾筋膜　　　D. 肾窦
   E. 肾实质

4. 滤过屏障不包括(　　)
   A. 血管球毛细血管的内皮
   B. 血管球毛细血管的基膜
   C. 裂孔膜
   D. 肾小囊壁层
   E. 以上都是

5. 膀胱的最下方是(　　)
   A. 膀胱尖　　　B. 膀胱体
   C. 膀胱颈　　　D. 膀胱底
   E. 膀胱三角

6. 对膀胱叙述错误的是(　　)
   A. 上皮为变移上皮
   B. 外膜全为纤维膜
   C. 空虚时黏膜有许多皱襞
   D. 充盈时可沿耻骨联合上缘进行穿刺
   E. 位于耻骨联合后方

7. 女性尿道特点说法错误的是(　　)
   A. 短、宽、直
   B. 长 3～5cm
   C. 有排卵和排尿双重功能
   D. 开口于阴道前庭
   E. 穿尿生殖膈处,周围有尿道阴道括约肌

四、问答题

1. 简述输尿管三个狭窄及临床意义。

2. 说出女性尿道特点及临床意义。

（李玉彬）

第八章 男性生殖系统

案例8-1

一名28岁的男子告诉医生,他和妻子婚后3年仍然无法生育孩子。他的妻子做过彻底的妇科检查,没有发现能导致不孕的问题。医生检查病人的睾丸,没有发现什么异常。当他检查睾丸上面的阴囊时,医生出现困惑,病人缺少正常人有的两个管状结构。检查病人精液显示精子缺乏。

问题:为何病人精液检查没有精子? 缺少的结构是什么?

男性生殖系统(male reproductive system)由内生殖器和外生殖器两部分组成。其主要功能是:产生生殖细胞,繁殖后代;分泌性激素,促进生殖器官的发育,激发并维持第二性征;两性交接。

考点:男性内生殖器组成

内生殖器位于体内,包括生殖腺、生殖管道和附属腺。男性生殖腺是睾丸,可以产生精子并分泌男性激素;男性生殖管道由附睾、输精管、射精管、男性尿道组成,精子在附睾中贮存,在男性射精时,可经输精管、射精管、男性尿道而排出体外;男性附属腺有精囊腺、前列腺、尿道球腺,其分泌液参与精液的组成。

外生殖器露于体表,包括阴囊和阴茎。阴囊容纳睾丸、附睾等器官。阴茎主要为性交接器官(图8-1)。

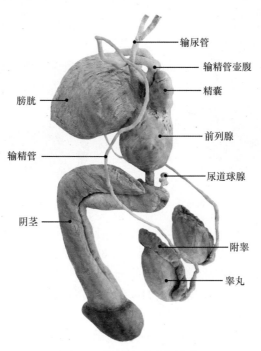

图8-1 男性生殖器官概观

第一节　男性内生殖器

一、睾　丸

考点:睾丸
的位置、结构

(一) 睾丸的位置和形态

睾丸(testis)位于阴囊内,左、右各一,呈略扁的椭圆形,表面光滑,分左右两面、上下两端、前后两缘。前缘游离,后缘和上端与附睾相连,后缘有血管、神经和淋巴管通过,内侧面平,外侧面隆凸(图 8-2)。睾丸在青春期以前发育缓慢,进入青春期后发育迅速,老龄后逐渐缩小。

(二) 睾丸的组织结构

睾丸的表面是一层致密结缔组织膜,称**白膜**(图 8-3)。白膜在睾丸后缘增厚并凸入睾丸实质内部形成睾丸纵隔,并发出睾丸小隔将睾丸分为许多睾丸小叶。每个睾丸小叶内含有 1~4 条**生精小管**。生精小管在接近睾丸纵隔处变为短而直的直精小管,进入睾丸纵隔,交织成**睾丸网**,最终形成睾丸输出小管进入附睾。

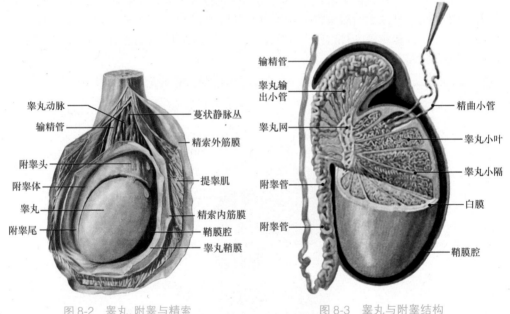

图 8-2　睾丸、附睾与精索　　　　　　　　图 8-3　睾丸与附睾结构

1. **生精小管**　由生精上皮构成。生精上皮由支持细胞和 5~8 层生精细胞组成。支持细胞又称 Sertoli 细胞。每个生精小管的横切面上有 8~11 个支持细胞。细胞呈不规则长锥体形,细胞从生精上皮基底一直伸达腔面,侧面镶嵌着各级生精细胞,故光镜下细胞轮廓不清。支持细胞对生精细胞有保护、支持和营养的作用。可以合成和分泌雄激素结合蛋白、抑制素等激素,调节精子的生长发育。其分泌少量的液体进入生精小管管腔,组成睾丸液,利于精子的运送。其微丝和微管的收缩可促进精子移动和释放。还可以吞噬、消化精子成熟后脱落的残余胞质。

血-睾屏障位于生精小管和血液之间,由毛细血管内皮及其基膜、结缔组织、生精上皮基膜和支持细胞的紧密连接组成。可以阻止血液中一些物质接触生精上皮,形成有利于精子发生的微环境,还可以防止精子抗原物质逸出到生精小管外引发自身免疫反应。

2. 生精细胞 是一系列不同发育阶段的男性生殖细胞,自生精上皮基底部至腔面,依次有精原细胞、初级精母细胞、次级精母细胞、精子细胞和精子。从精原细胞形成精子的过程称为精子的发生,包括精原细胞增殖、精母细胞减数分裂和精子形成 3 个阶段。

精子细胞不再增殖,经过复杂的变态,由圆形细胞逐渐转变为蝌蚪状的精子,这一过程称为精子形成。

人的精子形似蝌蚪,分头、尾两部分。头部嵌入支持细胞的顶部细胞质中,尾部游离于生精小管腔。头部正面观呈卵圆形,侧面观呈梨形。头内有一个高度浓缩的细胞核,其前 2/3 有顶体覆盖。顶体是特殊的溶酶体,内含多种水解酶,在受精的过程中发挥重要作用。尾部分为颈段、中段、主段和末段四部分。

3. 睾丸间质 生精小管之间有富含血管和淋巴管的疏松结缔组织称**睾丸间质**,内含**睾丸间质细胞**,该细胞成群分布,呈圆形或多边形,细胞核圆,细胞质嗜酸性(图 8-4)。自青春期开始,睾丸间质细胞能分泌雄激素,包括睾酮、雄烯二酮、双氢睾酮等。血液中 90% 睾酮由睾丸间质细胞分泌,其余的由肾上腺皮质网状带细胞分泌。雄激素能促进男性生殖器官的发育、启动和维持精子发生、激发并维持男性第二性征和性功能。

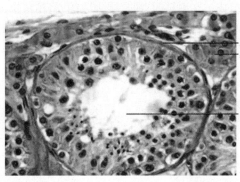

基膜
睾丸间质细胞

生精小管

图 8-4 生精小管和睾丸间质

链 接

隐睾症

隐睾症指的是婴儿出生 2 个月以后,双侧或单侧睾丸没有下降到阴囊内的一种畸形状态。隐睾症分真性隐睾和假性隐睾两种。假性隐睾是指在阴囊内摸不到睾丸,但阴囊上方或腹股沟部可摸到睾丸;真性隐睾不但在阴囊内摸不到睾丸,就是在阴囊上部或腹股沟处也摸不到睾丸,其位置过高,常位于腹腔内。不论是真性、假性隐睾,还是双侧、单侧隐睾,统称为隐睾症。精子发生和形成须在低于体温 2~3℃ 的环境中进行,故隐睾症患者因精子发生障碍而不育。

二、附 睾

附睾(epididymis)贴附于睾丸的后外侧,呈新月形,上端膨大,下端狭细,分头、体、尾三部分(图 8-2),头部主要由输出小管组成,体部和尾部由附睾管组成(图 8-3)。输出小管是与睾丸网连接的 8~12 根弯曲小管。附睾管为一条长 4~6m、极度蟠曲的管道,远端与输精管相连,其官腔规则,充满精子和分泌物。

考点:附睾的位置和分部

精子在附睾中停留 8~17 天,并经历一系列成熟变化,获得运动能力,达到功能上成熟。这不仅需要雄激素的存在,也与附睾上皮细胞的分泌物质调节密切相关。附睾的功能异常也会影响精子的成熟,导致不育。

三、输精管和射精管

考点：输精
管的分部，精
索的构成

输精管（ductus deferens，图 8-1，图 8-2）连于附睾，是附睾管的直接延续，长约 50cm。输精管依据行程可分为 4 部分。

1. 睾丸部　为输精管的起始部，起自附睾尾，最短，位于阴囊内，沿睾丸后缘及附睾内侧上行至睾丸上端。

2. 精索部　介于睾丸上端水平至腹股沟管浅环之间，位置表浅，容易在皮下扪及，活体触摸时呈较硬的圆索状，临床上常在此进行结扎，从而达到男性绝育的目的。

3. 腹股沟部　位于腹股沟管内。

4. 盆部　是输精管最长的一段，起自腹股沟管深环，后沿盆腔侧壁行向后下，至膀胱底的后面，两侧输精管管腔扩大为输精管壶腹，其末端逐渐靠近并变细，与精囊腺的排泄管汇合成**射精管**（ejaculatory duct，图 8-5）。射精管长约 2cm，斜穿前列腺实质，开口于男性尿道的前列腺部。

输精管是管壁厚、管腔小的肌性管道，管壁有黏膜、肌层和外膜组成。肌层厚，由内纵行、中环行和外纵行排列的平滑肌组成。在射精时，肌层强力收缩，将精液快速排出。

从腹股沟管深环到睾丸上端左右各有一柔软的圆索状结构，内含输精管、睾丸动脉、蔓状静脉丛、神经和淋巴管等结构，称**精索**（spermatic cord，图 8-6）。精索的表面由浅到深包裹 3 层被膜，依次是精索外筋膜、提睾肌和精索内筋膜。

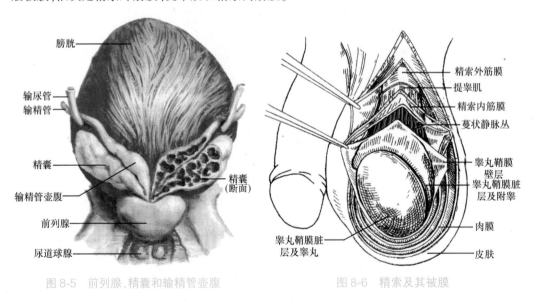

图 8-5　前列腺、精囊和输精管壶腹　　　　图 8-6　精索及其被膜

链　接

输精管结扎术

输精管结扎术是输精管绝育术的一种。输精管精索部位置比较表浅，通过皮肤可将其固定。然后在阴囊两侧，血管稀疏的部位作浸润麻醉；切开皮肤，提出并游离输精管，在稍远离附睾处剪断，切除约 0.8 厘米，分别结扎两断端，并包埋；检查无出血，再缝合皮肤。该手术简便、安全，只要严格遵照无菌操作技术及手术规程，仔细认真地进行，并发症极少发生。

四、附属腺

（一）精囊腺

精囊腺（seminal vesicle）又称精囊,长椭圆形囊状器官,左右各一,位于膀胱底的后方输精管壶腹的外侧,其分泌弱碱性的淡黄色液体,含前列腺素等物质,参与精液的组成(图 8-5)。

（二）前列腺

考点：前列腺的形态、位置及分叶

前列腺（prostate）形似栗子,位于膀胱与尿生殖膈之间,后邻直肠(图 8-5)。前列腺内有尿道起始部纵形通过。其上端宽大,称前列腺底;下端尖细,称前列腺尖;位于底与尖之间的称前列腺体,体的后面较平坦,在其正中线上有一纵形浅沟称前列腺沟,通过直肠指检可触及。射精管在前列腺底部的后缘处向前穿入前列腺实质,开口于尿道的前列腺部。

前列腺由富含弹性纤维和平滑肌纤维的结缔组织形成被摸和支架,腺实质主要由多个复管泡状腺组成,通过导管开口于尿道精阜两侧。前列腺分为 5 个叶(图 8-7),即前叶、中叶和两个侧叶。前叶位于尿道前方,两侧叶之间;中叶呈楔形,位于尿道和射精管之间;后叶位于中叶和两侧叶的后方;两侧叶紧贴尿道的外侧壁。

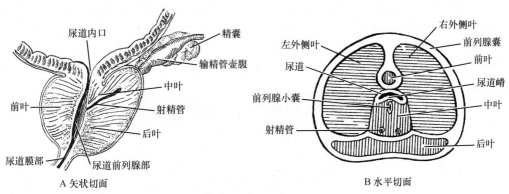

图 8-7　前列腺分叶

小儿前列腺较小。自青春期开始,在雄激素作用下前列腺迅速增大,分泌活动增强,前列腺的分泌物呈稀薄的乳白色液体,通过其排泄管进入尿道,是精液的主要成分。老年时腺组织退化,结缔组织增生,可形成前列腺增生肥大,压迫尿道,从而引起排尿困难。

链　接

前列腺增生

前列腺增生,是男性老年病人的常见疾病之一。随着年龄的增加,男性或多或少都有前列腺增生的现象发生。有研究表明前列腺增生始于 40 岁以后,但 60 岁以上的老年人更为多见。前列腺增生的主要症状有排尿困难,轻者夜里起床小便次数增多,有尿不净或尿完后还有少量排出的现象;严重者出现尿流变细,甚或排不出的现象;同时常伴有腰酸腰痛、四肢无力、遗精等症状。

（三）尿道球腺

尿道球腺（bulbourethral gland）为一对豌豆大小的球形腺体,位于尿生殖膈内,尿道膜部的两侧,其排泄管细长,开口于尿道球部。腺体分泌的黏液于射精前排出,以润滑尿道(图 8-5)。

考点：精液
的组成　　　附属腺体和输精管道的分泌液和精子共同构成**精液**（spermatic fluid）。精液为乳白色的黏稠液体。成年男性一次射精可排出精液 2~5ml，含 3 亿~5 亿个精子。输精管结扎后，可阻断精子的排出，但各附属腺的分泌液仍可以排出体外，因此射精时仍有液体排出，但不含精子。

　　精子产生及精液排出途径可表示为：

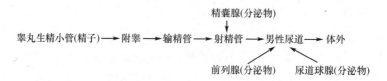

睾丸生精小管(精子)→附睾→输精管→射精管→男性尿道→体外

精囊腺(分泌物)　前列腺(分泌物)　尿道球腺(分泌物)

第二节　男性外生殖器

（一）阴囊

　　阴囊（scrotum）（图 8-8）位于阴茎根部下方，呈下垂的囊袋状，容纳两侧的睾丸。阴囊壁由皮肤和肉膜组成，阴囊皮肤薄而软，颜色深暗，有延展性。深部皮下组织称肉膜，内含有平滑肌，可随着外界环境温度的变化而舒缩，从而调节阴囊内的温度，以适宜精子的生存和发育。肉膜在正中线上向深部发出阴囊纵隔，将阴囊腔分为左右两部分，分别容纳左右两侧的睾丸、附睾等。

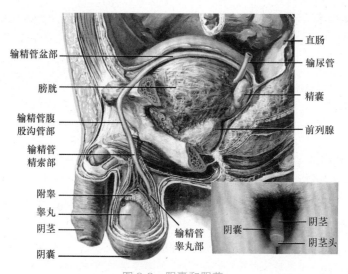

　　　　　　输精管盆部　　　　　　　　　　　　　　　直肠
　　　　　　　　　　　　　　　　　　　　　　　　　输尿管
　　　　　　　膀胱
　　　　　　　　　　　　　　　　　　　　　　　　　精囊
　　　　输精管腹
　　　　股沟管部
　　　　　　　　　　　　　　　　　　　　　　　　　前列腺
　　　　　输精管
　　　　　精索部

　　　　　　附睾
　　　　　　睾丸
　　　　　　阴茎　　　　　　　　　　　　　　　　阴囊　　阴茎
　　　　　　　　　　　　　　输精管　　　　　　　　　　阴茎头
　　　　　　阴囊　　　　　　睾丸部

图 8-8　阴囊和阴茎

（二）阴茎

　　阴茎（penis）分**阴茎头**、**阴茎体**和**阴茎根**三部分（图 8-9），是男性的性交和排尿器官。阴茎后端为阴茎根，固定于耻骨下支和坐骨支；中部为阴茎体，呈圆柱形，悬于耻骨联合的前下方；前端的膨大为阴茎头，在其尖端有矢状位的尿道外口。

阴茎由背侧的两条**阴茎海绵体**和腹侧的一条**尿道海绵体**外包筋膜和皮肤构成（图8-10和图8-11）。三个海绵体表面均包有一层纤维膜，称为白膜。阴茎海绵体呈两端稍细的圆柱体，其前端嵌入阴茎头后面的凹陷内，后端称阴茎脚，分左右两侧，分别附于同侧的耻骨支和坐骨支。尿道海绵体前后均膨大，前端膨大称**阴茎头**，后端膨大为**尿道球**，尿道贯穿整个尿道海绵体全长。海绵体的充血会导致阴茎的勃起。包盖阴茎头的皮肤称**包皮**。在阴茎的腹侧中线上，包皮与尿道外口之间有一条皮肤皱襞，称**包皮系带**。包皮过长，临床行包皮环割时不可损伤包皮系带。

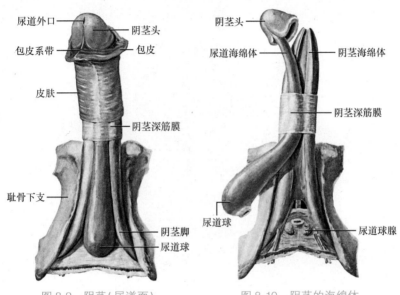

图 8-9　阴茎（尿道面）　　　　　图 8-10　阴茎的海绵体

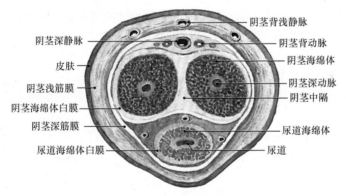

图 8-11　阴茎横切面

链　接

包皮过长及包茎

　　婴幼儿时包皮包裹整个阴茎头，青春期后，随着阴茎的发育，包皮会逐渐向后退缩，阴茎头会从包皮中露出。在成年后，如阴茎头仍被包皮覆盖，在上翻包皮后能暴露尿道外口和阴茎头，称包皮过长；若包皮口过小，包皮不能向后退缩，阴茎头完全被包皮覆盖时，称包茎。上述情况都应行包皮环切术，否则可能成为阴茎癌的诱发因素。

第三节　男性尿道

男性尿道（male urethra，图 8-12）兼有排尿和排精的功能。起于膀胱的尿道内口，依次穿过前列腺、尿生殖膈和尿道海绵体，终于阴茎头顶端的尿道外口。成人长约 16~22cm，管径5~7mm。

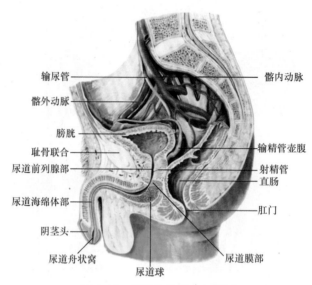

图 8-12　男性盆腔正中矢状面

（一）男性尿道的分部

根据所在位置将男性尿道分为尿道**前列腺部**、**膜部**和**海绵体部**。临床上将尿道海绵体部称为**前尿道**，尿道膜部和尿道前列腺部合称**后尿道**。

1. 前列腺部　为尿道穿前列腺实质的部分，2~3cm 长，此段管腔最宽，也最易扩张。后壁有射精管和前列腺排泄管的开口。

2. 膜部　为尿道穿过尿生殖膈的部分，最短，长约 1.2cm，管腔最窄，周围环绕尿道括约肌，可以控制排尿。

3. 海绵体部　为尿道穿过尿道海绵体的部分，最长，长约15cm。尿道球内的尿道较宽阔称**尿道球部**，尿道球腺开口于此。在阴茎头内，尿道管腔扩大，称**尿道舟状窝**。

（二）男性尿道的特点

男性尿道全长粗细不同，有三处狭窄、三处扩大和两个弯曲。

三处狭窄分别位于尿道内口、尿道膜部和尿道外口（图 8-12），以尿道外口最狭窄。这三个狭窄是结石易滞留的部位。

三处扩大分别位于前列腺部、尿道球部、尿道舟状窝。

两个弯曲分别为耻骨下弯和耻骨前弯（图 8-12）。耻骨下弯位于耻骨联合的下方2cm 处，凸向后下，恒定不变，包括前列腺部、膜部、海绵体部的起始部；耻骨前弯位于耻骨联合的前下方，凸向前上，由尿道海绵体部松弛时自然下垂形成，阴茎勃起时或将阴茎拉向腹壁时，此弯曲可消失。

临床上给男病人导尿或使用膀胱镜检查时应注意上述狭窄和弯曲，避免损伤尿道。

目 标 检 测

一、名词解释

1. 精索　2. 精液

二、填空题

1. 男性生殖腺是_____,其功能可以_____、

　_____。

2. 男性内生殖器包括_____、_____、_____
　三部分,其中输精管道由_____、_____、
　_____和_____组成。

3. 男性尿道分为_____、_____、_____三
　部分。其三处狭窄分别位于_____、_____、
　_____。

4. 男性的附属腺有_____、_____、
　_____。

三、A 型选择题

1. 男性生殖腺是(　　　)
　A. 附睾　　　　　　　B. 前列腺
　C. 睾丸　　　　　　　D. 精囊
　E. 尿道球腺

2. 射精管开口于(　　　)
　A. 尿道膜部　　　　　B. 尿道前列腺部
　C. 输精管　　　　　　D. 精囊
　E. 尿道球

3. 男性激素由那种结构分泌(　　　)

　A. 生殖细胞　　　　　B. 支持细胞
　C. 生精细胞　　　　　D. 间质细胞
　E. 前列腺细胞

4. 精索内不含有(　　　)
　A. 睾丸动脉　　　　　B. 蔓状静脉丛
　C. 输精管　　　　　　D. 神经
　E. 淋巴管

5. 输精管结扎术长选用的部位是(　　　)
　A. 睾丸部　　　　　　B. 精索部
　C. 盆部　　　　　　　D. 腹股沟管部
　E. 壶腹部

6. 男性尿道最狭窄的部位是(　　　)
　A. 膜部　　　　　　　B. 前列腺部
　C. 海绵体部　　　　　D. 尿道内口
　E. 尿道外口

7. 临床上所说的前尿道是指(　　　)
　A. 尿道膜部　　　　　B. 前列腺部
　C. 海绵体部　　　　　D. 膜部
　E. 膜部和海绵体部

四、问答题

1. 简述精液产生和排出的途径。

2. 试述男性尿道的分部、狭窄、扩大和弯曲。

（傅玉峰）

第九章 女性生殖系统

案例 9-1

某患者,女,50 岁,接触性出血 1 个月,月经规律,妇科查体:宫颈重度糜烂,宫体后倾,大小正常,活动好,阴道镜下活检报告为癌细胞突破基底膜 5mm 以内,有淋巴管侵犯及病灶融合。

问题:从解剖学的角度该患者的诊断应该是什么?

女性生殖系统(female reproductive system)包括内生殖器和外生殖器。内生殖器由**卵巢**、**输卵管**、**子宫**、**阴道**及附属腺(**前庭大腺**)组成;外生殖器即**女阴**(图 9-1)。卵巢是女性生殖腺,可以产生卵子并分泌女性激素。成熟卵子经卵巢排出后进入腹膜腔,然后进入输卵管,卵子在输卵管内受精后进入子宫并植入子宫内膜,发育为胎儿。成熟的胎儿分娩时,胎儿由子宫口经阴道娩出。进入输卵管的卵子若未受精,随后退化而被吸收。

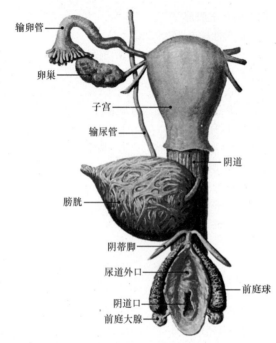

考点:女性内生殖器组成

考点:卵巢的位置、结构

图 9-1　女性生殖系统模式图

（图中标注：输卵管、卵巢、子宫、输尿管、阴道、膀胱、阴蒂脚、尿道外口、阴道口、前庭大腺、前庭球）

第一节　女性内生殖器

一、卵　巢

(一) 卵巢的位置与形态

卵巢(ovary)为实质性器官,左、右各一,位于盆腔内髂内、外动脉夹角处的卵巢窝内(图 9-2)。卵巢呈扁卵圆形,色灰红,分内、外侧两面,前、后两缘和上、下两端。外侧面贴于卵巢窝,内侧面朝向盆腔。前缘借卵巢系膜连于子宫阔韧带,中部有血管、神经等结构出入,此处称**卵巢门**,后缘游离。上端借卵巢悬韧带连于盆壁,下端借卵巢固有韧带连于子宫底两侧。

卵巢的大小、形状随年龄而异,幼女时较小,表面光滑,性成熟期卵巢最大,但由于多次排卵,表面形成许多疤痕而变得凹凸不平。35～40 岁,卵巢开始缩小,绝经以后逐渐萎缩。

(二) 卵巢的微细结构

成年女性卵巢的表面为单层扁平或立方上皮,其深面是一薄层致密结缔组织,称白膜。卵巢的实质可分为表层较厚的皮质和深层狭小的髓质,皮质内含有不同发育阶段的卵泡、黄体、白体和闭锁卵泡等。髓质内为疏松结缔组织,含有血管、淋巴管和神经等(图 9-3)。

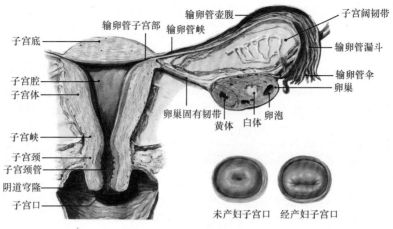

图 9-2　女性内生殖器

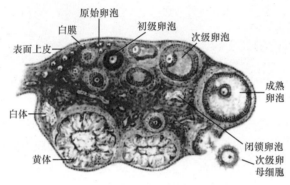

图 9-3　卵巢的微细结构模式图

1. 卵泡的发育　卵泡(follicle)发育始于胚胎时期,第 5 个月胚胎的双侧卵巢有原始卵泡近 700 万个,以后逐渐减少,出生时尚有 100 万~200 万个,青春期时仅存约 4 万个,从青春期开始,在垂体促性腺激素的作用下,每个月一般有 15~20 个卵泡开始生长发育,但通常只有一个卵泡发育成熟。在女性的一生中,两侧卵巢有 400~500 个卵泡发育成熟,其余均在不同年龄先后退化为闭锁卵泡。卵泡的发育,大致可归纳为三个阶段:

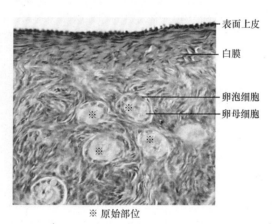

※ 原始部位

图 9-4　原始卵泡

(1) 原始卵泡(primordial follicle):位于皮质浅层,体积小,数量多。原始卵泡中央为卵母细胞,周围是一层小而扁平的卵泡细胞。卵母细胞是卵细胞的幼稚阶段,卵泡细胞有支持和营养卵母细胞的作用(图 9-4)。

(2) 生长卵泡(growing follicle):青春期开始后,在垂体促性腺激素的作用下,部分原始卵泡开始生长发育,卵泡细胞分裂增生,由一层变为多层,由扁平细胞变为立方形或柱状细胞;卵母细胞逐渐增大,并在其表面出现一层厚度均匀的嗜酸性膜,称透明带(zona pellucida)。随着卵泡细胞的不断增殖,卵泡细胞之间出现一些含液体的小腔隙,腔内液体称卵泡液,卵泡继续发育,这些小腔相互融合,最终形成卵泡腔。在卵泡腔的形成过程中,靠近卵母细胞的卵泡细胞逐渐变成柱状,围绕透明带呈放射状排列,称**放射冠**(corona radiata);其他的卵泡细胞主要构成了卵泡壁。随着卵泡的发育,卵泡周围的结缔组织也逐渐发生变化,形成富含细胞和血管的卵泡膜(图9-5)。

（3）成熟卵泡(mature follicle):是卵泡发育的最后阶段。由于卵泡液急剧增多,卵泡腔变大,使卵泡体积显著增大,其直径可达0.8~1cm,并凸出卵巢表面。排卵前36~48小时,卵母细胞完成第一次成熟分裂,形成一个次级卵母细胞和一个很小的细胞,后者称第一极体,位于次级卵母细胞与透明带之间的间隙内(图9-6)。

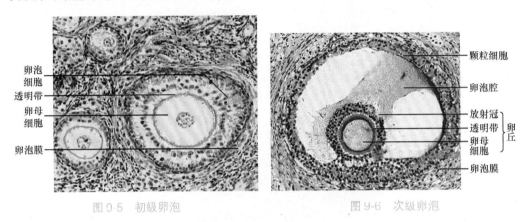

图9-5 初级卵泡　　　　　　　　　　图9-6 次级卵泡

2. 排卵　　成熟卵泡内的卵泡液剧增,突出卵巢表面的那部分卵泡壁、白膜及其表面的卵泡上皮逐渐变薄,最终破裂,次级卵母细胞连同透明带、放射冠和卵泡液从卵巢表面排出的过程,称**排卵**(ovulation)(图9-7)。通常,生育期的妇女每28天左右排卵一次,排卵时间约在每个月经周期的第12~16天。一般每次排卵1个,排出2个或2个以上的少见,双侧卵巢交替排卵。卵排出后,若在24小时内未受精,次级卵母细胞即退化消失;若受精,则继续完成第二次成熟分裂,产生一个成熟的卵细胞和一个第二极体。

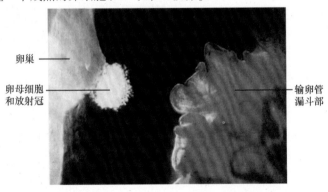

图9-7 卵巢排卵

3. 黄体的形成与退化　　排卵后,残留的卵泡壁塌陷,卵泡膜和血管随之陷入,在黄体生成素的作用下,逐渐发育成一个体积大而富含血管的内分泌细胞团,新鲜时呈黄色,称**黄体**(corpus luteum)。黄体能分泌孕激素(黄体酮)和少量雌激素。若排出的卵未受精,黄体维持12~14天后退化,称**月经黄体**。若受精并妊娠,在胎盘分泌的绒毛膜促性腺激素的刺激下,黄体继续发育,直径可达4~5cm,大约维持到妊娠6个月后,才开始退化,称**妊娠黄体**。无论何种黄体,最终均退化,被结缔组织取代成为**白体**。

卵巢巧克力囊肿

卵巢巧克力囊肿,又称卵巢内膜异位囊肿,是子宫内膜"漂洋过海","移民"到卵巢内引发的一种疾病。子宫内膜"移民"到卵巢内后,仍受卵巢性激素的周期性影响。当月经来潮时,"侨居"卵巢内的异位内膜也会发生"月经"样出血,"经血"无法排出体外,只得潴留在卵巢内。脱落于"经血"中的异位内膜像种子一样,继续种植于卵巢内,月复一月,年复一年,潴留于卵巢内的"经血"越积越多,就形成了由小到大的囊包。由于囊肿内的血是长期潴留的陈旧血,外观呈巧克力糊状,故称为"卵巢巧克力囊肿"。患者可出现痛经、持续性下腹疼痛、月经失调、不孕和性交痛等病症。

二、输 卵 管

(一)输卵管的位置和形态

输卵管(uterine tube)是一对输送卵子的肌性管道,全长 10~14cm(图 9-2)。输卵管位于子宫阔韧带的上缘内,其内侧端开口于子宫腔,称**输卵管子宫口**,外侧端开口于腹膜腔,称**输卵管腹腔口**。女性腹膜腔可通过输卵管、子宫和阴道与外界相通。输卵管由内侧向外侧可分为 4 部分:

1. 输卵管子宫部 贯穿子宫壁,此段最细,以输卵管子宫口通子宫腔。

2. 输卵管峡部 短而直,腔窄壁厚,血管少。输卵管结扎术常在该部进行

3. 输卵管壶腹部 管径粗而弯曲,长度约占输卵管总长度的 2/3。此部是卵细胞受精的部位。受精卵形成后会向内侧移动进入子宫并植入子宫内膜。

4. 输卵管漏斗部 为输卵管外侧端的膨大部分,呈漏斗状,漏斗末端的边缘有许多细长的突起,称输卵管伞,覆于卵巢的表面,可作为手术中识别输卵管的标志。

卵巢和输卵管位于子宫的两侧,临床上将卵巢和输卵管统称为**子宫附件**。

考点:输卵管的形态、位置及分部

(二)输卵管的微细结构

输卵管管壁由内向外依次为黏膜、肌层和浆膜。黏膜由单层柱状上皮和固有层构成。黏膜向管腔突起形成较多的皱襞,在壶腹部最发达。上皮由分泌细胞和纤毛细胞组成。分泌细胞的分泌物组成输卵管液,对卵细胞有营养和辅助运行的作用。上皮细胞多数有纤毛,纤毛向子宫腔方向的摆动,有助于将卵细胞推向子宫腔。黏膜上皮在卵巢激素的影响下随月经周期而发生周期性变化。肌层为平滑肌,大致可分为内环、外纵两层,峡部最厚,壶腹部最薄。浆膜即腹膜,故输卵管为腹膜内位器官。

输卵管妊娠

卵子在输卵管壶腹部受精,受精卵因某些原因在输卵管被阻,而在输卵管的某一部分着床、发育,发生输卵管妊娠。典型病例具有急性腹痛,短期闭经及不规则点滴阴道流血,且多有原发或继发不孕史。输卵管妊娠以壶腹部为最多,占 50%~70%;其次为峡部,占 30%~40%;伞部最少见,占 1%~2%。

三、子 宫

子宫(uterus)壁厚腔小,是孕育胎儿和产生月经的肌性器官。

考点:子宫的形态、结构、位置及固定装置

（一）子宫的形态

成年未产妇的子宫,呈前后略扁倒置的梨形,长约7~9cm,最宽径约4~5cm,厚约2~3cm。子宫自上而下可分为底、体、颈三部分(图9-2)。两侧输卵管子宫口连线以上较圆凸的部分为子宫底;下端呈窄圆柱状的部分为子宫颈,是肿瘤的好发部位;子宫底与子宫颈之间的部分为**子宫体**。子宫颈分为两部分,子宫颈下端突入阴道的部分称**子宫颈阴道部**,在阴道以上的部分称**子宫颈阴道上部**。子宫颈阴道上部的上端与子宫体之间较狭细的部分称**子宫峡**,长约1cm,在妊娠期,子宫峡部会逐渐扩张伸长,至妊娠末期可达7~11cm,产科常在此处行剖宫术,可避免进入腹膜腔,减少感染的机会。

子宫内的腔隙可分为子宫腔和子宫颈管两部。上部在子宫体内,称**子宫腔**,为前后略扁的倒三角形;下部在子宫颈内,称**子宫颈管**,呈梭形,向下借子宫口通阴道。未产妇子宫口近似圆形,其边缘光滑整齐;经产妇的子宫口呈横裂状(图9-2)。

（二）子宫的位置

子宫位于小骨盆的中央,膀胱与直肠之间,下端与阴道相接,两侧与输卵管和子宫阔韧带相连(图9-8)。成年女性子宫呈轻度的**前倾前屈位**。前倾是指子宫向前倾斜,以至于子宫的长轴与阴道长轴形成一个向前开放的钝角;前屈是指子宫颈与子宫体之间形成的钝角。在人体直立且膀胱空虚时,子宫体伏于膀胱上面,几乎与地面平行。子宫的位置随膀胱和直肠的充盈度而发生变化(图9-9)。

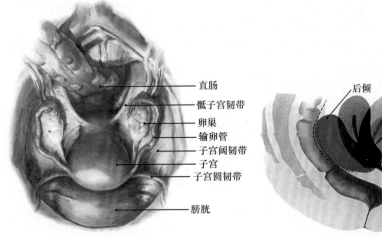

图9-8　子宫的固定装置

直肠
骶子宫韧带
卵巢
输卵管
子宫阔韧带
子宫
子宫圆韧带
膀胱

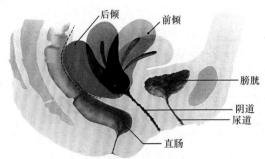

图9-9　子宫的位置

后倾　前倾
膀胱
阴道
尿道
直肠

新生儿的子宫高出小骨盆上口,子宫颈较子宫体长。性成熟前期,子宫迅速发育,壁增厚。性成熟期,子宫颈和子宫体长度几乎相等。经产妇的子宫各径、内腔都增大,重量可增加一倍。绝经期后,子宫萎缩变小,壁也变薄。

（三）子宫的固定

子宫的正常位置依赖于盆底肌的承托和韧带的牵拉与固定,韧带主要有以下4对(图9-8)。

1. 子宫阔韧带　位于子宫两侧的双层腹膜皱襞,其上缘游离,包裹输卵管,下缘和外侧缘达盆壁并移行为盆壁的腹膜。该韧带可限制子宫向两侧移位。

2. 子宫圆韧带　呈圆索状,由结缔组织和平滑肌构成。起于输卵管和子宫移行处的稍下方,在子宫阔韧带前、后两层之间向前外侧走行,继而通过腹股沟管,止于阴阜和大阴唇的皮下。该韧带是维持子宫前倾的主要结构。

3. 子宫主韧带　由结缔组织和平滑肌构成,起自子宫颈阴道上部外侧,止于骨盆侧壁。该韧带可固定子宫颈和阻止子宫向下脱垂。

4. 骶子宫韧带　由结缔组织和平滑肌构成,起于子宫颈阴道上部的后外侧,向后绕过直肠的两侧,附着于骶骨前面。该韧带可牵拉子宫颈向后上,对维持子宫前屈位有重要作用。

链　接

子宫 4 对韧带口诀记忆法

子宫 4 对韧带的口诀记忆方法:简而言之,可用"扩园地主"(扩充园地的地主)来记忆,引申为"阔圆骶主"。"扩"即子宫阔韧带,"园"即子宫圆韧带,"地"即骶子宫韧带,"主"即子宫主韧带。

(四) 子宫的微细结构

子宫壁由内向外分内膜、肌层和外膜(图 9-10)。

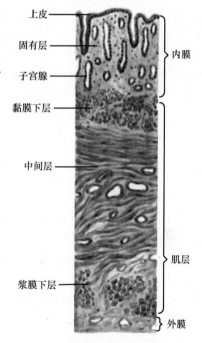

图 9-10　子宫壁的微细结构

1. 内膜　即子宫的黏膜,由单层柱状上皮和固有层组成。上皮向固有层内下陷形成子宫腺,固有层由增殖能力较强的结缔组织构成,内含子宫腺和丰富的血管,其小动脉呈螺旋状走行,称螺旋动脉。根据结构和功能不同,子宫内膜分为功能层和基底层。**功能层**位于内膜的浅层,较厚,随月经周期发生周期性剥脱;妊娠时,胚泡植入此层并在其中生长。**基底层**位于功能层的深部,较薄,不随月经周期剥脱,但有增生修复功能层的能力。

2. 肌层　肌层厚,由交错行走的平滑肌束构成。妊娠时,平滑肌纤维受卵巢激素的作用,增生肥大并分裂增殖,使肌层显著增厚。分娩后,肌纤维迅速恢复正常大小,部分肌纤维凋亡。

3. 外膜　大部分为浆膜,小部分为结缔组织膜。

(五) 子宫内膜的周期性变化

自青春期开始,在卵巢分泌的激素作用下,子宫内膜功能层发生周期性变化(图 9-11),即每 28 天左右发生一次内膜的剥脱、出血、增生和修复过程,称**月经周期**(menstrual cycle)。每一月经周期中,子宫内膜的结构变化一般分为三期:

1. 增生期　月经周期的第 5~14 天,即从月经结束至排卵。此期正值卵巢内有部分卵泡开始生长发育,又称卵泡期。在卵泡分泌的雌激素作用下,残存的基底层增生修复功能层。此期子宫内膜主要的结构变化为:①子宫内膜逐渐增厚;②子宫腺增多、增长并弯曲;③螺旋动脉也伸长、弯曲。此期末,卵巢内的成熟卵泡排卵,子宫内膜随之进入分泌期。

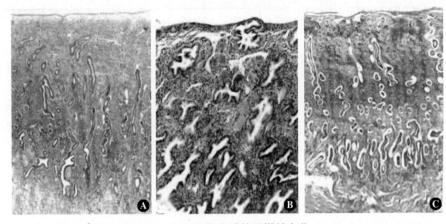

图 9-11　子宫内膜的周期性变化

2. 分泌期　月经周期的第15~28天,即从排卵到下一次月经前。此期卵巢已形成黄体,又称黄体期。在黄体分泌的雌激素和孕激素作用下,子宫内膜继续增厚。此期子宫内膜主要的结构变化为:①子宫腺继续增多、增长并极度弯曲,腺细胞分泌功能旺盛;②螺旋动脉继续伸长、迂曲;③固有层内组织液增多,呈现水肿;排出的卵若未受精,则黄体退化,血中雌激素和孕激素浓度明显下降,内膜功能层剥脱,进入月经期。

3. 月经期　月经周期的第1~4天,即从月经开始到出血停止。由于黄体退化,其分泌的雌激素、孕激素急剧下降,子宫内膜功能层的螺旋动脉持续收缩,导致子宫内膜功能层发生缺血坏死。继而,螺旋动脉扩张,毛细血管破裂,血液涌入内膜功能层,最后血液与坏死脱落的内膜组织一起经阴道排出,称**月经**。月经期内,子宫内膜有创面,容易引起感染,应保持经期卫生,避免剧烈运动。

四、阴　　道

考点:阴道　　阴道(vagina)是连接子宫和外生殖器的肌性管道,它是女性的性交器官,也是导入精液、
穹的位置和　排出月经和娩出胎儿的管道(图 9-2 和图 9-9)。
临床意义

(一) 阴道的形态

阴道上端包绕子宫颈阴道部,二者之间形成一环形凹陷,称**阴道穹**。阴道穹分前部、后部和两侧部,阴道穹的后部最深,其后上方与直肠子宫陷凹相毗邻,二者间仅隔以阴道后壁和腹膜。当直肠子宫陷凹内有积液或积血时,可经阴道后穹进行穿刺或引流。阴道下端较窄,以阴道口开口于阴道前庭。处女的阴道口周围有处女膜,一般呈唇状、环状或筛状,处女膜破裂后,阴道口周围留有处女膜痕。

(二) 阴道的位置

阴道位于盆腔的中央,前方是膀胱和尿道,后方是直肠。若有尿道或直肠损伤,可能引起尿道阴道瘘或直肠阴道瘘。阴道下部穿经尿生殖膈,其周围有尿道阴道括约肌和肛提肌,这些肌均对阴道有括约作用。

链　接

老年人易阴道感染

　　阴道黏膜的上皮为复层扁平上皮,上皮细胞可随卵巢分泌的雌激素水平变化而出现脱落和再生。脱落细胞内的糖原在阴道杆菌的作用下转变为乳酸,使阴道内保持酸性,可防止细菌侵入。老年人因雌激素水平下降,导致糖原和乳酸均减少,阴道液的酸性降低,极易发生阴道感染。

第二节　女性外生殖器

　　女性外生殖器,即女阴(female puden-dum),包括阴阜、大阴唇、小阴唇、阴道前庭、阴蒂、前庭球和前庭大腺等(图9-1、图9-13)。

一、阴　阜

　　阴阜为耻骨联合前面的皮肤隆起,皮下富有脂肪。性成熟以后皮肤生有阴毛。

二、大　阴　唇

　　大阴唇为一对纵行隆起的皮肤皱襞,富有色素,性成熟以后生有阴毛,两侧大阴唇在前端和后端互相连合,形成唇前连合和唇后连合。

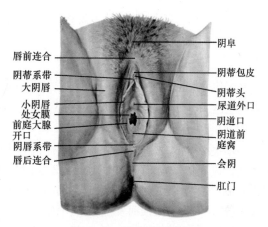

图9-12　女性外生殖器

三、小　阴　唇

　　小阴唇为位于大阴唇内侧较薄的一对皮肤皱襞,表面光滑无阴毛。小阴唇前端延伸为阴蒂包皮和阴蒂系带,后端会合形成阴唇系带。

四、阴　道　前　庭

　　阴道前庭(vaginal vestibule)位于两侧小阴唇之间的裂隙,其前部较小的为尿道外口,后部较大的为阴道口。

五、阴　蒂

　　阴蒂(clitoris)由两个阴蒂海绵体组成,位于尿道外口的前方,分脚、体、头三部。阴蒂头露于表面,富含神经末梢,感觉较敏锐。

六、前庭球和前庭大腺

　　前庭球呈马蹄铁形,其中间部较细,位于尿道外口与阴蒂体之间的皮下,而外侧部较大,位于大阴唇的深面。

　　前庭大腺(图9-12)为女性的附属腺,又称Bartholin腺,外形似豌豆,位于前庭球后端的深面。前庭大腺导管向内侧开口于阴道前庭,可分泌黏液以润滑阴道口;如因炎症引起导管阻塞,可形成囊肿。

第三节　乳房和会阴

一、乳　房

 案例9-2

患者,女,30岁,产后10天正在哺乳,左乳房红肿疼痛5天,伴畏寒、发热1天。查血常规:WBC 20× 10^9/L,中性粒细胞0.85。临床诊断:急性乳腺炎。

问题: 女性乳房结构有何特征? 为什么哺乳期女性易患急性乳腺炎?

人类的乳房(breasts),男性不发达,女性在青春期后开始发育生长,妊娠和哺乳期有分泌活动。

(一) 位置

乳房位于胸前部,胸大肌前方,成年女性乳房其上缘约平2~3肋,下缘平6~7肋,内侧缘至胸骨旁线,外侧缘可达腋中线。

考点: 乳房的形态及结构

(二) 形态

成年未产女性,其乳房略呈半球形,质地紧张而富有弹性。乳房中央的突起为**乳头**,其位置因发育程度和年龄而异,一般平对第4肋间隙或第5肋,乳头顶端有输乳管的开口。乳头周围的环状色素沉着区,称**乳晕**,其深面为乳晕腺,该腺可分泌脂性物质润滑乳头。乳头和乳晕的皮肤薄弱,容易受损而发生感染,哺乳期应特别注意卫生。妊娠后期和哺乳期乳房增大,停止哺乳后,乳腺萎缩而乳房变小,老年女性乳房更加萎缩而松弛下垂。

(三) 内部结构

乳房由皮肤、乳腺、脂肪组织、纤维组织构成(图9-13和图9-14)。乳腺被脂肪组织分隔为15~20个乳腺叶。每个乳腺叶又分为若干个乳腺小叶,乳腺叶有一排泄管,称**输乳管**,这些输乳管以乳头为中心呈放射状排列,开口于乳头。临床上做乳房手术时应尽量做放射状切口,以减少对输乳管和乳腺的损伤。在胸筋膜和乳房皮肤之间连有许多小的纤维束,称**乳房悬韧带**(Cooper韧带),该韧带对乳房起支持和固定作用。乳腺癌患者,由于癌组织浸润,乳房悬韧带可受侵犯而缩短,牵拉皮肤向内凹陷,使皮肤表面形成许多小凹,类似橘皮,临床上称为"**橘皮样变**",是乳腺癌常有的体征之一。

二、会　阴

考点: 会阴的概念

会阴的概念　会阴(perineum)有广义会阴和狭义会阴之分。

1. 广义会阴　是指封闭小骨盆下口的全部软组织,其境界呈菱形,前界为耻骨联合下缘,后界为尾骨尖,两侧界为耻骨下支、坐骨支、坐骨结节和骶结节韧带(图9-15)。将两侧坐骨结节连线,可将会阴分为前、后两个三角区,前方的称尿生殖三角(尿生殖区)和后方的称肛门三角(肛区)。尿生殖三角,在男性有尿道通过,在女性有尿道和阴道通过;肛门三角有肛管通过。

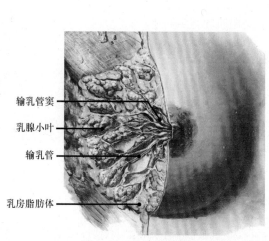

输乳管窦
乳腺小叶
输乳管
乳房脂肪体

图 9-13　乳腺及导管

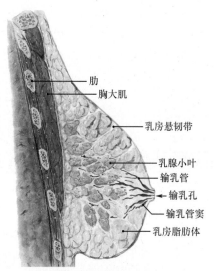

肋
胸大肌
乳房悬韧带
乳腺小叶
输乳管
输乳孔
输乳管窦
乳房脂肪体

图 9-14　乳房矢状切面

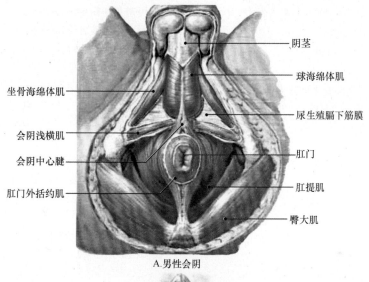

坐骨海绵体肌
会阴浅横肌
会阴中心腱
肛门外括约肌

阴茎
球海绵体肌
尿生殖膈下筋膜
肛门
肛提肌
臀大肌

A.男性会阴

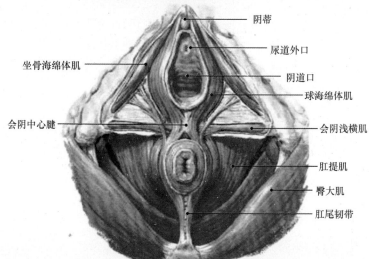

坐骨海绵体肌
会阴中心腱

阴蒂
尿道外口
阴道口
球海绵体肌
会阴浅横肌
肛提肌
臀大肌
肛尾韧带

B.女性会阴

图 9-15　男性会阴，女性会阴

2. 狭义会阴　是指肛门与外生殖器之间的狭小区域,又称产科会阴,女性分娩时伸展扩张较大,结构变薄,应注意保护此区,以避免会阴撕裂。

在会阴处,除男女生殖器外,主要结构是会阴肌和会阴筋膜。

目 标 检 测

一、名词解释

1. 排卵　2. 月经周期　3. 产科会阴　4. 阴道穹

5. 子宫峡

二、填空题

1. 女性的生殖腺是_____,其功能是_____。

2. 输卵管由内侧向外侧分为_____,_____,_____和_____四部分,通常受精的部位在_____,输卵管理想结扎部位在_____,_____是临床识别输卵管的标志。

3. 子宫可以分为_____、_____和_____三部分,子宫内腔可以分为上方的_____和下方_____两部分。

4. 子宫位于_____中央,在_____和_____之间,子宫的正常方位为_____位。

5. 子宫内膜的周期性变化可分为三期,即_____,_____和_____。

6. 临床上通常将_____和_____统称为子宫附件。

7. 维持子宫正常位置的韧带有_____、_____、_____和_____。

8. 广义会阴呈菱形,前部男性有_____通过,女性有_____和_____通过;后部有_____通过。

三、A 型选择题

1. 阻止子宫脱垂的结构是(　　)

　A. 子宫圆韧带　　　　　B. 骶子宫韧带

　C. 子宫阔韧带　　　　　D. 子宫主韧带

　E. 盆底肌

2. 输卵管腹腔口开口于(　　)

　A. 腹腔　　　　　　　　B. 腹膜腔

　C. 卵巢　　　　　　　　D. 子宫

　E. 阴道

3. 月经周期的哪些天是易受孕时期(　　)

　A. 第 4~7 天　　　　　B. 第 8~11 天

　C. 第 12~16 天　　　　D. 第 17~21 天

　E. 第 22~26 天

4. 乳腺手术应采用放射状切口,是因为(　　)

　A. 便于延长切口

　B. 可避免切断悬韧带

　C. 可减少对输乳管损伤

　D. 容易找到发病部位

　E. 有利于伤口的愈合

5. 月经黄体维持的时间为(　　)

　A. 28 天　　　　　　　B. 14 天

　C. 6 个月　　　　　　D. 1~4 天　 E 不定

6. 输卵管(　　)

　A. 外侧端游离以输卵管腹腔口与卵巢相通

　B. 常在输卵管壶腹部行结扎术

　C. 女性腹膜腔经输卵管、子宫、阴道与外界相通

　D. 输卵管子宫部是卵细胞受精的部位

　E. 以上均不正确

四、问答题

1. 试述子宫的位置及固定装置。

2. 试述卵巢发育与月经周期形成的关系。

3. 什么是产科会阴? 其临床意义如何?

(席　君)

第十章 心血管系统

某患者,女,20 岁。因溺水导致心搏骤停。急诊医生采用心肺复苏术。步骤为:患者仰卧,术者双掌叠压于胸骨中、下 1/3 交界处,向下使胸骨下陷至少 5cm 后立即放开,以至少 100 次/分的频率反复按压。同时进行人工呼吸,心按压与人工呼吸的比例为 30/2,直至心跳恢复。临床诊断:溺水。

问题:请根据解剖学知识来分析胸外心脏按压应注意哪些事项?

第一节 心血管系统概述

一、心血管系统的组成

心血管系统(cardiovascular system)由心和血管组成(图 10-1)。

1. **心**(heart) 主要由心肌组成,是血液流动的动力器官,内部被房间隔和室间隔分为互不相通的左、右两半,每半又分为上方的心房和下方的心室,故心有四个腔:右心房和右心室,左心房和左心室。同侧心房和心室借房室口相通。心房接纳静脉,心室发出动脉。

2. **血管**(blood vess)包括动脉、静脉和毛细血管,是运输血液的通道。**动脉**(artery)是由心室发出引导血液离心的血管,**静脉**(vein)是引导血液回心的血管,**毛细血管**(capillary)是连于微动脉与微静脉之间、相互交织成网状的微细血管,是血液同周围组织器官进行物质交换的场所。

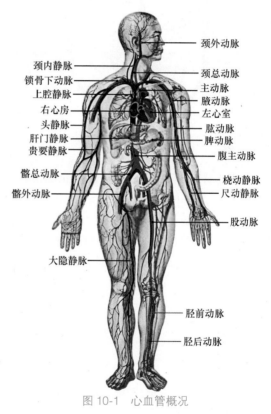

颈外动脉
颈内静脉
颈总动脉
锁骨下动脉
主动脉
上腔静脉
腋动脉
右心房
左心室
头静脉
肱动脉
肝门静脉
脾动脉
贵要静脉
腹主动脉
髂总动脉
桡动静脉
髂外动脉
尺动静脉
股动脉
大隐静脉
胫前动脉
胫后动脉

图 10-1 心血管概况

考点:心血管系统的组成

链 接

脉 管 系 统

脉管系统包括心血管系统和淋巴系统,都是分布于全身封闭的连续管道。心血管系内流动着血液,淋巴系统内流动着淋巴,淋巴最终也汇入心血管系统。

脉管系统的主要功能是:①把机体从外界摄取的氧气和营养物质送到全身各部,供机体新陈代谢之用;同时又把机体的代谢产物,如二氧化碳、尿素等,分别运送到肺、肾和皮肤等处排出体外,从而维持人体的新陈代谢的正常进行。②运送内分泌腺、内分泌细胞分泌的激素到相应的器官,以调节各器官的活动。③运送淋巴器官和淋巴组织产生的淋巴细胞和抗体,参与机体的免疫应答,从而构成人体重要的防御体系。

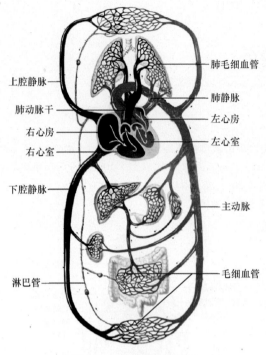

上腔静脉————

肺动脉干————

右心房————

右心室————

下腔静脉————

考点: 体、肺
循环的途径

淋巴管————

————肺毛细血管

————肺静脉

————左心房

————左心室

————主动脉

————毛细血管

图 10-2　血液循环示意图

二、血液循环

血液由心室射出,经动脉、毛细血管和静脉最后返回到心房,这种周而复始、循环不止地流动过程,称**血液循环**。根据循环途径的不同可分为体循环和肺循环两种,两个循环同时进行(图 10-2)。

(一) 体循环(systemic circulation)

体循环又称大循环。血液由左心室搏出,经主动脉及其分支到达全身毛细血管,血液在此与周围的组织、细胞进行物质和气体交换,再通过各级静脉,最后经上、下腔静脉和冠状窦返回到右心房,这一循环途径称**体循环**(也称**大循环**)。通过体循环把氧和营养物质输送到全身各部组织,并将代谢产物运回心。这时,血液由含氧丰富、颜色鲜红的动脉血变为含氧量较低、颜色暗红的静脉血。体循环的主要特点是路程长、流经范围广,血流压力相对较高。

(二) 肺循环(pulmonary circulation)

肺循环又称小循环。血液由右心室搏出,经肺动脉干及其各级分支到达肺泡毛细血管网进行气体交换,再经肺静脉进入左心房,这一循环途径称**肺循环**(也称**小循环**)。通过肺循环把肺内吸入的氧气交换进入血液,同时把血液中代谢产物二氧化碳交换到肺,并通过呼吸道排出体外。这时,血液由含氧量较低、颜色暗红的静脉血变为含氧丰富、颜色鲜红的动脉血。肺循环的主要特点是路程较短,只通过肺,血流压力相对较低。

第二节　心

一、心的位置和毗邻

考点: 心的
位置

心位于胸腔前下部,中纵隔内,约 2/3 居人体正中线的左侧,1/3 居人体正中线的右侧,外面包裹心包。心的上方有出入心的大血管;下方是膈;前方大部分被肺和胸膜所覆盖,只有小部分与胸骨体下部和左侧第 4~5 肋软骨相邻;后方邻近左主支气管、食管和胸主动脉,平对第5-8 胸椎;心的两侧借纵隔胸膜与肺相邻(图 10-3)。

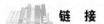　　**链　接**

心的位置记忆口诀

心居胸腔纵隔内,三分之二在左边;心内注射药物时,胸骨左缘四肋间。

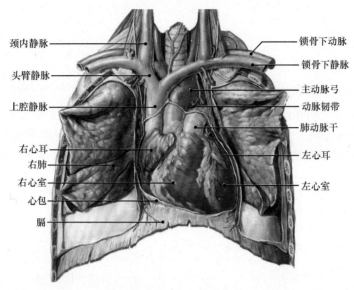

图 10-3　心的位置

二、心 的 外 形

心的外形略呈前后稍扁倒置的圆锥形,一般稍大于本人的拳头。可分为一尖、一底、二**考点**:心的
面、三缘、三沟(图 10-4)。　　　　　　　　　　　　　　　　　　　　　　　　外形

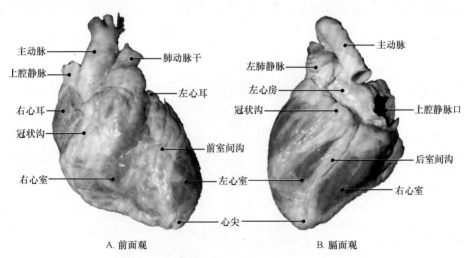

A. 前面观　　　　　　　　　　　　　　　　B. 膈面观

图 10-4　心的外形

心尖　朝向左前下方,由左心室构成,在左侧第 5 肋间隙锁骨中线内侧 1~2cm 处可触及心尖冲动。

心底　朝向右后上方,大部由左心房,小部分由右心房组成,并与出入心的大血管相连。

二面　心的前面朝向胸骨体和肋软骨,故称**胸肋面**;下面与膈相贴称**膈面**。

三缘　为**左缘、右缘**和**下缘**。**左缘**绝大部分由左心室构成,**右缘**由右心房构成,**下缘**锐利,由右心室和心尖构成。

三沟　心表面有三条浅沟,可作为心分界的表面标志。在心底附近有几乎成环形的**冠状沟**,是上方的心房和下方的心室的表面分界标志。在心的胸肋面和膈面各有一条纵行的浅沟,分别叫做**前室间沟**和**后室间沟**,是左、右心室表面分界的标志。上述各沟内都有心的血管经过和脂肪组织填充。

三、心　腔

 案例 10-2

　　某患者,男,47 岁。20 年前发现心脏有杂音,当时未太在意。6 周前患者上呼吸道感染后出现发热,体温维持在 38℃左右,无明显头痛、恶心,无腹痛、腹泻。患者感觉比较劳累,呼吸费力,超声心动图检查示二尖瓣增厚、回声增强,二尖瓣狭窄并关闭不全,二尖瓣叶可见赘生物。发病以来精神食欲尚可,睡眠一般,大小便正常。

　　查体:T:38.5℃ P:98 次/分 R:19 次/分 BP:115/68mmHg。神志清楚,呼吸平稳,步入病房,发育正常,营养正常,查体合作,对答切题。

　　临床诊断:①亚急性感染性心内膜炎;②风湿性心瓣膜病、二尖瓣狭窄并关闭不全、心功能Ⅱ级。

问题:试述心腔内瓣膜结构的名称和功能。

考点:心腔的主要结构和血流方向,常见先天性心脏病的好发部位

　　心有四个腔:右心房和右心室,左心房和左心室。左右心房被房间隔分离,左右心室被室间隔分离,同侧心房和心室借房室口相通。心房接纳静脉,心室发出动脉。

　　1. **右心房**(right atrium)　壁薄腔大,位于心的右上部,表面向左前方突出的部分称**右心耳**。右心房有三个入口:上方有**上腔静脉口**,下方有**下腔静脉口**。下腔静脉口与右房室口之间有**冠状窦口**。它们分别引导人体上半身、下半身和心壁的静脉血液回流入右心房。右心房的出口为**右房室口**,通向右心室。右心房的后内侧壁主要由房间隔形成。房间隔下部有一浅凹,称**卵圆窝**,为胎儿时期卵圆孔闭合后的遗迹,房间隔缺损多在此发生,是先天性心脏病的一种(图 10-5)。

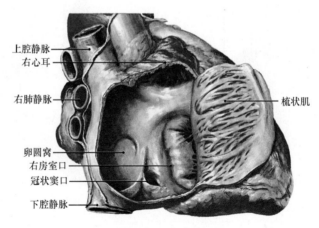

上腔静脉
右心耳
右肺静脉
梳状肌
卵圆窝
右房室口
冠状窦口
下腔静脉

图 10-5　右心房

　　2. **右心室**(right ventricle)　位于右心房的左前下方,其入口即右房室口,口周围的纤维环上附有三片略呈三角形的瓣膜,称**三尖瓣**(又称**右房室瓣**)。瓣膜的尖端游离,借**腱索**连于室壁上的**乳头肌**。当右心室收缩时,三尖瓣关闭,由于乳头肌收缩和腱索的牵拉,使三片瓣膜刚好闭合而不至于翻入右心房,可防止血液逆流入右心房。右心室出口位于右心室的前上部,称**肺动脉口**,通肺动脉干。肺动脉口周缘有三个袋口向上呈半月形的瓣膜,称**肺动脉瓣**。当右心室舒张时,瓣膜关闭,可阻止血液逆流入右心室(图 10-6,图 10-7)。

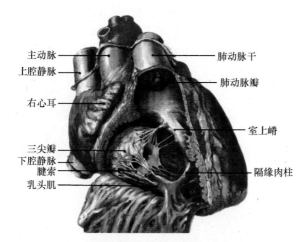

图 10-6　右心室

主动脉
上腔静脉
右心耳
三尖瓣
下腔静脉
腱索
乳头肌

肺动脉干
肺动脉瓣
室上嵴
隔缘肉柱

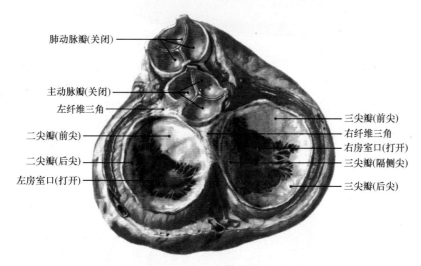

图 10-7　心的瓣膜

肺动脉瓣(关闭)
主动脉瓣(关闭)
左纤维三角
二尖瓣(前尖)
二尖瓣(后尖)
左房室口(打开)

三尖瓣(前尖)
右纤维三角
右房室口(打开)
三尖瓣(隔侧尖)
三尖瓣(后尖)

3. **左心房**（left atrium）　位于右心房的左后方,构成心底的大部分。它向右前方的突出部分称**左心耳**。左心房有四个入口,称**肺静脉口**,后方两侧分别有左肺上、下静脉口和右肺上、下静脉口,导入由肺回流的动脉血。前下方有左心房的出口,称**左房室口**,通左心室（图 10-8）。

4. **左心室**（left ventricle）（图 10-9）构成心尖和心的左缘。入口为左房室口,口周围的纤维环上有两片近似三角形的瓣膜称**二尖瓣**,（又称**左房室瓣**）借腱索连于

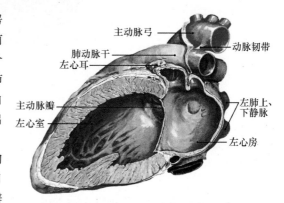

主动脉弓
肺动脉干
左心耳
主动脉瓣
左心室

动脉韧带
左肺上、下静脉
左心房

图 10-8　左心房和左心室

乳头肌,作用相同于三尖瓣。左心室出口称**主动脉口**。口周缘有三个袋口向上,呈半月形的瓣膜,称**主动脉瓣**。其形态和功能与肺动脉瓣相似。每个瓣膜与主动脉壁之间形成袋装间隙,称主动脉窦,分为左、右、后三个窦,其中左右窦的主动脉壁上有左右冠状动脉的开口。

左心室壁较厚,约为右心室壁厚度的三倍。左右心室的间隔叫室间隔,大部分由心肌构成,较厚,称肌部;其上部靠近主动脉口的下方,有一卵圆形的膜性结构,称**膜部**,是室间隔缺损的好发部位,也是先天性心脏病的一种(图 10-10)。

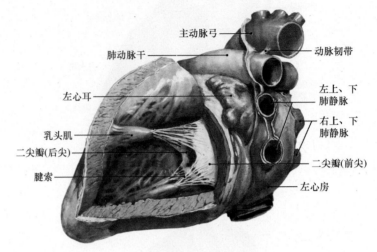

图 10-9　左心室

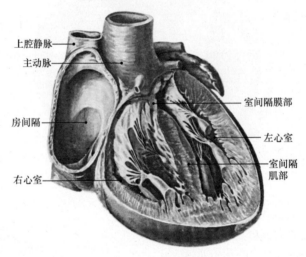

图 10-10　室间隔

链　接

心脏的结构记忆口诀

1. 一套房子十一个门,迎来送去忙不停;请你猜猜它是啥,每间房子几个门?
2. 左、右心室内的瓣膜名称可与左、右肺的分叶一起,采用"左二右三"加以联想记忆。

心瓣膜(cardiac valves)顺血流开放,逆血流关闭,保证了血液在心腔内的定向流动。两侧心房、心室的收缩和舒张是同步的,心室收缩时,二尖瓣和三尖瓣关闭,主动脉瓣和肺动脉瓣开放,血液射入动脉;当心室舒张时,二尖瓣和三尖瓣开放,主动脉瓣和肺动脉瓣关闭,血液由心房流入心室(图 10-7)。

心内注射术

心内注射术是抢救心搏骤停患者时,将药物通过胸壁直接注入心室内的一种复苏术。进行心内注射时多在左侧第4肋间隙,距胸骨左缘0.5~1cm处,沿肋骨上缘进针,刺入右心室。穿经层次依次为皮肤、浅筋膜、胸大肌、肋间肌、胸内筋膜、心包、右心室前壁至心室腔。垂直进针3~4cm,有回血后方可注药,以免将药物注入心肌内而引起心律失常或心肌坏死。穿刺点不可偏外以免穿破胸膜而造成气胸;也要避免进针太靠内而刺伤胸廓内血管。

四、心壁的微细构造

心壁很厚,由内到外由心内膜、心肌膜和心外膜三层构成(图10-11)。其中主要成分是心肌,心肌的节律性收缩赋予血液流动的能量。

1. **心内膜**(endocardium)是衬在心腔内面的一层光滑的薄膜,由内到外可分为三层:①内皮,与出心脏的大血管内皮相延续,表面光滑,有利于血液的流动。②内皮下层,由结缔组织构成,含丰富弹性纤维和少量的平滑肌纤维。③心内膜下层,为疏松结缔组织,内含血管、神经和心脏传导系统中的浦肯野纤维。

2. **心肌膜**(myocardium)主要由心肌纤维构成,集合成束,呈螺旋状排列,可分为内纵行、中环行、外斜行三层。心房肌较薄,心室肌肥厚。在心房肌和心室肌之间,在房室口和动脉口周围,有致密结缔组织构成的支架结构,称**心骨骼**。心房肌和心室肌分别附于心骨骼而不互相连续,故心房和心室可不同时收缩。部分心房肌纤维有心房特殊颗粒,内含心房钠尿肽,具有很强的利尿、排钠、扩张血管和降低血压作用。

3. **心外膜**(epicardium)即心包的脏层,属于浆膜,其浅层为间皮,深层有少量结缔组织,内有血管和神经等。

4. **心瓣膜**(cardiac valves)在房室口和动脉口处,是由心内膜向腔内凸起折叠而构成的薄片状结构。心瓣膜表面为内皮,内部为致密结缔组织,基底部含平滑肌纤维和弹性纤维。

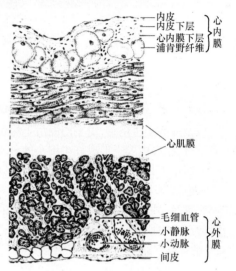

图10-11　心壁结构模式图

考点：心壁的组织结构特点

心脏瓣膜病

心脏瓣膜病是由于炎症、黏液样变、退行性变、先天性畸形、缺血坏死、钙化及创伤等原因引起的单个或多个瓣膜(包括瓣叶、瓣环、腱索或乳头肌)结构或功能异常,导致瓣膜口狭窄和(或)关闭不全,产生血流动力学显著变化的一类临床疾病。最常受累的瓣膜是二尖瓣,其次是主动脉瓣。临床上最常见的心脏瓣膜病为风湿性心脏瓣膜病,其次见于老年性退行性变、动脉硬化以及感染性心内膜炎、乳头肌功能不全等所致的心脏瓣膜病。

五、心的传导系统

心的传导系统位于心壁内,主要由特殊分化的心肌细胞组成,具有自动产生节律性兴奋、传导冲动,维持心正常节律性搏动的功能。包括窦房结、房室结、房室束及其分支(图10-12)。

考点：心传导系统的组成,窦房结和房室结的位置

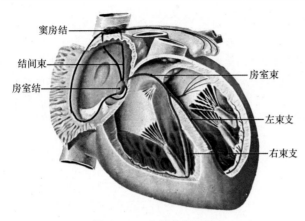

图 10-12　心的传导系统

（一）窦房结（sinuatrial node）

位于上腔静脉与右心房交界处的心外膜深面，呈长椭圆形。窦房结能自动产生节律性兴奋，是心的正常起搏点。

（二）房室结（atrioventricular node）

位于冠状窦口与右房室口之间的心内膜深面，呈扁椭圆形。房室结的主要功能是将窦房结传来的冲动短暂延搁后再传向心室，保证心房收缩后，心室再开始收缩。

（三）房室束（atrioventricular bundle）及其分支

房室束起于房室结，沿室间隔后下缘至室间隔肌部上缘分为**左、右束支**，分别沿室间隔的两侧下行，在心内膜下形成许多细小的分支，称**浦肯野纤维**（Purkinje 纤维），分布于左右心室肌肉。房室束是兴奋由心房传导到心室的唯一通路。

一般情况下，窦房结自身兴奋的频率最高。这种兴奋首先引起心房肌收缩，同时冲动也传至房室结，冲动在房室结内传导缓慢，约 0.04 秒的延搁后，再经房室束、左右束支及浦肯野纤维传至心室肌，引起心室肌的收缩。

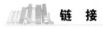 **链　接**

心律失常

心律失常是指心脏冲动频率、节律、起源部位、传导速度或激动顺序的异常。其基本原理是多种原因引起心肌细胞的自律性、兴奋性及传导性改变，导致心脏冲动形成和（或）冲动传导异常。引起心律失常的原因有各种心血管疾病、水电解质紊乱、药物、缺氧、情绪激动、吸烟和酗酒等，也可见于正常人。

六、心的血管和心包

考点：左、右冠状动脉的分布

（一）心的血管

1. 动脉　营养心的动脉是左、右冠状动脉，都发自于升主动脉起始部（图 10-13）。

（1）**左冠状动脉**（left coronary artery）：起于主动脉根部的左后壁，在肺动脉干和左心耳之间入冠状沟，随即分为**前室间支和旋支**。前室间支沿前室间沟下行；旋支沿冠状沟左行，绕过心左缘至心的隔面。左冠状动脉主要供应左心房、左心室、室间隔前 2/3 部和右心室前壁的一小部分。

（2）**右冠状动脉**（right coronary artery）：起于主动脉根部的前壁，沿冠状沟向右下，绕过心右缘至心的隔面，发出**后室间支**，下行于后室间沟内。右冠状动脉分布于右心房、右心室、室间隔后下 1/3 部、左心室后壁一部分及窦房结、房室结等处。

2. 静脉　**心的静脉**与动脉相伴行，其静脉大部分通过**心大、中、小静脉**汇入**冠状窦**（coronary sinus），再经过冠状窦口注入右心房（图 10-13）。冠状窦位于冠状沟后部的静脉窦，借冠状窦口开口于右心房。

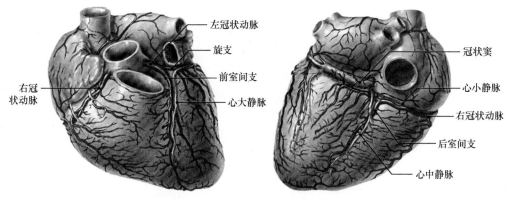

左冠状动脉
旋支
前室间支
心大静脉
右冠状动脉
冠状窦
心小静脉
右冠状动脉
后室间支
心中静脉

图 10-13　心的血管

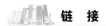　**链　接**

冠状动脉粥样硬化性心脏病

　　冠状动脉粥样硬化性心脏病,是指冠状动脉粥样硬化,使血管腔狭窄或阻塞,导致心肌缺血、缺氧,甚至坏死而引起的心脏病。它与冠状动脉痉挛一起,统称冠状动脉性心脏病,简称冠心病。本病多发生在 40 岁以后,男性多于女性,脑力劳动者居多。病因迄今未明,危险因素有高血压、高血脂、高血糖、高体重与高年龄。此外还与吸烟、精神紧张、饮食不当、遗传、好强性格及微量元素缺乏等有关。

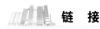　**链　接**

心　肌　梗　死

　　心肌梗死是冠状动脉或其分支闭塞,血流中断,使部分心肌因严重的持久性缺血而发生局部坏死。临床上有剧烈而较持久的胸骨后疼痛,发热、白细胞增多、红细胞沉降率加快,血清心肌酶活力增高及进行性心电图变化,可发生心律失常、休克或心力衰竭。往往病情发展迅速,极易导致"猝死"。

(二) 心包

　　心包(pericardium)为包裹心和出入心的大血管根部的锥体形纤维浆膜囊,分外层的纤维心包和内层的浆膜心包两部分(图 10-14)。

　　1. **纤维心包**　是坚韧的结缔组织囊,上方与出入心的大血管外膜相续,下方附着于膈中心腱上。

　　2. **浆膜心包**　分脏、壁两层。脏层即心外膜;壁层贴衬于纤维心包内面。脏、壁两层在大血管根部相互移行形成的潜在性腔隙称**心包腔**(pericardial cavity),内含少量浆液,起润滑作用,可以减少心脏搏动时的摩擦。

　　心包的主要功能:一方面可减少心脏跳动时的摩擦;另一方面可防止心过度扩张,以保持血容量的相对恒定。

　　3. **心包窦**:位于升主动脉、肺动脉干后壁与上腔静脉、左心房前壁之间的间隙称心包横窦。在左心房后壁、左肺静脉、右肺静脉、下腔静脉与心包后壁之间的间隙称心包斜窦。手术时,如需阻断下腔静脉的血流,可经心包斜窦下部进行。

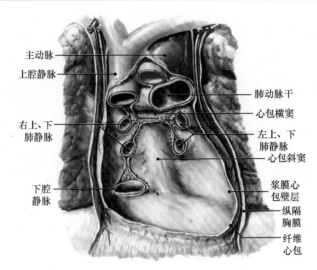

图 10-14　心包

主动脉
上腔静脉
右上、下肺静脉
下腔静脉
肺动脉干
心包横窦
左上、下肺静脉
心包斜窦
浆膜心包壁层
纵隔胸膜
纤维心包

链接

心包穿刺术

　　适应证:心包腔穿刺术常用于判定积液的性质与病原;有心包压塞时,穿刺抽液以减轻症状;化脓性心包炎时,穿刺排脓、注药。穿刺部位:①左剑肋角顶部,穿刺针与腹壁呈 30°~50°角,针尖向后上方经膈刺入心包腔底部。②左侧第 5.6 肋间隙,心浊音界左缘向内后脊柱方向进针,穿刺针经心包裸区进入心包腔(图 10-15)。

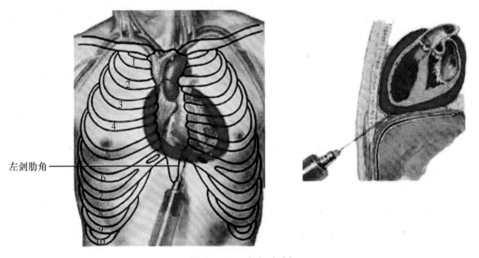

左剑肋角

图 10-15　心包穿刺

七、心的体表投影

考点: 心的体表投影及临床意义

　　心在胸前壁的体表投影可用下列四点及其连线表示(图 10-16)。

　　1. 左上点,在左侧第 2 肋软骨下缘,距胸骨左缘约 1.2cm 处。

　　2. 右上点,在右侧第 3 肋软骨上缘,距胸骨右缘约 1cm 处。

　　3. 右下点,在右侧第 6 胸肋关节处。

　　4. 左下点,在左侧第 5 肋间隙,左锁骨中线内侧 1~2cm(或在距前正中线 7~9cm)处。

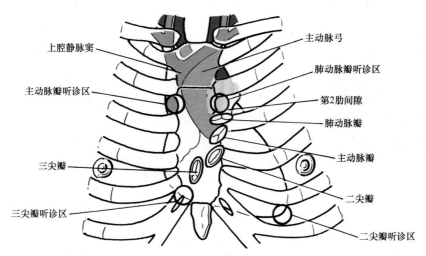

图 10-16　心的体表投影

　　用弧线连接上述四点,即为心在胸前壁的体表投影。了解心的体表投影,对叩诊时判断心界是否扩大有着重要的临床意义。

第三节　血　　管

一、血 管 概 述

(一) 血管的吻合

　　人体内中、小血管特别是毛细血管之间有丰富的吻合。如毛细血管普遍吻合成毛细血管网;动脉之间有动脉网、动脉环、动脉弓;静脉之间有静脉网、静脉丛;小动脉和小静脉之间有动静脉吻合等。血管吻合对保证器官的血液供应,维持血流畅通和调节局部血流量具有重要作用。

　　有些较大的血管在行程中常发出与其平行的侧副支,侧副支与同一主干远侧部所发出的返支相通形成侧支吻合。正常状况下,侧副支较细,但主干阻塞时,侧副支逐渐增粗,血流可经扩大的侧支吻合到达阻塞远端的血管主干,使血管受阻区的血液供应得到不同程度的代偿和恢复。这种通过侧支建立的循环称**侧支循环**。侧支循环的建立对于保证器官在病理状态下的血液供应,具有重要意义(图 10-17)。

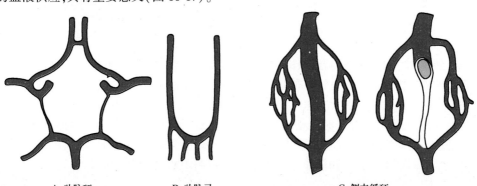

A. 动脉环　　　　　　　　B. 动脉弓　　　　　　　　　C. 侧支循环

图 10-17　血管吻合示意图

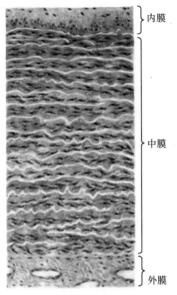

图 10-18　大动脉管壁结构

（二）血管的微细结构及特点

1. 动脉　动脉包括大动脉、中动脉、小动脉、微动脉四种。由大动脉至微动脉管径逐渐变细,管腔逐渐变小,管壁各层也发生厚度、结构和组织成分的变化。但是在外形上各种动脉之间无截然的界限,而是逐渐移行的。**大动脉**是指靠近心脏的动脉,管径最粗,如主动脉、肺动脉等;除大动脉外,其他有解剖学名称的动脉多属**中动脉**,如腋动脉、肱动脉等;管径小于 1mm 的动脉属**小动脉**,其中接近毛细血管的小动脉称**微动脉**。

由于承受较大的压力,动脉管壁较厚,可分内膜、中膜、外膜三层(图 10-18、图 10-19、图 10-20)。

（1）**内膜**:位于管壁的最内层,最薄,由内皮和内皮下层构成。内膜表面光滑,能减少血流阻力。内膜在邻接中膜处有由弹性纤维形成的内弹性膜。内皮下层为疏松结缔组织,含纵行胶原纤维和少量的平滑肌纤维。

（2）**中膜**:很厚,主要由弹性膜、弹性纤维和平滑肌等构成。大动脉的中膜以弹性膜为主,管壁有较大的弹性,又称**弹性动脉**,心室射血时,管壁被动扩张;心室舒张时,管壁弹性回缩,推动血液继续向前流动。中、小和微动脉的中膜以平滑肌为主,所以中、小动脉又称**肌性动脉**,小动脉平滑肌的舒缩可明显改变血管的口径,影响局部血流量和血流阻力,影响血压。

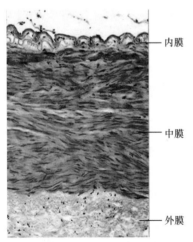

图 10-19　中动脉管壁结构

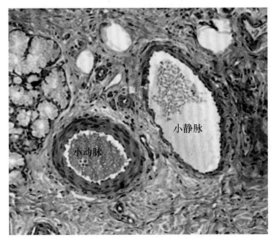

图 10-20　小动脉和小静脉管壁结构示意图

（3）**外膜**:主要由疏松结缔组织构成,内含血管、淋巴管和神经。其中的小血管为外膜和中膜提供营养。内膜一般无血管分布,其营养由管腔内血液渗透供给。

心脏的间歇性收缩导致大动脉内血液呈搏动性流动。心脏收缩时,血液瞬间快速射入大动脉致血管扩张,当心脏舒张时管壁反弹回缩,使血液继续流动,从而保持血流的平稳和连续。中动脉平滑肌纤维在神经支配下收缩和舒张,可调节分配到身体各部的血流量。小动脉和微动脉平滑肌纤维的收缩和舒张,能显著调节局部组织的血流量和血压。

2. 静脉　静脉由细至粗逐级汇合,管壁也逐级增厚。按管径粗细和管壁结构特点,静脉可分成微静脉、小静脉、中静脉、大静脉。管径大于9mm称**大静脉**,如上、下腔静脉等;管径在1~9mm的静脉为**中静脉**,如股静脉等;管径小于1mm静脉属**小静脉**,其中与毛细血管相连的小静脉称**微静脉**。

静脉由毛细血管汇合而成,在向心回流过程中不断接受属支,逐级汇合,最后注入心房。静脉与相伴行的动脉相比,静脉数量多,管径细,管壁较薄,管腔大、扁或不规则,弹性小,血容量较大,也分内膜、中膜、外膜三层,但三层的分界不明显(图10-20、图10-21)。内膜最薄,由内皮和结缔组织构成;中膜稍厚,主要由一些环行平滑肌构成;外膜最厚,由结缔组织构成。大静脉的外膜内,还含有较多的纵行平滑肌。静脉管壁的变异大,甚至一条静脉的各段也常有较大的差异。

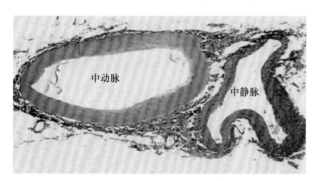

图 10-21　中动脉和中静脉管壁结构示意图

管径2mm以上的静脉常有瓣膜,称**静脉瓣**,由内膜凸入管腔折叠而成,表面覆盖内皮,内部为含弹性纤维的结缔组织。静脉瓣的游离缘朝向血流方向,可防止血液逆流。

静脉的功能是将身体各处的血液导向心脏。静脉血回流的动力主要靠静脉内的压力差。影响静脉压力差的因素较多,如心脏的收缩力、重力和体位、呼吸运动以及静脉周围肌组织的收缩挤压作用等。

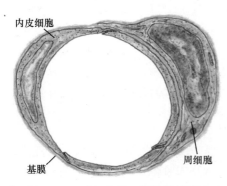

图 10-22 毛细血管一般结构示意图

3.毛细血管 是连接动、静脉末梢间的管道,毛细血管管腔很细,只允许血细胞呈单行通过,管壁结构简单,主要由一层内皮细胞及其基膜构成(图 10-22)。毛细血管彼此吻合成网,分布广泛;其数量多,管壁薄,通透性大,管内血流缓慢,是血液与血管外组织液进行物质交换的部位。

根据毛细血管的结构特征,可将毛细血管分为三类:连续毛细血管、有孔毛细血管和血窦。连续毛细血管内皮细胞间有紧密连接,封闭了细胞间隙,基膜完整,主要分布于结缔组织、肌组织、神经组织、肺、胸腺、外分泌腺等处,参与各种屏障结构的构成。有孔毛细血管内皮细胞基膜完整,有许多贯穿胞质的内皮窗孔,有隔膜封闭,主要分布于胃肠黏膜、一些内分泌腺和肾血管球等处。分布于肝、脾、骨髓和某些内分泌腺中的毛细血管壁薄腔大,粗细不均,内皮细胞间隙较大,称为血窦。

(三) 微循环

考点:微循环的概念及组成

微循环是指微动脉和微静脉之间微细血管中的血液循环,是血液循环的基本功能单位。由微动脉、后微动脉、毛细血管前括约肌、真毛细血管、直捷通路、动静脉吻合和微静脉等组成(图 10-23)。通常情况下,微循环的血流绝大部分是由微动脉经后微动脉和直捷通路直接进入微静脉,只有少部分血液流经真毛细血管。当组织处于功能活跃时,毛细血管前括约肌开放,绝大部分血液流经真毛细血管网实行物质交换。

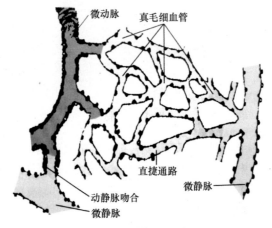

图 10-23 微循环模式图

链 接

小儿血管解剖特点

小儿的动脉比成人相对粗,小儿的动、静脉内径相差不如成人的悬殊,动脉内径与静脉内径之比为 1:1(成人为 1:2)。冠状动脉也相对比成人粗,心肌供血充分。大血管方面,10~12 岁前肺动脉比主动脉粗,以后则相反。婴儿期肺、肾、肠及皮肤的微血管口径较成人粗大,血液供应良好,有利于新陈代谢和功能。

二、肺循环的血管

（一）肺动脉干（pulmonary trunk）

系一粗短的动脉干（图 10-3）。起自右心室,在升主动脉根部的前方向左后上方斜行,至主动脉弓下方分为左、右**肺动脉**（pulmonary artery）。左肺动脉较短,水平向左至左肺门,分上、下两支进入左肺上、下叶。右肺动脉较长,水平向右至右肺门处,分三支进入右肺上、中、下叶。肺动脉内为含氧量低的静脉血。

在肺动脉干分叉处稍左侧与主动脉弓下缘之间有一条结缔组织索,称**动脉韧带**,是胚胎时期动脉导管闭锁后的遗迹。动脉导管若在出生后 6 个月尚未闭锁,则称**动脉导管未闭**,是常见的先天性心脏病之一。

（二）肺静脉（pulmanary veins）

肺静脉起自肺泡周围的毛细血管网,在肺内逐级汇合,至左、右肺门处,分别形成左肺上、下静脉和右肺上、下静脉,出肺门后,注入左心房（图 10-9）。肺静脉内为含氧量高的动脉血。

三、体循环的动脉

体循环的动脉行程和配布有其一定的规律:①分布于人体的头颈、躯干和四肢的动脉都左、右对称。②躯干部位的动脉分脏支和壁支。③动脉的管径和配布形式与所供应器官的形态和功能相适应。如分布于关节周围的动脉网和胃肠等处的动脉弓。④动脉常以最短的距离到达其所供应的器官。⑤动脉多位于身体的屈侧、深部或安全隐蔽的部位。⑥动脉在行程中常与静脉、神经伴行（图 10-1）。

（一）主动脉

体循环的动脉主干是主动脉（aorta）,由左心室发出,先斜向右上,再弯向左后,沿脊柱左前方下行,穿膈主动脉裂孔入腹腔,至第 4 腰椎下缘处分为左、右髂总动脉。依其行程分为升主动脉、主动脉弓和降主动脉（图 10-24）。

1. **升主动脉**（ascending aorta）　起自左心室,向右前上方斜行,至右侧第 2 胸肋关节高度移行为主动脉弓。升主动脉根部发出左、右冠状动脉分布于心。

2. **主动脉弓**（aorta arch）　呈弓形弯向左后方,于第 4 胸椎体下缘移行为胸主动脉。主动脉弓壁内有压力感受器,具有调节血压的作用。主动脉弓下方,靠近动脉韧带处有 2~3 个粟粒样小体,称**主动脉小球**,为化学感受器,参与调节呼吸。主动脉弓凸侧从右向左依次发出头臂干、左颈总动脉和左锁骨下动脉三大分支。**头臂**干粗而短,向右上方斜行至右胸锁关节后方分为右颈总动脉和右锁骨下动脉。主动脉弓分支主要分布于头颈部和上肢。

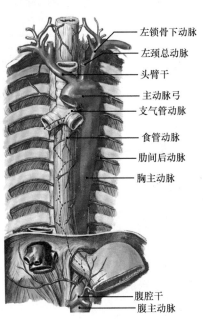

考点：主动脉的行程及分支分布

左锁骨下动脉
左颈总动脉
头臂干
主动脉弓
支气管动脉
食管动脉
肋间后动脉
胸主动脉

腹腔干
腹主动脉

图 10-24　主动脉

3. **降主动脉**（descending aorta）　以膈的主动脉裂孔为界,分为胸主动脉和腹主动脉。二者的分支主要分布于胸部（心除外）和腹部。降主动脉的终末分支称左、右髂总动脉,主要分布于盆部和下肢。

（二）头颈部的动脉

案例 10-3

一对恋人拥抱接吻,男方用手紧紧搂住女方颈部,频繁接吻。岂料,女方顿时面色苍白、四肢冰冷地瘫倒在男方怀里,心跳和呼吸骤停……随即赶来的医生虽全力抢救,但仍未能挽回女方年轻的生命。据了解女方身体向来健康,体检亦未发现有何异常。

问题:请分析女方猝死的原因。

考点:颈总动脉、颈外动脉的主要分支分布和临床止血部位

颈总动脉(common carotid artery)是头颈部的动脉主干。左侧发自主动脉弓,右侧起于头臂干。两侧颈总动脉均经胸锁关节后方,沿食管、气管和喉的外侧上行,至甲状软骨上缘高度分为颈内动脉和颈外动脉。颈总动脉分叉处有两个重要结构,即颈动脉窦和颈动脉小球(图10-25)。

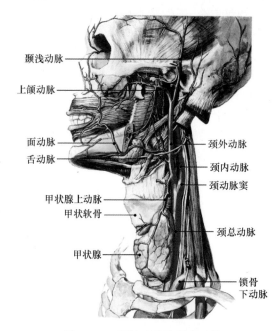

图 10-25　颈总动脉和颈外动脉

颈动脉窦(carotid sinus) 是颈总动脉末端和颈内动脉起始部的膨大部分,窦壁内有压力感受器,可感受血压的变化。当血压增高时,刺激此处感受器,可反射性地引起心跳减慢、末梢血管扩张,血压下降。

颈动脉小球(carotid glomus) 是一个扁椭圆形小体,附于颈总动脉分叉处的后壁,为化学感受器,可感受血液中二氧化碳浓度的变化。当血中二氧化碳浓度增高时,可反射性地促使呼吸加深、加快。

1. **颈外动脉**(external carotid artery)在胸锁乳突肌深面上行,在腮腺实质内分为颞浅动脉和上颌动脉两个终支(图10-25)。其主要分支有:

(1)**甲状腺上动脉**:从颈外动脉起始部发出,行向前下方,分支布于甲状腺上部和喉。

(2)**舌动脉**:在甲状腺上动脉的稍上方发出,分布于舌、舌下腺和腭扁桃体。

(3)**面动脉**:在舌动脉稍上方发出,向前经下颌下腺深面,于咬肌前缘绕过下颌骨下缘至面部,沿口角及鼻翼外侧,上行到达眼的内眦,移行为**内眦动脉**。面动脉分布于下颌下腺、面部和腭扁桃体等。面动脉在咬肌前缘绕下颌骨下缘处位置表浅,在活体可摸到动脉搏动。当面部出血时,可在该处压迫止血(图10-26)。

(4)**颞浅动脉**:经耳屏前方和颧弓根部的浅面上行,分支布于颅顶软组织。在耳屏前方约1cm处可触及其搏动,当颅顶出血时,可在此处压迫止血(图10-26)。

(5)**上颌动脉**:在下颌支深面向前内方走行。分支较多,主要分布于口腔、鼻腔和硬脑膜等处。其中分布于硬脑膜的一支称**脑膜中动脉**,向上穿棘孔入颅腔,分为前、后二支。前支经过翼点内面,当颞部骨折时易受损伤,导致硬膜外血肿。

图中标注:颞浅动脉、上颌动脉、面动脉、舌动脉、甲状腺上动脉、甲状软骨、甲状腺、颈外动脉、颈内动脉、颈动脉窦、颈总动脉、锁骨下动脉

链接

颈总动脉压迫止血

当头面部出血压迫面动脉或颞浅动脉无效或效果不佳时,可压迫颈总动脉达到止血目的。压迫止血部位在胸锁乳突肌前缘,平环状软骨高度,向后内将颈总动脉压向第6颈椎的横突,进行止血。注意:为保证脑的血液供应,严禁两侧颈总动脉同时压迫止血(图10-26)。

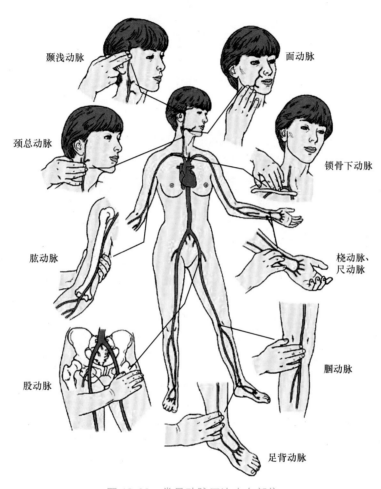

图 10-26 常见动脉压迫止血部位

2. **颈内动脉**(internal carotid artery) 由颈总动脉发出后,上行至颅底,经颈动脉管入颅腔,分支分布于眼和脑。

（三）锁骨下动脉

锁骨下动脉(subclavian artery) 左侧起于主动脉弓,右侧起自头臂干。先向外上至颈根部,经胸膜顶前方行向外侧,至第1肋外缘延续为腋动脉。在锁骨上窝的中点可摸到锁骨下动脉的搏动,当肩部、腋部及臂部出血时,可于此处将锁骨下动脉向后下方压向第1肋进行止血(图10-26)。其主要分支如下(图10-27)。

考点:锁骨下动脉的主要分支及临床止血部位

1. **椎动脉:**向上穿过第6~1颈椎横突孔,经枕骨大孔入颅腔,分支布于脑和脊髓。
2. **胸廓内动脉:**在距胸骨外侧缘约1cm处,向下入胸腔,沿第1~6肋软骨后面下降,沿途分布于胸前壁、乳房、心包和膈等处,其终支腹壁上动脉在腹直肌后面下行并与腹壁下动脉吻合,分支布于腹直肌和腹膜等处。

3. **甲状颈干**:为一短干,其主要分支有**甲状腺下动脉**,分支布于甲状腺和喉等处。

(四) 上肢的动脉

1. **腋动脉**(axillary artery)　位于腋窝内,向外下方走行,至臂部移行为肱动脉。腋动脉的分支较多,主要分布于肩部和胸前外侧壁(图 10-28)。

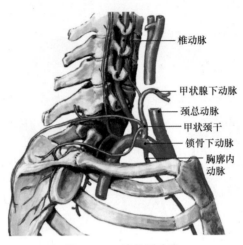

图 10-27　锁骨下动脉

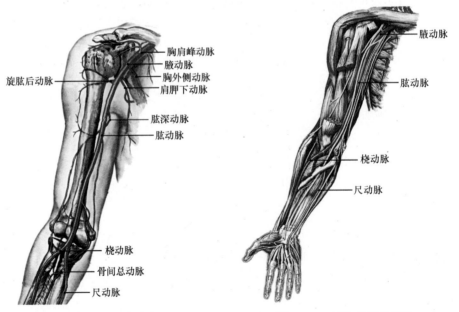

图 10-28　腋动脉　　　　　　　图 10-29　臂和前臂的动脉

考点:上肢
动脉的主要
分支分布及
其临床摸脉、
止血部位

2. **肱动脉**(brachial artery)　沿肱二头肌内侧下行至肘窝,分为桡动脉和尺动脉。肱动脉沿途分支布于臂部和肘关节(图 10-29)。在肘窝稍上方肱二头肌腱内侧,可触知肱动脉的搏动,此处是测量血压时的听诊部位。当前臂和手部出血时,可在臂中部的内侧,将肱动脉压向肱骨以暂时止血(图 10-26)。

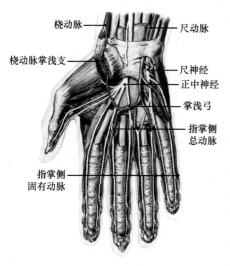

桡动脉

尺动脉

桡动脉掌浅支

尺神经

正中神经

掌浅弓

指掌侧
总动脉

指掌侧
固有动脉

图 10-30 手的动脉

3. **桡动脉**(radial artery) 和**尺动脉**(ulnar artery) 位于前臂前部,分别沿前臂肌前群的桡侧和尺侧下行,经腕部到达手掌,分支布于前臂和手。桡动脉在腕掌侧面的桡侧上方,位置表浅,可触及搏动,是临床触摸和计数脉搏的常用部位(图 10-29)。

4. **掌浅弓**(superficial palmar arch) 和**掌深弓**(deep palmar arch) 由桡动脉和尺动脉在手掌的终末分支互相吻合而成。掌浅弓位置表浅,位于指屈肌腱的浅面。其弓的最凸部分,在自然握拳时,约与中指所指的位置相当,在手掌手术时,应注意避免伤及掌浅弓。掌深弓位于指屈肌腱的深面。掌浅弓和掌深弓除分支布于手掌外,发出指**掌侧固有动脉**,沿手指掌面的两侧缘行向手指尖。当手指出血时,可在指根两侧血管的行经部位进行压迫止血(图 10-30)。

 链 接

高 血 压 病

高血压病是指以体循环动脉血压升高为主要表现的临床综合征,常伴有心、脑、肾和视网膜等器官改变的全身性疾病、是最常见的心血管疾病。高血压病的病因和发病机制尚未完全阐明,可能是多种因素(如遗传、高盐饮食,长期精神紧张等)的综合作用下血压调节机制失调所致。流行病学提示高血压与肥胖、吸烟、过量饮酒、职业及环境等因素有密切关系。高血压病的诊断一旦确定,应尽早治疗,轻度高血压可先用非药物治疗,无效后再用降压药。高血压病如能早期发现、早期治疗、其预后较佳。如并发心、脑、肾功能衰竭者,则预后较差。

(五) 胸部的动脉

胸主动脉(thoracic aorta)是胸部的动脉主干,位于脊柱的左前方,其分支有壁支和脏支。

1. 壁支 主要有肋间后动脉和肋下动脉。**肋间后动脉**位于肋间隙内,沿肋沟走行;**肋下动脉**位于第 12 肋的下缘。它们的分支分布于胸壁、腹壁上部、脊髓和背部等处(图 10-31)。

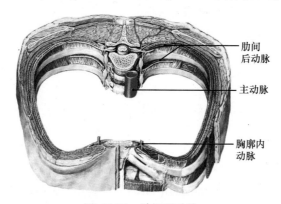

肋间
后动脉

主动脉

胸廓内
动脉

图 10-31 肋间后动脉

2. 脏支 包括**支气管支**、**食管支**和**心包支**,分别分布于气管、支气管、肺、食管和心包。

考点：腹主动脉脏支的主要分支分布

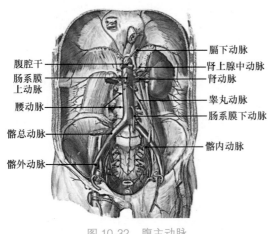

腹腔干
肠系膜
上动脉
腰动脉

髂总动脉

髂外动脉

膈下动脉
肾上腺中动脉
肾动脉

睾丸动脉
肠系膜下动脉

髂内动脉

图 10-32　腹主动脉

（六）腹部的动脉

腹主动脉（abdominal aorta）　是腹部的动脉主干，沿脊柱左前方下降，至第 4 腰椎体下缘处分为左、右髂总动脉。腹主动脉分支亦有壁支和脏支（图 10-32）。

1. 壁支　主要有 4 对腰动脉，分布于腰部、腹前外侧壁和脊髓等处。

2. 脏支　分成对和不成对两种。

成对的脏支有：

（1）**肾上腺中动脉**：约平第 1 腰椎高度起自腹主动脉，分布到肾上腺。

（2）**肾动脉**：约平 2 腰椎起自腹主动脉，横行向外，经肾门入肾。

（3）**睾丸动脉**：细而长，在肾动脉起始处稍下方由腹主动脉发出，沿腰大肌前面斜向外下方下行，穿入腹股沟管，参与精索组成，分布至睾丸和附睾。在女性该动脉称**卵巢动脉**，分布于卵巢和输卵管（图 10-32）。

不成对的脏支有：

（1）**腹腔干**（celiac artery）：为一短干，在主动脉裂孔稍下方起自腹主动脉前壁，立即分为胃左动脉、肝总动脉和脾动脉（图 10-33）。

1）**胃左动脉**：先向左上方行至胃的贲门，然后沿胃小弯向右走行，分支分布于食管腹段、和胃小弯附近的胃壁。

2）**肝总动脉**：行向右前方，至十二指肠上部的上方，分为肝固有动脉和胃十二指肠动脉。①**肝固有动脉**：于肝十二指肠韧带内上行，至肝门附近分为左、右两支，经肝门入肝。右支在入肝前发出**胆囊动脉**，分布于胆囊。肝固有动脉在其起始处还发出**胃右动脉**，沿胃小弯向左与胃左动脉吻合，分布于十二指肠上部和胃小弯侧的胃壁。②**胃十二指肠动脉**：在幽门后方下降，分为胃网膜右动脉和胰十二指肠上动脉。前者沿胃大弯左行，与胃网膜左动脉吻合，分布于胃大弯附近的胃壁和大网膜；后者分布于胰头和十二指肠。

3）**脾动脉**：沿胰的上缘左行，沿途发支分布于胰，至脾门附近，除分支入脾外，还发出胃短动脉和胃网膜左动脉。胃短动脉分布于胃底。胃网膜左动脉沿胃大弯向右走行，与胃网膜右动脉吻合，分布于胃大弯侧的胃壁和大网膜。

（2）**肠系膜上动脉**（superior mesenteric artery）：起自腹腔干稍下方，经胰头与十二指肠水平部之间下行，进入小肠系膜内，行向右下方至右髂窝（图 10-34）。主要分支有：

1）空肠动脉和回肠动脉：有 13～18 支，由肠系膜上动脉左侧壁发出，行于小肠系膜内，分布于空肠和回肠。

2）回结肠动脉：为肠系膜上动脉右侧壁最下方的一条分支，分布于回肠末端、盲肠、阑尾和升结肠起始部。并发出阑尾动脉，沿阑尾系膜游离缘至阑尾尖端，分布于阑尾。

3）右结肠动脉：在回结肠动脉上方发出，横行向右，分布于升结肠。

4）中结肠动脉：在右结肠动脉上方发出，分布于横结肠，并与右、左结肠动脉的分支相吻合。

（3）**肠系膜下动脉**（sinferior mesenteric artery）：约平第 3 腰椎高度起于腹主动脉，沿腹后壁行向左下方（图 10-35）。主要分支有：

1）左结肠动脉：沿腹后壁左行，分布于结肠左曲和降结肠。

2）乙状结肠动脉：斜向左下方进入乙状结肠系膜内，分布于乙状结肠。

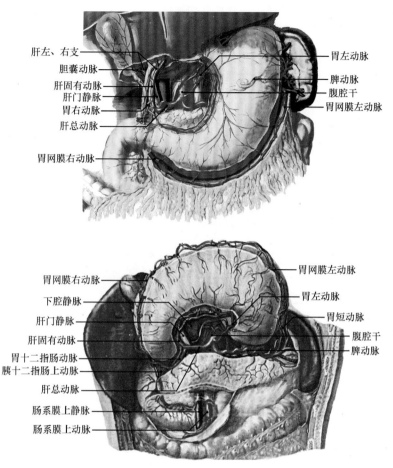

肝左、右支
胆囊动脉
肝固有动脉
肝门静脉
胃右动脉
肝总动脉
胃网膜右动脉

胃左动脉
脾动脉
腹腔干
胃网膜左动脉

胃网膜右动脉
下腔静脉
肝门静脉
肝固有动脉
胃十二指肠动脉
胰十二指肠上动脉
肝总动脉
肠系膜上静脉
肠系膜上动脉

胃网膜左动脉
胃左动脉
胃短动脉
腹腔干
脾动脉

图 10-33　腹腔干及其分支

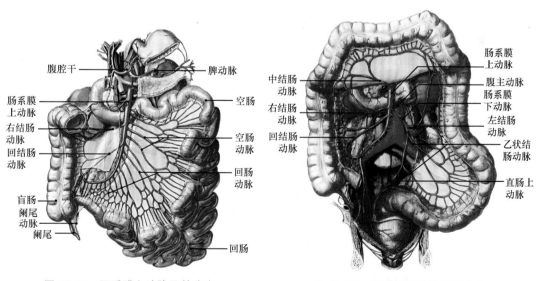

腹腔干
肠系膜上动脉
右结肠动脉
回结肠动脉
盲肠
阑尾动脉
阑尾

脾动脉
空肠
空肠动脉
回肠动脉
回肠

图 10-34　肠系膜上动脉及其分支

中结肠动脉
右结肠动脉
回结肠动脉

肠系膜上动脉
腹主动脉
肠系膜下动脉
左结肠动脉
乙状结肠动脉
直肠上动脉

图 10-35　肠系膜下动脉及其分支

3）直肠上动脉：是肠系膜下动脉的直接延续，下行至直肠后方分为左、右两支沿直肠两侧下降,分布于直肠上部并与直肠下动脉和肛动脉吻合。

考点:髂内动脉的分支分布

(七) 盆部的动脉

髂总动脉(common iliac artery) 左、右各一,平第4腰椎体下缘由腹主动脉分出,沿腰大肌内侧走向外下方,至骶髂关节处分为髂内动脉和髂外动脉。

1. 髂内动脉(internal iliac artery) 为一短干,沿盆腔侧壁下行,发出壁支和脏支(图10-36)。

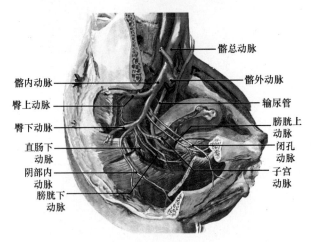

髂内动脉	髂总动脉
臀上动脉	髂外动脉
臀下动脉	输尿管
直肠下动脉	膀胱上动脉
阴部内动脉	闭孔动脉
膀胱下动脉	子宫动脉

图 10-36　髂内动脉

(1) 壁支

1) 闭孔动脉:沿骨盆侧壁行向前方,经闭孔出盆腔至大腿内侧,分布于髋关节和股内侧部。

2) 臀上动脉:经梨状肌上方出盆腔至臀部,分支布于臀中肌和臀小肌等处。

3) 臀下动脉:经梨状肌下方出盆腔至臀部,分支布于臀大肌和坐骨神经等处。

(2) 脏支

1) 脐动脉:是胎儿时期的动脉干,出生后远侧段闭锁,近侧段仍保留管腔,与髂内动脉起始段相连,发出2~3支膀胱上动脉,分布于膀胱尖和膀胱体。

2) 膀胱下动脉:男性分布于膀胱底、精囊和前列腺。女性分布于膀胱底和阴道。

3) 直肠下动脉:分布于直肠下部。

4) 子宫动脉(uterine artery):沿盆腔侧壁下行,进入子宫阔韧带两层之间,在子宫颈外侧约2cm处从输尿管前上方跨过,再沿子宫侧缘迂曲上升至子宫底。分支布于子宫、阴道、输卵管和卵巢。在行子宫切除术结扎子宫动脉时,应注意该动脉与输液管的关系,以免伤及输尿管。

 链　接

子宫动脉与输尿管的位置关系记忆口诀

子宫动脉与输尿管的跨越关系可用"桥(子宫动脉)下流水(输尿管)来记忆"。

5) 阴部内动脉:从梨状肌下方出盆腔,进入会阴深部,发出肛动脉、会阴动脉、阴茎(蒂)动脉等分支,分布于肛门、会阴部和外生殖器。

2. 髂外动脉(exfernal iliac artery) 沿腰大肌内侧缘下降,经腹股沟韧带中点深面至股前部,移行为股动脉。该动脉在腹股沟韧带上方发出腹壁下动脉,进入腹直肌鞘与腹壁上动脉吻合,分布于腹直肌(图10-37)。

（八）下肢部的动脉

1. 股动脉（femoral artery）　在股三角内下行，继而向后至腘窝，移行为腘动脉。在腹股沟韧带中点稍内侧的下方，可触及股动脉搏动，当下肢大出血时，可在该处将股动脉压向耻骨，进行止血。股动脉也是动脉穿刺和插管最常选用的血管（图 10-26、图 10-37）。

2. 腘动脉　在腘窝深部下行，分支布于膝关节及邻近肌。腘动脉在腘窝下部，分为胫前动脉和胫后动脉。

3. 胫前动脉　向前进入小腿前部，在小腿前群肌之间下行，至踝关节前方移行为足背动脉。足背动脉位于足背，位置较表浅，在踝关节前方，内、外踝连线中点可触及其搏动，当足背部出血时可在该处向深部压迫足背动脉进行止血。胫前动脉和足背动脉分支布于小腿前部、足背和足趾（图 10-26、图 10-38）。

考点：下肢动脉的主要分支分布及临床止血部位

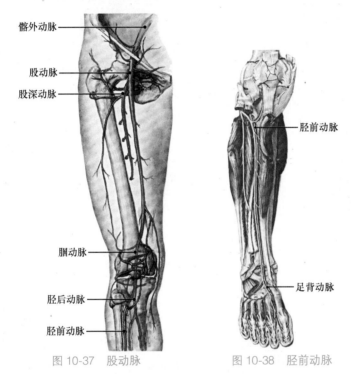

图 10-37　股动脉　　　　图 10-38　胫前动脉

4. 胫后动脉　沿小腿肌后群浅、深两层之间下行，经内踝后方转至足底，分为足底内侧动脉和足底外侧动脉。足底外侧动脉沿足底外侧斜行至第 5 跖骨底，转向内侧至第 1 跖骨间隙，与足背动脉的足底深支吻合，构成足底弓。胫后动脉的分支分布于小腿肌后群及外侧群；足底内、外侧动脉分布于足底和足趾（图 10-39、图 10-40）。

在体表可摸到搏动的动脉主要有：颈总动脉、颞浅动脉、面动脉、肱动脉、桡动脉、股动脉和足背动脉等。体循环动脉的分支见图 10-41。

四、体循环的静脉

（一）体循环静脉配布特点

考点：体循环静脉配布特点

1. 静脉始于毛细血管，在向心回流过程中不断接受属支，管径由细变粗。静脉中的血液压力低，流速缓慢，又因为壁薄，管腔比同级动脉大，数量也较动脉多，从而使回心血量与心输出量保持平衡。

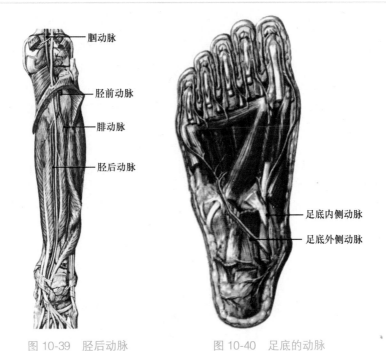

图 10-39　胫后动脉　　　　　　图 10-40　足底的动脉

升主动脉 →
- 左冠状动脉
- 右冠状动脉

颈外动脉
- 甲状腺上动脉
- 舌动脉
- 面动脉
- 上颌动脉
- 颞浅动脉

主动脉弓

头臂干
- 右颈总动脉
  - 颈内动脉 → 颅内动脉
- 右锁骨下动脉 → 腋动脉 → 肱动脉
  - 桡动脉
  - 尺动脉

左颈总动脉(同右侧)
左锁骨下动脉(同右侧)
- 椎动脉
- 甲状颈干 → 甲状腺下动脉
- 胸廓内动脉

胸主动脉
- 壁支 → 肋间后动脉、肋下动脉
- 脏支 → 食管动脉、支气管动脉

腹主动脉
- 壁支 → 腰动脉
- 脏支
  - 不成对脏支
    - 腹腔干
      - 胃左动脉
      - 肝总动脉
        - 肝固有动脉 → 胃右动脉
        - 胃十二指肠动脉 → 胃网膜右动脉
      - 脾动脉 → 胃短动脉、胃网膜左动脉
    - 肠系膜上动脉 → 空肠动脉、回肠动脉、回结肠动脉、右结肠动脉、中结肠动脉
    - 肠系膜下动脉 → 左结肠动脉、乙状结肠动脉、直肠上动脉
  - 成对脏支
    - 左、右肾动脉
    - 左、右睾丸动脉(卵巢动脉)

左髂总动脉
右髂总动脉
- 髂内动脉
  - 壁支 → 臀上动脉、臀下动脉、闭孔动脉
  - 脏支 → 子宫动脉(女性)、直肠下动脉、阴部内动脉、膀胱上动脉、膀胱下动脉
- 髂外动脉 → 股动脉 → 腘动脉
  - 胫前动脉 → 足背动脉
  - 胫后动脉
    - 足底内侧动脉
    - 足底外侧动脉
- 腹壁下动脉

图 10-41　体循环动脉的分支

2. 静脉管壁的内面具有向心性开放的半月状静脉瓣,可防止血液逆流(图 10-42)。四肢的静脉瓣数量较多,当瓣膜功能不全时,可出现静脉曲张,如大、小隐静脉曲张。大静脉、肝门静脉和头颈部的静脉,一般无静脉瓣。

3. 体循环的静脉分浅、深两种。浅静脉位于皮下浅筋膜内,又称皮下静脉,数量较多,不与动脉伴行,最后都注入深静脉。浅静脉由于位置表浅,临床通常作为静脉注射、输液或采血用。深静脉位于固有筋膜深面,多与动脉伴行,其名称和收集范围大多数与其伴行动脉的名称和分布范围相当。

4. 静脉之间有丰富的吻合,浅静脉间、深静脉间、浅、深静脉之间均存在广泛的吻合。浅静脉吻合成静脉网,如手背静脉网、足背静脉网;深静脉在某些器官周围或壁内吻合成静脉丛,如食管静脉丛、直肠静脉丛等。

体循环的静脉主要包括上腔静脉系、下腔静脉系和心静脉系(在心的血管中已叙述)。

(二) 上腔静脉系

上腔静脉系由上腔静脉及其属支组成,主要收集头颈部、上肢和胸部(心除外)等上半身的静脉血,注入右心房。

上腔静脉(superior vena cava)　由左、右头臂静脉汇合而成,沿升主动脉的右侧下行,注入右心房。其注入右心房前尚有奇静脉注入(图 10-43)。

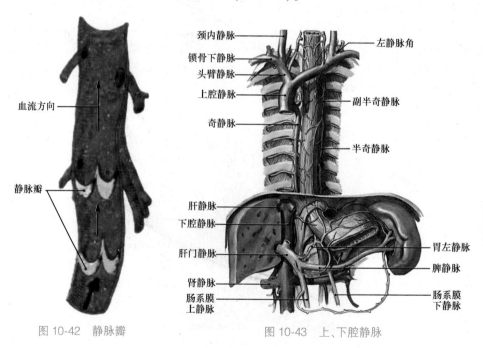

图 10-42　静脉瓣　　　　　　　图 10-43　上、下腔静脉

头臂静脉(brachiocephalic vein)　左、右各一,在胸锁关节的后方由同侧的锁骨下静脉和颈内静脉汇合而成。汇合处的夹角称静脉角,是淋巴导管注入静脉的部位。

1. 头颈部的静脉

(1) 颈内静脉(internal jugular vein):是头颈部静脉回流的主干,上端在颈静脉孔处续于乙状窦,沿颈内动脉和颈总动脉外侧下行,至胸锁关节后方与锁骨下静脉汇合成头臂静脉(图 10-44)。颈内静脉口径较大,静脉壁薄,与构成颈动脉鞘的筋膜相连,致使管腔经常保持开放状态,这有利于头颈部静脉血的回流。但当颈内静脉损伤时,由于管腔不易闭锁及胸腔负压对静脉回流的吸力,有导致静脉空气栓塞的可能,严重者可立即死亡。其属支有颅内支和颅外支两种。

考点:面静脉特点

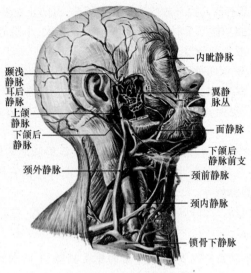

图 10-44　头颈部的静脉

1）颅内支：通过硬脑膜窦收集脑、眼等部位的静脉血，最后经乙状窦出颈静脉孔注入颈内静脉（参见中枢神经系统有关章节）。

2）颅外支：主要有面静脉（facial vein），收纳面部的静脉血。面静脉起自内眦静脉，伴面动脉向下外行至舌骨高度注入颈内静脉。面静脉内的血液借内眦静脉、眼静脉与颅内海绵窦相交通。由于面静脉在口角以上缺少静脉瓣，因此，当口角以上面部发生化脓性感染时，不可挤压，以免细菌经内眦静脉和眼静脉至颅内，引起颅内感染。故通常将鼻根至两侧口角间的三角区称"危险三角"（图 10-45）。

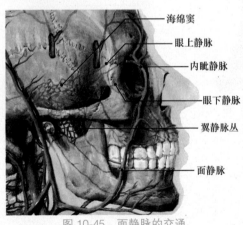

图 10-45　面静脉的交通

（2）颈外静脉（external jugular vein）：是颈部最大的浅静脉，收集颅外和面部静脉血，沿胸锁乳突肌表面向后下斜行，在锁骨中点上方约 2cm 处注入锁骨下静脉。颈外静脉穿过颈深筋膜处，管壁与筋膜愈着，损伤后不能自行闭合，故临床穿刺颈外静脉时，多在其中、上段交界处进行，以免形成空气栓塞。颈外静脉是长期放置导管进行输液和儿童采血的静脉。

📚　**链　接**

头皮静脉穿刺术的应用解剖学要点

头皮静脉分布于颅外软组织内，数目多，在额部及颞区相互交通呈网状分布，表浅易见。静脉管壁被头皮内纤维隔固定,故不易滑动,而且头皮静脉没有瓣膜,正逆方向都能穿刺,只要操作方便即可,故特别适用于小儿静脉穿刺,也可用于成人。穿经的层次为皮肤、皮下组织和静脉壁。由于头皮静脉被固定在皮下组织的纤维隔内,管壁回缩力差,故穿刺完毕后要局部压迫片刻,以免出血形成皮下血肿。

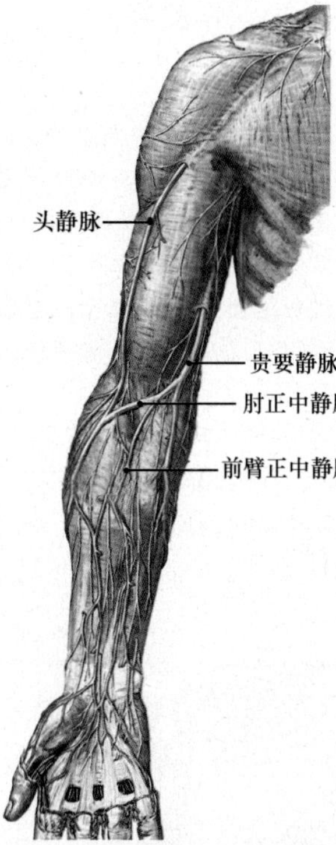

（3）锁骨下静脉（subclavian vein）:在第 1 肋外缘续于腋静脉,与同名动脉伴行,至胸锁关节后方与颈内静脉汇合成头臂静脉。锁骨下静脉的管壁与第 1 肋的骨膜及相邻肌的筋膜相愈着,因此其位置较固定,管腔较大,管壁损伤后不易闭合,有引起空气栓塞的危险,行锁骨下静脉穿刺术时,必须注意这些解剖特点。

2. 上肢的静脉

（1）上肢的深静脉:与同名动脉伴行,而且多为两条。两条肱静脉在近腋窝处汇合成腋静脉,收集同名动脉分布区域的静脉血。

（2）上肢的浅静脉:主要有三条（图 10-46）。

1）头静脉（cephalic vein）:起自手背静脉网的桡侧,沿前臂桡侧缘和臂的外侧面上行,经三角肌与胸大肌之间注入腋静脉。

图 10-46　上肢的浅静脉

考点:头静脉、贵要静脉的起始、行程及注入部位

2）贵要静脉（basilic vein）:起自手背静脉网的尺侧,沿前臂尺侧缘上行,在肘窝处接受肘正中静脉后,继续沿臂的内侧面上行,至臂中部注入肱静脉。

3）肘正中静脉（median cubital vein）:在肘窝处连接头静脉和贵要静脉,变异较多,是临床注射和采血的常选部位。

链　接

上肢浅静脉穿刺术的应用解剖学要点

上肢用于穿刺的浅静脉主要是手背静脉和前臂浅静脉。①部位选择:根据病人不同情况和治疗需要,可选择不同部位的静脉。穿刺方向应与血液向心回流的方向一致。如果患者是慢性病人,估计需要长期输液者,应从手背静脉网的小静脉开始,左、右上肢的血管交替使用,以延长每条血管的使用时间。如果仅仅是单独一次采血或注射,可选肘窝附近暴露较好的静脉穿刺,以提高穿刺成功率。②穿经层次:全身各处的静脉穿刺,经过的层次基本相同,即皮肤、皮下组织和静脉壁。因年龄不同,静脉壁的厚度、弹性及硬度不同。

3. 胸部的静脉

（1）奇静脉（azygos vein）:为胸部的静脉主干,位于胸后壁（图 10-43）。它起自于右腰升静脉,穿膈后沿脊柱右侧上行,至第 4 胸椎高度,经右肺根上方,注入上腔静脉。奇静脉主要收集肋间后静脉、支气管静脉、食管静脉和腹后壁的部分静脉血液。

（2）椎静脉丛:分椎内静脉丛和椎外静脉丛,分别位于椎管内、外,两者间有丰富的吻合,主要收集脊髓、椎骨和邻近肌的血液（图 10-47）。椎静脉丛与附近静脉相交通,并且向上与颅内硬脑膜窦相通,向下与盆腔静脉丛相连,因其无静脉瓣,故当胸、腹、盆腔等部位发生感染、肿瘤或寄生虫病时,可经椎静脉丛侵入颅内或其他远位器官。

（三）下腔静脉系

案例 10-4

某肝硬化患者(30年前感染了血吸虫病所致),男,68岁。因肝门静脉高压症导致上消化道出血入院,经医院三腔管气囊压迫止血等方法治疗三天后,病情好转而拔管,医嘱禁食24小时。但该患者却偷偷对其子女说:"医生不准我吃东西,可我肚子饿得厉害,你们回家去,煮些带壳的鸡蛋来给我吃"。当晚九点多钟,该患者瞒着医生和护士煮起了鸡蛋,一个鸡蛋刚吃完,病人开始大量呕血,其家属立即叫来医生进行急救,并输血九千多毫升,第二天早上该患者仍因出血过多而死亡。

问题:肝硬化门脉高压症患者为什么易呕血、便血?

下腔静脉系由下腔静脉及其属支组成。下腔静脉(inferior vena cava)是人体最粗大的静脉干,由左、右髂总静脉在第5腰椎体右前方汇合而成,沿脊柱右前方、腹主动脉右侧上行,经肝的后方,穿过膈的腔静脉孔进入胸腔,注入右心房,收集下肢、盆部和腹部的静脉血(图10-48)。

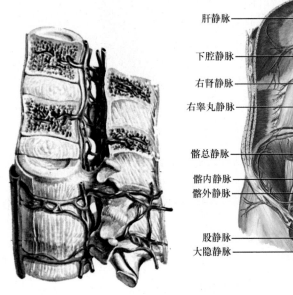

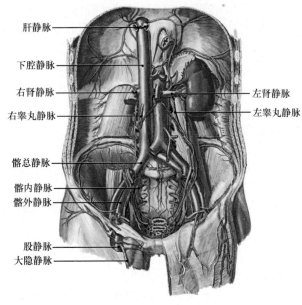

图 10-47　椎静脉丛　　　　　　　　　图 10-48　下腔静脉

考点:大、小隐静脉的起始、行程及注入部位

1. 下肢的静脉

(1) 下肢的深静脉:均与同名动脉伴行,最后汇成股静脉(femoral vein)。股静脉上行达腹股沟韧带的深面移行为髂外静脉,收集下肢的深、浅静脉血。股静脉在腹股沟韧带下方位于股动脉内侧,当其他部位穿刺困难时,可先触知股动脉的搏动,然后在它的内侧0.5~1.0cm处进针,进行股静脉穿刺插管。

(2) 下肢浅静脉:主要有两条。

1) 大隐静脉(great saphenous vein):起自足背静脉网的内侧,经内踝前方,沿小腿和大腿的内侧面上行,在腹股沟韧带下方注入股静脉。临床常在内踝前上方进行大隐静脉穿刺或切开插管。大隐静脉也是下肢静脉曲张的好发血管(图10-49)。

2) 小隐静脉(small saphenous vein):起自足背静脉网的外侧部,经外踝后方,沿小腿后面中线上行至腘窝处,穿深筋膜注入腘静脉(图10-50)。

📚 **链　接**

浅静脉穿刺术

1. 浅静脉穿刺术主要适用于：①采血，用于血液检查和献血；②输液、输血；③注射药物，适用于不宜口服和肌肉注射的药物或要求迅速产生药效的药物；④注入药物协助临床诊断等。浅静脉穿刺常选的静脉有：头皮静脉、颈外静脉、头静脉、贵要静脉、肘正中静脉、手背静脉、大隐静脉、小隐静脉、足背静脉等。

2. 四肢主要浅静脉名称和寻找部位口诀

桡头尺贵用正中，上肢皮下见行踪，大隐内踝前方过，小隐外踝后缘通。

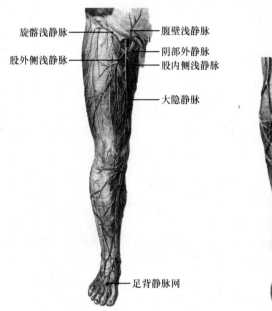
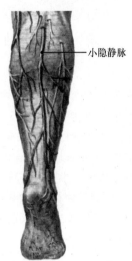

旋髂浅静脉　　　　腹壁浅静脉
　　　　　　　　　阴部外静脉
股外侧浅静脉　　　股内侧浅静脉
　　　　　　　　　大隐静脉　　　　　　小隐静脉
　　　　　　　　　足背静脉网

图 10-49　大隐静脉　　　　　　图 10-50　小隐静脉

2. 盆部的静脉

（1）髂总静脉（common iliac vein）：在骶髂关节前方由髂内、髂外静脉汇合而成，斜向内上方，至第5腰椎平面，与对侧髂总静脉汇合成下腔静脉。

（2）髂内静脉（internal iliac vein）：其属支与同名动脉的壁支和脏支伴行，收集同名动脉分布区域的静脉血。脏支常在器官周围或壁内形成广泛的静脉丛，如膀胱静脉丛、子宫静脉丛和直肠静脉丛等。但直肠静脉丛上部的静脉血，则经直肠上静脉汇入肠系膜下静脉。这些静脉丛在盆腔器官受压迫或扩张时有助于血液回流。

（3）髂外静脉（external iliac vein）：是股静脉的直接延续，与同名动脉伴行。收集下肢和腹前外侧壁下部的静脉血。

3. 腹部的静脉

腹部的静脉分壁支和脏支两种。壁支主要有4对腰静脉，与同名动脉伴行，直接注入下腔静脉。两侧的腰静脉间各汇成一条纵行的腰升静脉，左、右腰升静脉向上分别移行为半奇静脉和奇静脉。脏支有：

（1）肾上腺静脉：左侧注入左肾静脉，右侧直接注入下腔静脉。

（2）肾静脉：与同名动脉伴行，注入下腔静脉（图 10-48）。

（3）睾丸静脉：起自睾丸和附睾，在精索内形成蔓状静脉丛，向上逐渐合并成睾丸静脉。右睾丸静脉直接注入下腔静脉，左睾丸静脉则注入左肾静脉，故左睾丸静脉常因回流不畅造

考点：肝门静脉的组成、属支及与上、下腔静脉系的吻合

成静脉曲张(图 10-48)。该静脉在女性为卵巢静脉,起自卵巢,其回流途径同男性。

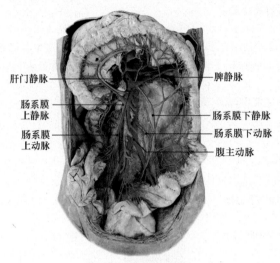

图 10-51　肝门静脉和腹主动脉

肝门静脉的主要属支:

1) 肠系膜上静脉:与同名动脉伴行,收集同名动脉分布区域的静脉血。

2) 脾静脉:由数条小静脉在脾门处汇合而成,与同名动脉伴行,除收集同名动脉分布区域的静脉血,还收集肠系膜下静脉。

3) 肠系膜下静脉:与同名动脉伴行,收集同名动脉分布区域的静脉血,一般注入脾静脉。

4) 胃左静脉:与同名动脉伴行,收集同名动脉分布区域的静脉血。

5) 胃右静脉:与同名动脉伴行,并与胃左静脉吻合,收集同名动脉分布区域的静脉血。

6) 胆囊静脉:收集胆囊的静脉血,注入肝门静脉或其右支。

7) 附脐静脉:起始于脐周静脉网的数条小静脉,沿肝圆韧带走行,注入肝门静脉。

肝门静脉的属支与上、下腔静脉系之间存在多处吻合。最具有临床意义的吻合有三处(图 10-52)。

1) 食管静脉丛:位于食管壁内及食

(4) 肝静脉:一般有三条血管,包埋于肝实质内,收集肝血窦回流的血液,在肝的后缘注入下腔静脉。

(5) 肝门静脉系:由肝门静脉及其属支组成,收集除肝以外的腹腔内不成对脏器的静脉血,如胃、小肠、大肠(直肠下段除外)、胰、脾、胆囊等处的静脉血,经肝静脉注入下腔静脉。肝门静脉(portal vein of hepatis)长 6~8cm,由肠系膜上静脉和脾静脉在胰头的后方汇合而成,向右上斜行至肝门,分左、右两支入肝。肝门静脉的结构特点是:它的始端和末端均为毛细血管,且缺少静脉瓣,当肝门静脉血流受阻时,血液可以发生逆流(图 10-51)。

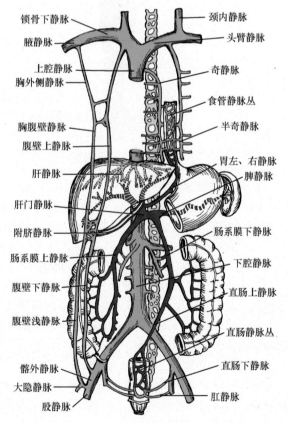

图 10-52　肝门静脉系和上、下腔静脉系的吻合示意图

管的周围。食管腹部的食管静脉丛,其静脉血主要经食管静脉汇入门静脉系的胃左静脉,而其余部分则汇入上腔静脉系的奇静脉,从而构成肝门静脉系与上腔静脉系之间的吻合。

2）直肠静脉丛：位于直肠和肛管的壁内及其周围。直肠静脉丛上部的静脉血经直肠上静脉汇入门静脉系的肠系膜下静脉，而下部的静脉血则分别经直肠下静脉和肛静脉汇入下腔静脉系的髂内静脉，构成肝门静脉系与下腔静脉系之间的吻合。

3）脐周静脉网：位于脐周围的皮下组织内，经胸、腹壁的浅静脉分别汇入上腔静脉系的腋静脉和下腔静脉系的股静脉。脐周静脉网同时也与门静脉系的附脐静脉相交通，从而构成肝门静脉系与上、下腔静脉系之间的吻合。

正常情况下，肝门静脉系和上、下腔静脉系之间的吻合支细小，血流量少。当肝门静脉回流受阻（如肝硬化引起的门脉高压），肝门静脉系的血液可以通过上述吻合途径形成侧支循环，分别经上、下腔静脉系回流入心。由于血液量增多，可造成吻合部位的细小静脉曲张，甚至破裂。如食管静脉丛曲张破裂，造成呕血；直肠静脉丛曲张破裂，可造成便血；脐周围静脉网等部位静脉曲张，则引起腹前壁静脉怒张，腹水等体征（图10-53）。

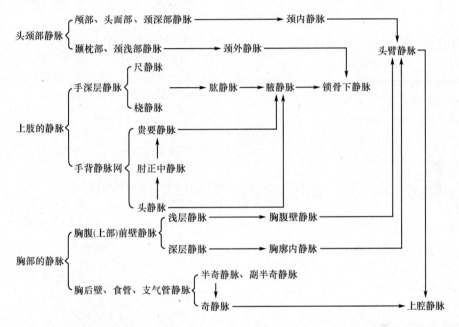

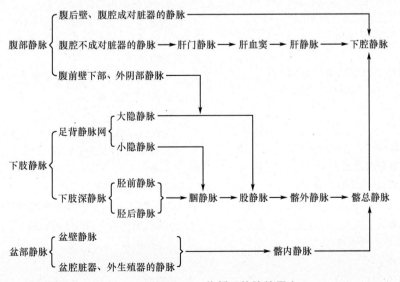

图 10-53　体循环静脉的属支

目 标 检 测

一、名词解释

1. 体循环　2. 肺循环　3. 动脉　4. 卵圆窝
5. 窦房结　6. 心包腔　7. 动脉韧带
8. 颈动脉窦　9. 静脉角　10. 危险三角

二、填空题

1. 心血管系统由 _____ 和 _____ 两部分组成。

2. 心脏位于 _____ 内,在左侧 _____ 间隙和 _____ 处可摸到心尖的搏动。

3. 右心房有三个入口,即 _____ 、 _____ 和 _____ 。

4. 右心室的入口是 _____ ,口周缘有 _____ ;出口 _____ ,口周缘有 _____ 。

5. 房间隔缺损的常见部位为 _____ ,室间隔缺损的常见部位为 _____ 。

6. 心壁由内向外依次分为 _____ 、 _____ 和 _____ 三层,在房室口和动脉口处心的瓣膜是 _____ 折叠而成。

7. 心的传导系包括 _____ 、 _____ 、 _____ 及其分支等,其中 _____ 是心脏的正常起搏点。

8. 营养心的动脉有 _____ 和 _____ 。

9. 主动脉按其行程可分为 _____ , _____ 和 _____ 三部分。

10. 颅顶出血时,可在 _____ 前方压迫止血。

11. 上肢动脉的主干为 _____ 、 _____ 、 _____ 和 _____ 。

12. 测量血压的听诊部位在 _____ ,摸脉处在 _____ 。

13. 腹主动脉发出不成对的脏支包括 _____ 、 _____ 和 _____ ;成对的脏支有 _____ 、 _____ 和 _____ 。

14. 头静脉起始于 _____ ,借 _____ 与贵要静脉相交通,最后注入 _____ 。

15. 下肢的浅静脉有两条主干,即 _____ 和 _____ ,临床上常在内踝前上方进行 _____ 穿刺或输液。

16. 肝门静脉系通过 _____ 、 _____ 和 _____ 与上、下腔静脉系相吻合。

三、A 型选择题

1. 心血管系统不包括( )

A. 心　　　　　　　　B. 静脉
C. 毛细血管　　　　　D. 淋巴管
E. 动脉

2. 体循环起始于( )

A. 右心房　　　　　　B. 左心房
C. 左心室　　　　　　D. 右心室
E. 毛细血管

3. 下列含静脉血的血管是( )

A. 肺动脉　　　　　　B. 肺静脉
C. 主动脉　　　　　　D. 颈总动脉
E. 腹腔干

4. 心表面的环行沟是( )

A. 冠状沟　　　　　　B. 前室间沟
C. 后室间沟　　　　　D. 房间沟
E. 以上都不对

5. 心尖朝向( )

A. 右前方　　　　　　B. 左前方
C. 右后上方　　　　　D. 左前下方
E. 右前下方

6. 不属于右心房的结构是( )

A. 卵圆窝　　　　　　B. 肺静脉口
C. 上腔静脉口　　　　D. 下腔静脉口
E. 冠状窦口

7. 二尖瓣位于( )

A. 主动脉口　　　　　B. 肺动脉口
C. 左房室口　　　　　D. 右房室口
E. 冠状窦口

8. 左心室内血液的出口是( )

A. 肺动脉口　　　　　B. 左房室口
C. 右房室口　　　　　D. 主动脉口
E. 上腔静脉口

9. 心室收缩时,防止血液逆流的装置是( )

A. 二尖瓣、主动脉瓣
B. 二尖瓣、三尖瓣
C. 三尖瓣、肺动脉瓣
D. 主动脉瓣、肺动脉瓣
E. 二尖瓣

10. 室间隔缺损多发于( )

A. 卵圆窝处　　　　　B. 室间隔肌部
C. 室间隔膜部　　　　D. 房间隔
E. 以上都不对

11. 心脏正常的起搏点位于( )

A. 房室结　　　　　　B. 窦房结

C. 结间束　　　　　D. 房室束

E. 浦野纤维

12. 下列各血管中,哪条血管是供应心脏的(　　)

　　A. 升主动脉　　　　B. 冠状动脉

　　C. 主动脉弓　　　　D. 降主动脉

　　E. 胸主动脉

13. 主动脉弓从右向左发出的第一个分支是(　　)

　　A. 右颈总动脉　　　B. 右锁骨下动脉

　　C. 左冠状动脉　　　D. 左颈总动脉

　　E. 头臂干

14. 关于颈总动脉的描述正确的是(　　)

　　A. 两侧均起于主动脉弓

　　B. 左侧起于头臂干

　　C. 与肱动脉相移行

　　D. 起始处发出甲状腺上动脉

　　E. 分为颈内动脉和颈外动脉

15. 颈动脉窦(　　)

　　A. 位于颈外动脉的起始处

　　B. 属化学感受器

　　C. 可感受血液中氧浓度的变化

　　D. 窦壁内有压力感受器

　　E. 可感受血液中二氧化碳浓度的变化

16. 不属于颈外动脉直接分支的是(　　)

　　A. 面动脉　　　　　B. 脑膜中动脉

　　C. 上颌动脉　　　　D. 甲状腺上动脉

　　E. 颞浅动脉

17. 腹腔干的直接分支是(　　)

　　A. 胃网膜左动脉　　B. 胃网膜右动脉

　　C. 胃左动脉　　　　D. 胃右动脉

　　E. 胃短动脉

18. 营养肝的血管是(　　)

　　A. 肝门静脉　　　　B. 脾动脉

　　C. 肠系膜上动脉　　D. 肝固有动脉

　　E. 冠状动脉

19. 在子宫颈外侧与输尿管交叉的动脉是(　　)

　　A. 卵巢动脉　　　　B. 直肠下动脉

C. 髂内动脉　　　　D. 阴部内动脉

E. 子宫动脉

20. 下肢出血时,在腹股沟韧带中点稍下方,压迫何动脉止血(　　)

　　A. 股动脉　　　　　B. 髂外动脉

　　C. 腘动脉　　　　　D. 胫前动脉

　　E. 胫后动脉

21. 斜跨肘窝的浅静脉是(　　)

　　A. 头静脉　　　　　B. 贵要静脉

　　C. 肘正中静脉　　　D. 尺静脉

　　E. 肱静脉

22. 关于大隐静脉的描述正确的是(　　)

　　A. 起于足背静脉网内侧

　　B. 起于足背静脉网外侧

　　C. 经内踝后方

　　D. 经外踝前方

　　E. 起于手背静脉网

23. 不属于肝门静脉属支的是(　　)

　　A. 脾静脉　　　　　B. 胃左静脉

　　C. 附脐静脉　　　　D. 肝静脉

　　E. 肠系膜上静脉

24. 大动脉中膜的主要成分是(　　)

　　A. 弹性纤维　　　　B. 平滑肌纤维

　　C. 胶原纤维　　　　D. 神经纤维

　　E. 网状纤维

四、问答题

1. 说出心血管系统的组成和主要功能。

2. 简述心的位置、外形和心腔的主要结构。

3. 简述心脏四种瓣膜的名称及主要作用。

4. 简述颈总动脉、面动脉、颞浅动脉、锁骨下动脉、肱动脉、桡动脉、股动脉、足背动脉的触摸部位和压迫止血部位。

5. 临床上常用于静脉穿刺的浅静脉有哪些?

6. 肝硬化病人的晚期为什么会出现呕血、便血和脐周静脉曲张?

7. 一位胃病患者,从左头静脉注射消炎药,试述药物依次经过哪些主要途径到达患病处?

（罗　明）

第十一章 淋巴系统

案例 11-1

　　某患者,男,21 岁,修理工。以左手虎口红肿疼痛 1 天为主诉。患者于昨日下午发现在左手虎口处,生一粟粒样小疮,未予重视。晨起只觉局部疼痛,全身畏寒不适。虎口病灶周围焮热红肿,疮头溃烂,有少量血性分泌物外渗。遂去医院就诊,注射青霉素 1 针。就诊时疼痛加剧,肿胀范围扩大,全身时热时冷。检查:左手虎口处生一疔疮,周围组织红肿,波及整个手背。一条粗"红线",沿患肢内侧上窜至肘窝处,略硬且有压痛。腋下淋巴结肿大压痛,体温 38℃,WBC 12×10^9/L。临床诊断:急性淋巴管炎。

问题:该病的解剖学基础是什么?

考点:淋巴
系统的组成

　　淋巴系统(lymphatic system)由淋巴管道、淋巴器官和淋巴组织组成(图 11-1)。当血液流经毛细血管动脉端时,水和营养物质经毛细血管壁进入组织间隙,形成组织液。组织液在与细胞进行物质交换后,大部分经毛细血管静脉端重新吸收入静脉,小部分则进入毛细淋巴管成为淋巴液。淋巴沿淋巴管道回流,最后注入静脉。淋巴液是无色透明的液体,但小肠中央乳糜管吸收的淋巴液因含有脂肪微粒,呈白色乳糜状,称乳糜。

　　淋巴系统视作心血管系统的辅助系统,协助静脉回流。此外淋巴器官和淋巴组织还具有产生淋巴细胞、过滤淋巴液和参与免疫应答的功能。

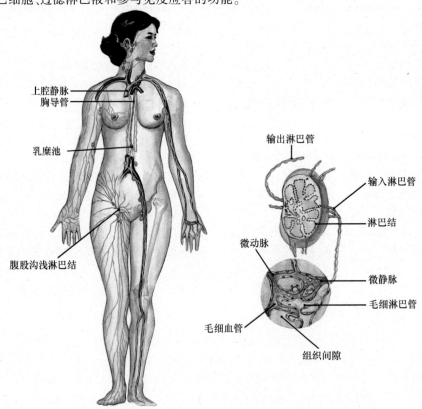

图 11-1　淋巴系统模式图

第一节 淋 巴 管 道

淋巴管道(lymph vessel)人体内除神经组织、骨组织、骨髓、表皮、眼球、内耳及牙等处没有淋巴管分布外,其余组织或器官多有淋巴管。依据结构和功能不同,淋巴管道包括毛细淋巴管、淋巴管、淋巴干和淋巴导管。

考点:淋巴管道的组成

一、毛细淋巴管

毛细淋巴管(lymphatic capillary)比毛细血管的管腔大、形状不规则、管壁更薄,由内皮和不完整的基膜构成。内皮间隙较宽,通透性大,大分子物质易进入。毛细淋巴管为淋巴管道起始部,以稍膨大的盲端起于组织间隙,彼此吻合成网(图11-2)。

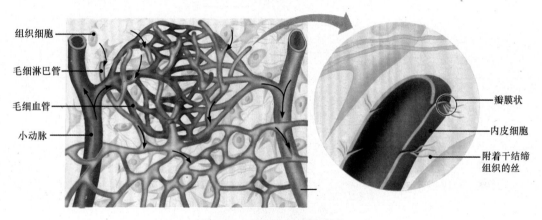

图 11-2 毛细淋巴管模式图

二、淋 巴 管

淋巴管(lymphatic vessel)由毛细淋巴管汇合而成。其管壁结构与小静脉相似,但管腔较大而壁薄,内有丰富的防止淋巴逆流的瓣膜,淋巴管外形呈串珠状。淋巴管根据其位置分为浅、深二种。浅淋巴管位于皮下,常与浅静脉伴行,收集皮肤和皮下组织的淋巴。深淋巴管与深部血管伴行,收集肌肉和内脏的淋巴。浅、深淋巴管之间有广泛的交通支。淋巴管在向心行程中要经过一个或多个淋巴结。

三、淋 巴 干

淋巴干(lymphatic trunk)由全身各部的淋巴管经过一系列的淋巴结后汇合形成。全身共有9条淋巴干:左、右颈干,左、右锁骨下干,左、右支气管纵隔干,左、右腰干和肠干(图11-3)。

四、淋 巴 导 管

全身9条淋巴干最终汇合成2条。

淋巴导管(lymphatic duct)(图11-4),即胸导管和右淋巴导管,分别注入左、右静脉角。

考点:胸导管的起始,行程及收注关系

(一) 胸导管

胸导管(thoracic duct)是全身最大的淋巴导管,长30~40cm,起于乳糜池,乳糜池为胸导管的起始部的膨大处,由左、右腰干和肠干在第1腰椎前方汇合而成。向上穿膈的主动脉裂

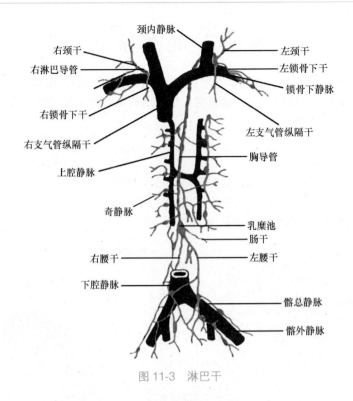

图 11-3　淋巴干

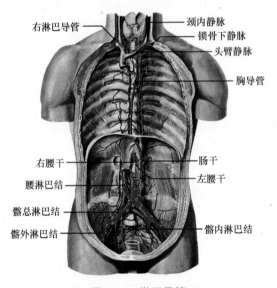

图 11-4　淋巴导管

孔进入胸腔,在食管后沿脊柱的右前方上行,至第 5 胸椎附近向左侧斜行,至颈根部呈弓状弯向左侧注入左静脉角。在注入左静脉角处,还收纳左颈干、左锁骨下干和左支气管纵隔干。胸导管收集下肢、盆部、腹部、左半胸部、左上肢和左半头颈部的淋巴,即全身 3/4 的淋巴。

(二) 右淋巴导管

右淋巴导管(right lymphatic duct)较短,由右颈干、右锁骨下干和右支气管纵隔干汇合而成,注入右静脉角。右淋巴导管收集右上肢、右半胸部与右半头颈部的淋巴,即全身 1/4 的淋巴。

第二节 淋巴组织

淋巴组织是一种以网状组织为基础,网孔中充满大量的淋巴细胞和一些巨噬细胞、浆细胞等。淋巴组织可分为弥散淋巴组织和淋巴小结两种。

考点:淋巴组织存在的形式,淋巴细胞再循环的概念及生理意义

一、弥散淋巴组织

弥散淋巴组织(diffuse lymphoid tissue)与周围的结缔组织无明显分界,主要含有 T 细胞、也有少量 B 细胞和浆细胞等。弥散淋巴组织中有毛细血管后微静脉,其特征是内皮为单层立方或矮柱状,故又称高内皮微静脉,是淋巴细胞由血液进入淋巴组织的重要通道。

周围淋巴器官和淋巴组织内的淋巴细胞可经淋巴管进入血流,循环于全身,又可通过毛细血管后微静脉再回入淋巴器官或淋巴组织内,如此周而复始,这种现象称为**淋巴细胞再循环**(recirculation of lymphocyte)。淋巴细胞再循环可使淋巴细胞从一个淋巴器官到另一个淋巴器官,从一处淋巴组织至另一处淋巴组织。增加了淋巴细胞识别抗原的机会,加强了全身淋巴器官和淋巴组织间的信息互通,使分散于全身的淋巴细胞成为一个相互关联的有机动性的统一体。

二、淋 巴 小 结

淋巴小结(lmphoid nodule)呈圆形或椭圆形密集的淋巴组织,境界清晰,内有大量的 B 细胞,尚有少量 T 细胞和巨噬细胞。淋巴小结为受抗原刺激后体积增大,并产生**生发中心**(germinal center)(图 11-5)。

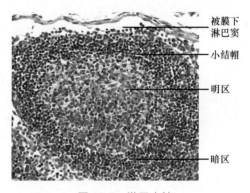

被膜下淋巴窦

小结帽

明区

暗区

图 11-5 淋巴小结

第三节 淋 巴 器 官

淋巴器官包括淋巴结、胸腺、脾和扁桃体等。

一、淋 巴 结

(一) 淋巴结的位置与形态

淋巴结(lymph node)为大小不一的圆形或椭圆形灰红色小体,是淋巴管向心行程中必经的器官。其一侧隆凸,有数条输入淋巴管进入;另一侧凹陷,称淋巴结门,有血管、神经及 1~2 条输出淋巴管出入。

考点:淋巴结的结构特点和功能

淋巴结数目众多,有浅、深之分。浅淋巴结多位于浅筋膜内;深淋巴结则位于深筋膜深面和胸、腹、盆腔内,多沿血管配布,常成群分布于人体的凹窝或较隐蔽处,并引流一定器官或区域的淋巴液。当人体某器官或部位发生病变时,细菌或癌细胞等可沿淋巴管到达相应的淋巴结群,引起淋巴结迅速增殖,体积增大。如面部或口腔的炎症,常引起下颌下淋巴结肿大等。因此,了解淋巴结的位置和引流途径,对疾病的诊断和治疗具有重要的意义。

(二) 淋巴结的微细结构

淋巴结的表面为薄层致密结缔组织被膜,被膜伸入实质形成小梁,小梁互相连接成网,构

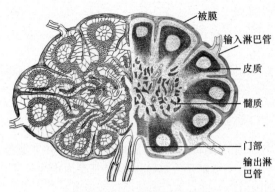

图 11-6　淋巴结结构示意图

成淋巴结的支架；淋巴结实质分为皮质和髓质两部分（图 11-6）。

1. 皮质　位于被膜下方，可分为浅层皮质、副皮质区及皮质淋巴窦 3 部分。

（1）**浅层皮质**（superfacial cortex）：含淋巴小结与小结间的弥散淋巴组织，主要由 B 细胞构成。

（2）**副皮质区**（paracortex zone）：位于皮质的深层，为较大片的弥散淋巴组织，主要由 T 细胞聚集而成，该区内有许多高内皮的毛细血管后微静脉，它是血液内淋巴细胞进入淋巴组织的重要通道。

（3）**皮质淋巴窦**（cortical sinus）：包括被膜下窦和小梁周窦。窦壁由扁平的内皮构成，窦腔内有星状的内皮细胞支撑窦腔，许多巨噬细胞附于内皮细胞表面。淋巴在窦内缓慢流动，有利于巨噬细胞清除异物（图 11-7）。

2. 髓质　位于淋巴结深部，由髓索及其间的髓窦组成（图 11-8）。

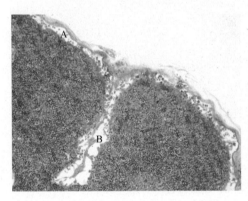

图 11-7　淋巴结皮质

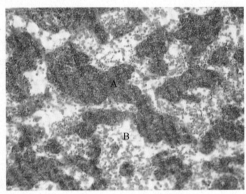

图 11-8　淋巴结髓质

（1）**髓索**（medullary cord）：由密集的淋巴组织构成，互相连接成网，其内主要含有 B 细胞、浆细胞和巨噬细胞。

（2）**髓窦**（medullary sinus）位于髓索之间或髓索与小梁之间，与皮质淋巴窦结构相同，但较宽大，腔内巨噬细胞较多，故有较强的滤过作用。

3. 淋巴结内的淋巴通路　淋巴液经输入淋巴管进入被膜下淋巴窦和小梁周窦，部分渗入皮质淋巴组织，然后渗入髓窦，部分直接流入髓窦，最后经输出淋巴管流出淋巴结。淋巴流经一个淋巴结需要数小时，淋巴经过滤后，其中细菌等抗原被清除。由输出淋巴管流出的淋巴内含有较多的抗体和淋巴细胞。

（三）淋巴结的功能

1. 滤过淋巴液　进入淋巴结的淋巴若含有细菌、病毒、毒素等抗原，在缓慢的流经淋巴结时，可被巨噬细胞清除。

2. 参与免疫应答　病原体等抗原物质进入淋巴结后，巨噬细胞和交错突细胞可捕获与处理抗原，然后将抗原信息传递给 T、B 细胞，引起免疫应答。淋巴结中的 T 细胞和 B 细胞受抗原刺激后母细胞化，再大量分裂增殖，最后分化成效应性 T 细胞和浆细胞，分别参与细胞免疫应答与体液免疫应答。

（四）全身主要的淋巴结群

案例 11-2

某患者,女性,40岁。因无痛性左侧乳房肿块就诊。查体:左侧乳房外上象限乳晕边缘触及一大小约 3.0cm×3.0cm 的肿块,质硬,表面不光滑,边界不清,活动度差,无触痛。左侧腋下可触及一肿大淋巴结,大小约 1.5cm×1.0cm,质硬,边界清晰,活动度可。乳房钼靶 x 线检查见肿物边界不规则,为毛刺状的高密度影,其内见砂砾样钙化。临床诊断:乳腺癌

问题:乳腺癌可经哪些淋巴途径转移?

1. 头颈部的淋巴结群　分布于头颈交界处和颈内、外静脉的周围,其输出管汇入颈外侧深淋巴结。

（1）下颌下淋巴结:位于下颌下腺附近,收集面部和口腔器官的淋巴。

（2）颈外侧浅淋巴结:位于胸锁乳突肌表面,沿颈外静脉排列,收集耳后和腮腺等处的淋巴(图 11-9)。

（3）颈外侧深淋巴结:沿颈内静脉周围排列,上始于颅底,下至颈根部,在颈根部的淋巴结常沿锁骨下动脉及臂丛排列。收集头颈部、胸壁上部、乳房上部和舌、咽、腭扁桃体、喉、气管、甲状腺等器官的淋巴,其输出管汇合成颈干。左颈干注入胸导管,右颈干注入右淋巴导管,在汇入部位常缺少瓣膜。食管癌和胃癌后期,癌细胞可沿胸导管于左颈干逆流转移至左锁骨上淋巴结(图 11-10)。

考点:头颈部的淋巴结群的分布及收注关系

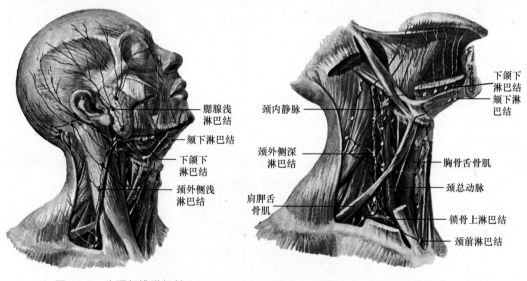

图 11-9　头颈部浅淋巴结　　　　图 11-10　头颈部深淋巴结

2. 上肢的淋巴结群　上肢的淋巴结主要为腋淋巴结(图 11-11)。位于腋窝疏松结缔组织内,按其位置可分为 5 群。

（1）外侧淋巴结:沿腋静脉排列,收纳上肢深、浅淋巴。

（2）胸肌淋巴结:沿胸外侧血管排列,收纳胸、腹外侧壁和乳房外侧、中央部的淋巴。

（3）肩胛下淋巴结:沿肩胛下血管排列,收纳项背部、肩胛区的淋巴。

（4）中央淋巴结:位于腋窝内的脂肪中,收纳上述 3 群淋巴结的输出管。

（5）尖淋巴结:位于腋窝尖部,沿腋动脉、腋静脉的近侧段排列,收纳中央淋巴结输出管

考点:腋淋巴结群的分布及收注关系

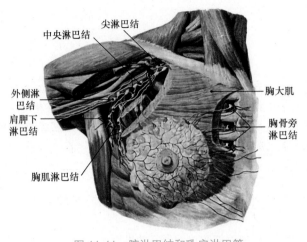

图 11-11　腋淋巴结和乳房淋巴管

和乳房上部的淋巴管,其输出管汇成锁骨下干。左侧锁骨下干注入胸导管,右侧锁骨下干注入右淋巴导管。乳腺癌患者的癌细胞常转移到腋淋巴结。

3. 胸部的淋巴结群　分为胸壁的淋巴结和胸腔脏器的淋巴结。胸壁的浅淋巴的输出管大部分注入腋淋巴结,深淋巴管分别注入沿肋间后血管排列的肋间淋巴结和沿胸廓内血管排列的胸骨旁淋巴结等。胸腔脏器的淋巴结主要有位于肺门处的支气管肺淋巴结、气管支气管淋巴结、气管旁淋巴结、纵隔前淋巴结等。其输出管相互汇合构成左、右支气管纵隔干,分别注入胸导管和右淋巴导管。

4. 腹部的淋巴结群　分为腹壁的淋巴结和腹腔脏器的淋巴结。

(1) 腹壁的淋巴结:脐平面以上腹前壁的淋巴管一般注入腋淋巴结,脐平面以下腹前壁的淋巴管注入腹股沟浅淋巴结。腹后壁的淋巴管注入腰淋巴结,腰淋巴结的输出管汇合成腰干,注入乳糜池。

(2) 腹腔脏器的淋巴结:腹腔成对器官的淋巴管直接汇入腰淋巴结。不成对器官的淋巴管分别注入腹腔干、肠系膜上、下动脉及其分支附近的淋巴结。如腹腔淋巴结位于腹腔干周围,收纳肝、胆囊、胰、脾、胃、十二指肠等器官的淋巴,肠系膜上淋巴结位于肠系膜上动脉根部周围,收纳空肠至结肠左曲之间消化管的淋巴管,肠系膜下淋巴结位于肠系膜下动脉根部周围,结肠左曲以下至直肠上部的淋巴管。

5. 盆部的淋巴结群　盆部的淋巴结沿髂内、外血管及髂总血管排列,分别称为髂内淋巴结、髂外淋巴结和髂总淋巴结。收纳同名动脉分布区的淋巴,最后经髂总淋巴结的输出管注入腰淋巴结。

考点: 腹股沟淋巴结群的分布及收注关系

6. 下肢的淋巴结群　下肢的主要淋巴结有腹股沟浅淋巴结和腹股沟深淋巴结(图 11-12)。

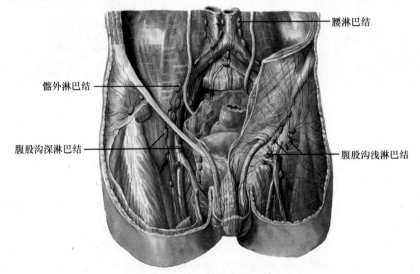

图 11-12　腹股沟淋巴结

（1）腹股沟浅淋巴结:位于腹股沟韧带下方,分上、下两组,上组沿腹股沟韧带排列,下组位于大隐静脉末端周围,收纳腹前壁下部、臀部、会阴、外生殖器、下肢大部分浅淋巴管,其输出管大部分注入腹股沟深淋巴结,少部分注入髂外淋巴结。

（2）腹股沟深淋巴结:位于股静脉根部周围,收纳腹股沟浅淋巴结的输出管及下肢的深淋巴管,其输出管汇入髂外淋巴结。

链　接

淋巴道转移

淋巴道转移是恶性肿瘤最常见的转移途径之一,由于毛细淋巴管壁通透性大,恶性肿瘤细胞很容易进入毛细淋巴管。恶性肿瘤细胞侵入淋巴管后,随淋巴首先到达局部淋巴结,使淋巴结肿大,如肺癌首先转移到肺门淋巴结。局部淋巴结转移后可继续转移到下一站其他淋巴结,最后经淋巴导管进入血液再继发血道转移。

二、胸　　腺

（一）胸腺的位置和形态

胸腺(thymus)大部分位于胸腔上纵隔前份,小部分向下伸人前纵隔,其上端有时可突入颈根,达甲状腺下缘。为锥体形,分为不对称的左、右叶,呈长扁条状,质柔软,借结缔组织相连(图11-13)。胸腺的结构与功能状态随年龄有明显改变。在胚胎后期至婴儿期胸腺生长快,相对重量最大。青春期后开始萎缩,老年时期逐渐由脂肪组织代替。

考点:胸腺的结构特点及功能

（二）胸腺的微细结构

胸腺表面覆有薄层结缔组织被膜,被膜的组织伸入胸腺实质内,把胸腺实质分隔成许多分隔不全的小叶;小叶周边为皮质,深部为髓质,相邻小叶的髓质彼此相连(图11-14)。

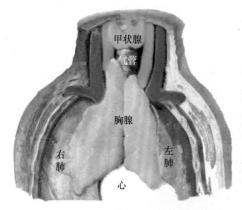

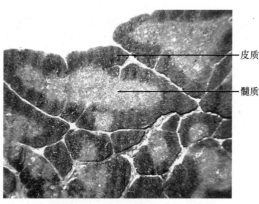

图11-13　胸腺的位置和形态　　　　　图11-14　胸腺的微细结构

1. 皮质　由胸腺上皮细胞构成支架,间隙内充满大量的胸腺细胞。

胸腺上皮细胞又称上皮性网状细胞,多呈星形,有突起,突起间以桥粒相连。胸腺上皮细胞分泌胸腺素和胸腺生成素,为胸腺细胞发育所必须。

胸腺细胞为胸腺内处于不同分化发育阶段的T细胞,密集与皮质内,占皮质细胞总数的85% ~90%。

2. 髓质　髓质内含大量的胸腺上皮细胞、少量初始T细胞和巨噬细胞。胸腺上皮细胞呈多边形,胞体较大,细胞间以桥粒相连,也能分泌胸腺激素。部分胸腺上皮细胞构成胸腺小体。

　　胸腺小体(thymic corpuscle)：是胸腺结构的重要特征。呈圆形或卵圆形，大小不等，由胸腺小体上皮细胞呈同心圆状包绕而成，小体中心上皮发生角蛋白化，呈嗜酸性(图11-15)。胸腺小体功能尚不清楚，但缺乏胸腺小体的胸腺不能培育出胸腺细胞。

考点：血-胸腺屏障的概念及组成

　　3. 胸腺的血供特点　　胸腺皮质内阻挡血液中的大分子物质进入胸腺的结构，称**血—胸腺屏障**(blood-thymus barrier)。其组成包括：①连续性毛细血管内皮及内皮间的紧密连接；②完整的内皮基膜；③毛细血管周隙，其中含巨噬细胞；④上皮基膜；⑤一层连续的上皮细胞(图11-16)。

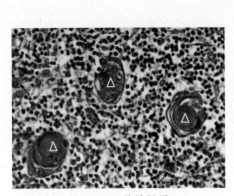

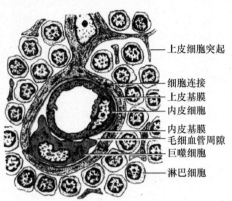

图 11-15　胸腺髓质
△：胸腺小结

图 11-16　血—胸腺屏障结构模式图

右侧标注：
上皮细胞突起
细胞连接
上皮基膜
内皮细胞
内皮基膜
毛细血管周隙
巨噬细胞
淋巴细胞

（三）胸腺的功能

　　胸腺是人类主要的中枢免疫器官，是 T 细胞分化、发育、成熟的场所。它通过分泌胸腺类激素，影响并调节 T 细胞的分化发育和功能。

三、脾

考点：脾的形态、位置

　　脾(spleen)是人体最大的淋巴器官，其主要功能是造血、储血、滤血及参与机体的免疫应答。

（一）脾的位置和形态

　　脾位于左季肋区，第 9~11 肋的深面，长轴与第 10 肋一致。正常情况下在左肋弓下不能触及脾。脾呈暗红色，质软而脆，受暴力的冲击易致脾破裂。

　　脾可分为内、外两面，上、下两缘和前、后两端(图11-17)。外面为膈面，隆凸与膈相邻。内面为脏面凹陷，近中央处有脾门，是血管、神经等进出脾的部位，上缘较锐，前部有 2~3 个切迹，称脾切迹，在脾大时，是触诊脾的重要标志。

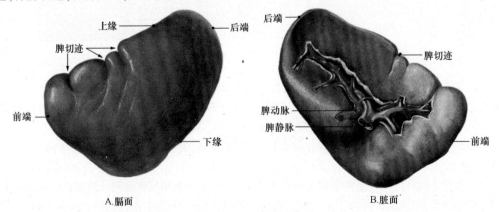

A.膈面
　上缘
　后端
　脾切迹
　前端
　下缘

B.脏面
　后端
　脾切迹
　脾动脉
　脾静脉
　前端

图 11-17　脾的形态

（二）脾的微结构

脾的表面覆有较厚的被膜，内含有弹性纤维和平滑肌，表面覆有间皮，被膜结缔组织伸入脾内形成小梁，后者互相连接成网，构成脾的支架。脾实质分白髓和红髓（图 11-18）。

考点：脾的结构特点及功能

1. **白髓**（white pulp） 在新鲜脾切面上呈分散的灰白色小点状，为密集的淋巴组织，由动脉周围淋巴鞘和淋巴小结构成（图 11-19）。

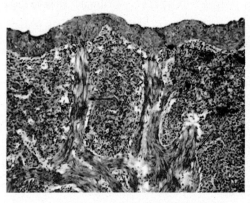

图 11-18 脾的微细结构

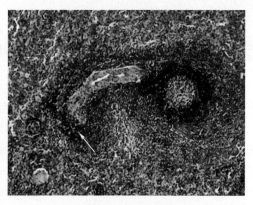

图 11-19 白髓

（1）**动脉周围淋巴鞘**（periarterial lymphatic sheath）：为围绕在中央动脉周围的弥散淋巴组织，主要含大量 T 细胞。此区相当于淋巴结的副皮质区，是胸腺依赖区，但无毛细血管后微静脉。当发生细胞免疫应答时，动脉周围淋巴鞘内的 T 细胞分裂增殖，鞘增厚（图 11-20）。

（2）淋巴小结：又称**脾小体**（splenic cor-puscle），位于动脉周围淋巴鞘的一侧，主要由大量 B 细胞构成。健康人脾内淋巴小结很少，当发生体液免疫应答时，淋巴小结大量增多，抗原被清除后又逐渐减少。

在白髓和红髓交界处称**边缘区**（marginal zone），该区的淋巴细胞密度较白髓稀疏，但较脾索密集。此区含有 T 细胞、B 细胞及较多的巨噬细胞。边缘区也是脾内捕获抗原，识别抗原和诱发免疫应答的重要部位。

2. **红髓**（red pulp） 位于被膜下方，小梁周围及边缘区外侧，约占脾实质的 2/3，在新鲜切面上呈红色。红髓由脾索及脾血窦组成（图11-21）。

（1）**脾索**（splenic cord）：是富含血细胞的条索状淋巴组织，脾索呈不规则的条索状，

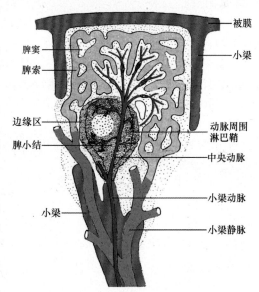

图 11-20 白髓模式图

相互吻合呈网状，网眼即为脾血窦。脾索内含有较多 B 细胞、浆细胞和巨噬细胞等。

（2）**脾血窦**（splenic sinus）：简称脾窦，位于脾索之间，窦腔大而不规则互联成网。窦壁内皮细胞呈杆状，沿血窦长轴排列，内皮细胞有网状纤维环绕，细胞间由间隙，形成栅栏状缝隙结构，内皮细胞基膜不完整，血窦外侧有较多的巨噬细胞，其突起可通过内皮间隙伸向窦腔。

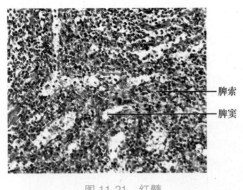

图 11-21　红髓

（三）脾的功能

1. 滤血　脾内滤血的主要部位是脾索和边缘区,此处含有大量的巨噬细胞,可吞噬清除血液中的异物、病菌和衰老、死亡的血细胞。当脾的功能亢进时,可引起红细胞和血小板的减少。

2. 储血　人脾可贮血约 40ml。机体缺血时,脾内平滑肌收缩可将其中的血液输入血循环,以应机体的急需(如大失血,剧烈运动时)。

3. 造血　在胚胎早期脾可产生各种血细胞。成年后,脾仍保持有少量造血干细胞。当机体严重缺血或某种病理状态下,脾可以恢复造血功能。

4. 参与免疫　当病原体侵入机体时,脾内的 T 淋巴细胞和 B 淋巴细胞以及巨噬细胞等都参与机体的免疫应答,脾是体内产生抗体最多的器官。

链　接

脾功能亢进

脾功能亢进(简称脾亢)是一种综合征,临床表现为脾大、一种或多种血细胞减少,而骨髓造血细胞相应增生。本病经脾脏切除治疗后,一些病例临床表现可减轻,症状可以得到纠正。

四、扁　桃　体

位于消化道和呼吸道入口的交会处,包括腭扁桃体、咽扁桃体和舌扁桃体,其中以腭扁桃体最重要。

腭扁桃体(palatine tonsil)位于腭舌弓和腭咽弓之间的扁桃体窝内,呈扁卵圆形,黏膜表面覆盖有复层扁平上皮,上皮向固有层内陷入形成 10~30 个分支的隐窝;隐窝周围的固有层内有大量弥散淋巴组织及淋巴小结;隐窝上皮内含有许多淋巴细胞、浆细胞、巨噬细胞和朗格汉斯细胞。

扁桃体是一个易于接受抗原刺激的周围淋巴器官,可引起局部或全身的免疫应答,对机体有重要的防御、保护作用。

目 标 检 测

一、名词解释

1. 乳糜池　2. 胸导管　3. 脾切迹　4. 胸腺小体
5. 血—胸腺屏障

二、填空题

1. 全身淋巴干成对的有_____、_____和_____,不成对的有_____。

2. 淋巴管道按口径大小,自小而大依次分为_____、_____、_____、_____。

3. 脾上缘较_____朝向_____,并有 2~3 个深陷的_____。

4. 淋巴组织分为_____、_____两种形式。

5. 淋巴结的实质分_____和_____,皮质由

_____、_____和_____组成。

6. 髓索内主要含有_____、_____和_____。

7. 淋巴液在淋巴结内的通路是,先经过_____导入_____,然后经过小梁周围的_____进入_____,最后经_____流出淋巴结。

8. 脾脏实质分为_____、_____和_____三部分。

9. 动脉周围淋巴鞘主要是由_____围绕构成。

三、A 型选择题

1. 不属于淋巴器官的是(　　)
　　A. 肝　　　　　　　　　B. 淋巴结

C. 扁桃体   D. 脾

E. 胸腺

2. 关于乳糜池的叙述,下列哪项是正确的? (　　)

A. 通常位于第 2~3 腰椎前方

B. 为胸导管起始部的膨大

C. 由左、右肠干和一条腰干汇合成

D. 由左、右肠干和左、右腰干汇合成

E. 由肠干形成

3. 关于胸导管的叙述,下列哪项是正确的? (　　)

A. 全长行于胸主动脉后方

B. 由左、右腰干汇合成

C. 由左、右肠干汇合成

D. 收纳下半身及左侧上半身淋巴

E. 由左、右颈干汇合成

4. 头部的淋巴结输出管直接或间接注入(　　)

A. 颈外侧深淋巴结   B. 颈外侧浅淋巴结

C. 颈前淋巴结   D. 左颈干

E. 右颈干

5. 脾(　　)

A. 位于腹上区

B. 位于左季肋区,长轴平第 10 肋

C. 8~10 肋深面

D. 为空腔器官

E. 质硬而坚韧

6. 胸腺的特征性结构是(　　)

A. 有网状细胞

B. 胸腺实质有许多完全分隔的小叶

C. 有 T 淋巴细胞

D. 有胸腺小体

E. 有巨噬细胞

7. 能分泌胸腺素的细胞是(　　)

A. T 淋巴细胞   B. 上皮性网状细胞

C. B 淋巴细胞   D. 内皮细胞

E. 巨噬细胞

8. 下列有关淋巴窦的描述,哪一个是错误的(　　)

A. 淋巴窦的壁由扁平的内皮细胞围成

B. 淋巴窦内皮细胞间有间隙,基膜不完整

C. 淋巴窦内有淋巴液流动

D. 淋巴窦内有网状细胞及网状纤维

E. 淋巴窦内网状细胞有吞噬作用

9. 组成淋巴小结的细胞主要是(　　)

A. B 细胞   B. T 细胞

C. 浆细胞   D. 网状细胞

E. 巨噬细胞

10. 副皮质区的细胞主要是(　　)

A. 单核细胞   B. B 淋巴细胞

C. 巨噬细胞   D. 网状细胞

E. T 淋巴细胞

11. 淋巴结内 T 淋巴细胞主要分布于(　　)

A. 浅层皮质   B. 深层皮质

C. 髓索   D. 淋巴窦

E. 皮质与髓质交界处

12. 淋巴结内毛细血管后微静脉主要分布于(　　)

A. 浅层皮质

B. 深层皮质单位中央区

C. 深层皮质单位周围区

D. 皮质与髓质交界处

E. 髓索

13. 下列关于脾窦的描述哪个是正确的(　　)

A. 脾窦是滤血的主要结构

B. 脾窦内皮为长杆状,内皮间有间隙

C. 脾窦内有大量吞噬细胞

D. 笔毛动脉的血全部通入脾窦

E. 脾窦血液汇成小梁静脉

14. 脾的胸腺依赖区是(　　)

A. 脾小体   B. 动脉周围淋巴鞘

C. 白髓   D. 脾索

E. 边缘区

15. 脾的边缘区位于(　　)

A. 白髓周围   B. 皮质

C. 髓质   D. 皮质和髓质交界处

E. 被膜下方

16. 动脉周围淋巴鞘的主要细胞是(　　)

A. 网状细胞   B. 巨噬细胞

C. T 细胞   D. B 细胞

E. 浆细胞

四、简答题

1. 简述淋巴系统的组成及淋巴的形成。

2. 简述淋巴管的特点。

3. 简述胸导管的长度、起始、行程、注入部位及收纳淋巴结范围。

4. 简述淋巴结的形态及作用。

5. 试述胸腺的组织结构及功能。

6. 比较淋巴结和脾在结构和功能方面的异同。

7. 试述淋巴细胞再循环的途径及意义。

(刘　军)

第十二章 神经系统

案例 12-1

某患者,男,45岁,骑自行车被失控汽车自后面撞伤,检查发现伤者背部有明显撞伤,8~10胸椎椎弓部、右侧10~11肋骨折,四肢无骨折,但左下肢不能进行随意运动,左侧脐以下皮肤温、痛觉丧失,右下肢深感觉障碍。临床诊断:8~10胸椎骨折;右侧10~11肋骨折;脊髓T_{10}平面右侧半横断损伤。

问题:请用解剖学知识解释患者的临床表现。

第一节　神经系统总论

神经系统(nervous system)是人体的最高级管理系统,一方面控制和协调着各系统器官的活动,使人体成为一个有机整体,另一方面使人体适应内、外环境的变化。人类大脑皮质是人类思维、意识活动的基础,不仅能被动地适应环境变化,而且能主动地认识、改造世界,让自然界为人类服务。

一、神经系统的组成

考点:神经系统的组成

神经系统由**中枢神经系统**(central nervous system)和**周围神经系统**(peripheral nervous system)(图12-1)。中枢神经系统包括位于颅腔内的脑和位于椎管内的脊髓,周围神经系统包括与脑相连的脑神经和与脊髓相连的脊神经。在周围神经系统中,把分布于皮肤、运动系统的部分称为**躯体神经**,而分布于内脏、心血管和腺体的部分称为**内脏神经**。躯体神经和内脏神经中都含有传入纤维和传出纤维。**传入纤维**将神经冲动自感受器传向中枢神经系统,又称**感觉纤维**;**传出纤维**则将神经冲动自中枢神经系统传向效应器,又称**运动纤维**。通常把周围神经系统分为脑神经、脊神经与内脏神经3部分来讲述。

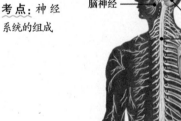

大脑
脑神经 —— 小脑
脊髓
脊神经
脊神经

二、神经系统的活动方式

考点:反射和反射弧

神经系统在调节机体的生理活动中,对内、外环境变化的刺激做出适宜的反应,称**反射**(reflex),这是神经系统活动的基本方式,其结构基础是**反射弧**。反射弧包括:感受器→传入神经→反射中枢→传出神经→效应器。反射弧的任一环节出现问题,反射都会减弱或消失(图12-2)。

图 12-1　神经系统概观

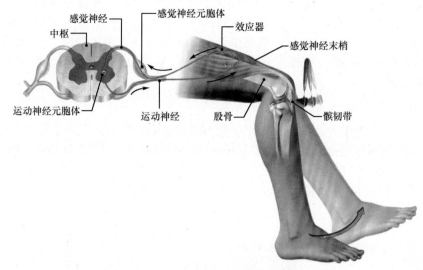

图 12-2 反射弧示意图

三、神经系统的常用术语

在神经系统的不同部分,神经元的胞体和突起会形成一些不同的结构,基本结构包括: **考点**:神经

1. **灰质**和**白质** 中枢神经系统中,神经元的胞体和树突集中的部分,颜色灰暗,称**灰质** 系统的常用
(gray matter),而轴突集中的部分,颜色较亮,称**白质**(white matter)。 术语

2. **皮质**和**髓质** 在大、小脑,灰质主要集中在表层,称**皮质**(cortex),而白质位于皮质深面,称**髓质**(medulla)。

3. **神经核**和**神经节** 中枢神经系统中,皮质以外的灰质块,称**神经核**(nucleus);周围神经系统中,神经元的胞体聚集,形成**神经节**(ganglion)。

4. **纤维束**和**神经** 在中枢神经系统的白质中,起止、行程和功能基本相同的一组神经纤维集合在一起称为**纤维束**(nerve tract);周围神经系统中,神经纤维聚焦在一起走行,称为**神经**(nerve)。

5. **网状结构** 在中枢神经系统中,一些部位的神经纤维交织成网状,中间散在分布神经元或灰质团块,称网状结构。

第二节 中枢神经系统

一、脊 髓

(一) 脊髓的位置与外形

脊髓(spinal cord)位于椎管内,上端于枕骨大孔处与延髓相连,下端成人平第 1 腰椎体下 **考点**:脊髓
缘,新生儿则平第 3 腰椎体下缘。临床腰椎穿刺一般选择在第 3.4 腰椎或第 4.5 腰椎之间,可 下端的位置
避免损伤脊髓。成人脊髓长约 42~45 cm,呈细长而前后略扁的圆柱形,全程分为**颈髓**8 节
(C_1~C_8)、**胸髓**12 节(T_1~T_{12})、**腰髓**5 节(L_1~L_5)、**骶髓**5 节(S_1~S_5)和**尾髓**1 节(C_0)。脊髓全长有 2 个膨大:**颈膨大**位于 C_4~T_1 节段,由此发出神经分布于上肢;**腰骶膨大**位于 L_2~S_4 节段,由此发出神经分布于下肢。腰骶膨大以下,脊髓迅速缩细,形成**脊髓圆锥**,再向下延续为无神经组织的**终丝**,附于尾骨背面(图 12-3)。

脊髓表面前、后正中线上,各有一条纵贯其全长的沟,前方称**前正中裂**,后方称**后正中沟**。在前正中裂两侧,各有一条**前外侧沟**;在后正中沟两侧,各有一条**后外侧沟**。前、后外侧沟分别有脊神经前、后根的根丝相连(图 12-3)。每个节段的前、后根丝分别聚合成脊神经的前、后根,再于椎间孔处合成**脊神经根**,共形成 31 对**脊神经**,在后根上有膨大的**脊神经节**。

(二) 脊髓节段与椎骨的对应关系

胚胎早期脊髓和椎管长度基本相同,脊髓节段与相应的椎骨平对,各脊神经根均大致呈水平方向行向相应椎间孔。但脊柱发育远较脊髓为快,因此位于下部的脊髓节段逐渐远离相应的椎骨,下位的脊神经根也逐渐倾斜,在脊髓圆椎以下,斜行于终丝两侧的腰、骶和尾神经根,形成马尾(图 12-4)。脊髓节段与椎骨之间的对应关系见表 12-1。

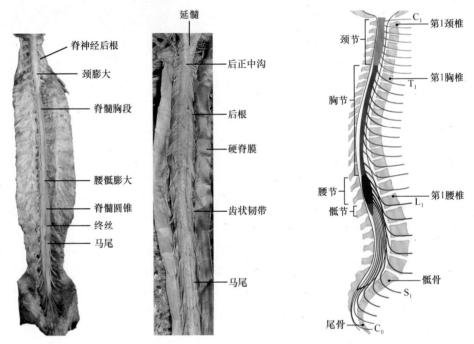

图 12-3 脊髓的位置和外形   图 12-4 脊髓节段与椎骨的对应关系

表 12-1 脊髓节段与椎骨的对应关系

脊髓节段	对应椎骨	脊髓节段	对应椎骨
$C_{1\sim4}$	同序数椎骨	$T_{9\sim12}$	比同序数椎骨高 3 个椎体
$C_5\sim T_4$	比同序数椎骨高 1 个椎体	$L_{1\sim5}$	第 10～12 胸椎体
$T_{5\sim8}$	比同序数椎骨高 2 个椎体	$S_1\sim Co$	第 1 腰椎体

(三) 脊髓的内部结构

考点:白髓内部主要结构

脊髓左右两侧基本对称,中央有纵贯其全长的中央管,中央管周围是略呈"H"状的灰质,再向周围是白质(图 12-5)。

1. 灰质 每侧脊髓灰质向前扩大的部分,称**前角**(anterior horn),内含躯体运动神经元,发出的纤维出前外侧沟,构成脊神经前根。在颈膨大和腰骶膨大处,前角的外侧部分神经元分别支配上、下肢肌,其余部分前角运动神经元则支配躯干肌。灰质的后部狭长,构成

后角（posterior horn），主要由接受脊神经后根传入纤维的联络神经元构成。另在脊髓 $T_1 \sim L_3$ 节段，前、后角之间有向外突出的**侧角**（lateral horn），内含交感神经节前神经元，发出纤维出前外侧沟，构成脊神经前根的一部分；脊髓 $S_2 \sim S_4$ 节段前、后角之间有不甚突出的部分，内含骶副交感核，发出纤维也出前外侧沟，构成脊神经前根的一部分。

2. 白质　每侧脊髓的白质被表面的沟裂分为 3 个索：后正中沟与后外侧沟之间的后索，前、后外侧沟之间的外侧索，以及前正中裂与前外侧沟之间的前索。每个索都由若干上、下行的纤维束构成（图 12-6）。

（1）上行纤维束：

1）**薄束**、**楔束**：分别位于后索的内侧、外侧，由脊神经后根进入脊髓后上升形成，薄束来自 T_5 以下脊神经，楔束来自 T_4 以上脊神经，分别传导来自下半身与上半身的本体感觉和精细触觉。

2）**脊髓丘脑束**：由脊髓后角细胞发出的纤维构成，位于外侧索前部（脊髓丘脑侧束）和前索外侧部（脊髓丘脑前束），分别传导躯干四肢的温度觉、痛觉和粗触觉、压觉。

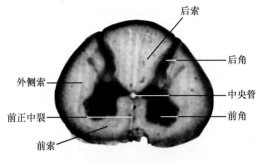

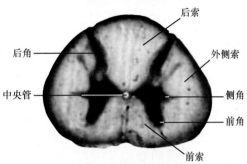

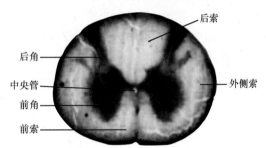

图 12-5　脊髓各部的横断面

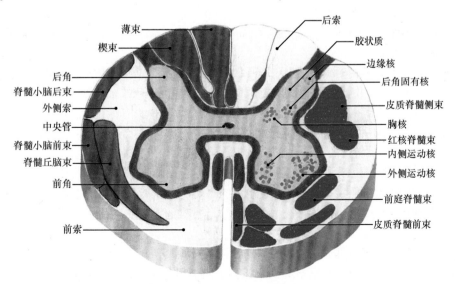

图 12-6　脊髓的横断面示意图

3）脊髓小脑后束和脊髓小脑前束：位于外侧索边缘，传导躯干、四肢非意识性本体感觉至小脑。

（2）下行纤维束：

1）**皮质脊髓束**：发自大脑皮质运动中枢。在延髓的椎体交叉，大部分纤维交叉至对侧，下行于脊髓外侧索后部，称皮质脊髓侧束，止于该侧脊髓前角运动细胞；小部分纤维不交叉，下行于同侧脊髓前索内侧部，构成皮质脊髓前束，正于双侧脊髓前角运动神经元。皮质脊髓束传导大脑皮质运动中枢发出的管理骨骼肌随意运动的信息。

2）其他下行纤维束：尚有红核脊髓束、前庭脊髓束、网状脊髓束、顶盖脊髓束等，调控骨骼肌的运动。

 链　接

脊髓的半横断损伤

外伤、肿瘤、脊髓空洞症等均可导致脊髓的损伤。典型的脊髓半横断损伤表现为：薄束、楔束损伤导致同侧损伤平面以下躯干、四肢本体感觉障碍，脊髓丘脑束损伤导致损伤平面以下对侧温、痛觉障碍，皮质脊髓束损伤导致损伤平面以下对侧躯干、四肢骨骼肌中枢性瘫。

（四）脊髓的功能

1. 传导　脊髓通过上行纤维束，把躯干、四肢的各种感觉冲动传至脑；通过下行纤维束，将脑部发出的各种运动冲动经由前角、侧角传给效应器。

2. 反射　脊髓是许多躯干、四肢反射的中枢，能完成如腱反射、排便反射、排尿反射等，脊髓损伤时则可引起、排便、排尿等功能障碍。

二、脑

脑（brain）可分为脑干、小脑、间脑和端脑4个部分（图12-7）。

（一）脑干

脑干（brain stem）位于斜坡后方，上接间脑，下端于枕骨大孔处续脊髓，后方为小脑。脑干自下而上分为**延髓**（medulla oblongata）、**脑桥**（pons）和**中脑**（mesencephalon）3部分（图12-7）。

考点：脑干
的组成

1. 脑干的外形

（1）腹侧面：延髓由脊髓延续而来，形状与脊髓相似。在前正中裂的两侧，有纵行的锥体，内含皮质脊髓束，并于延髓下部形成锥体交叉。锥体上部后方有橄榄。

脑桥腹侧面借延髓脑桥沟与延髓分界。脑桥腹侧面正中央有纵行的基底沟，沟的两侧是宽阔的基底部，再向后延为小脑中脚，与小脑相连。

中脑的腹侧面由斜行的一对大脑脚及期间的脚间窝构成（图12-8）。

在脑干腹侧面连着9对脑神经动眼神经（Ⅲ）连于中脑脚间窝，三叉神经（Ⅴ）连于脑桥基底部与小脑中脚之间，展神经（Ⅵ）、面神经（Ⅶ）、前庭蜗神经（Ⅷ）由内向外自脑桥延髓沟走出，舌咽神经（Ⅸ）、迷走神经（Ⅹ）、副神经（Ⅺ）自延髓橄榄后沟由上而下走出，舌下神经（Ⅻ）连于锥体和橄榄之间。

（2）背侧面：延髓下部后正中沟与后外侧沟之间形成2个纵行结构，内侧为薄束结节，外侧为楔束结节，深面分别有薄束核和楔束核。延髓上部与脑桥背面共同构成菱形窝，二者的分界称髓纹。

菱形窝又称第四脑室底，与后方的小脑围成第四脑室。该窝由延髓上部和脑桥自中央管敞开而成，正中央有正中沟，两侧有界沟。

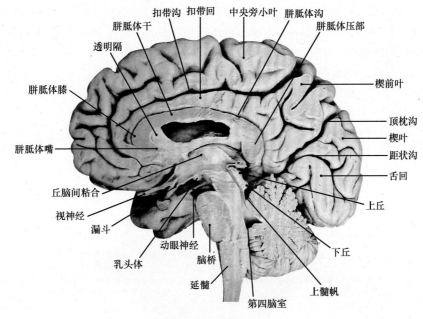

图 12-7　脑的正中矢状切面

中脑背面称四叠体,由一对上丘和一对下丘构成,分别与视觉、听觉的传导、反射等有关。下丘下方有唯一的一对自脑干背面出脑的脑神经,即滑车神经(Ⅳ)(图 12-9)。

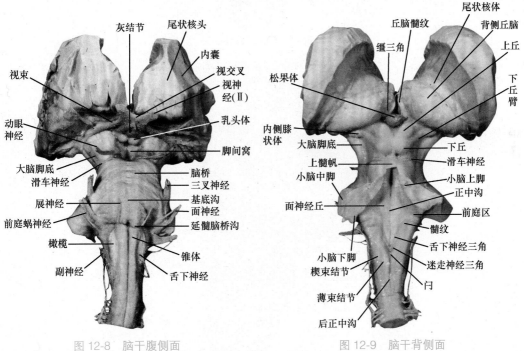

图 12-8　脑干腹侧面　　　　　　　　　　　图 12-9　脑干背侧面

2. 脑干的内部结构　脑干由灰质、白质和网状结构构成。

(1) 灰质:脑干的灰质不像脊髓那样形成连续的柱状,而是分散成许多团块,形成典型的神经核,又可区分为脑神经核与非脑神经核。**脑神经核**是与后 10 对脑神经有直接关系的核团,有 4 类:躯体运动核,功能相当于脊髓前角,支配头颈部骨骼肌;内脏运动核,功能相当于脊髓的骶副交感核,内脏感觉核,功能相当于脊髓后角前方的部分,接受内脏感觉;躯体感觉核,功能相当于脊髓后角(图 12-10)。**非脑神经核**则与脑神经没有直接关系,如延髓背侧部的薄束核、楔束核,中脑内的红核、黑质等(图 12-11)。

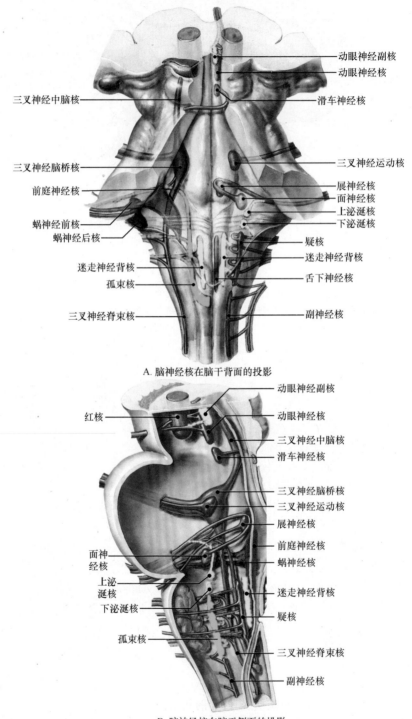

三叉神经中脑核

动眼神经副核
动眼神经核
滑车神经核

三叉神经脑桥核
前庭神经核

三叉神经运动核

蜗神经前核
蜗神经后核

展神经核
面神经核
上泌涎核
下泌涎核

迷走神经背核
孤束核

疑核
迷走神经背核
舌下神经核

三叉神经脊束核

副神经核

A. 脑神经核在脑干背面的投影

红核

动眼神经副核
动眼神经核

三叉神经中脑核
滑车神经核

三叉神经脑桥核
三叉神经运动核
展神经核

面神经核
上泌涎核
下泌涎核

前庭神经核
蜗神经核

迷走神经背核
疑核

孤束核

三叉神经脊束核

副神经核

B. 脑神经核在脑干侧面的投影

图 12-10 脑神经核概观

（2）白质：由若干纤维束构成,主要的纤维束有下列一些：

1）上行纤维束

内侧丘系：由薄束核、楔束核发出的纤维,先在延髓中央管腹侧形成内侧丘系交叉,然后上行而成的纤维,传导来自对侧躯干、四肢的本体感觉和精细触觉。

脊髓丘系：由脊髓丘脑束上行入脑干形成,传导对侧躯干、四肢的浅感觉。

三叉丘系：由三叉神经感觉核发出的纤维交叉以后形成,传导对侧头面部浅感觉。

2）下行纤维束

皮质核束：起于中央前回下部,经内囊下行至脑干,陆续终止于脑干内的躯体运动核。

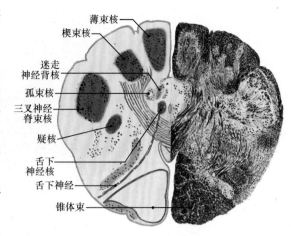

图 12-11　延髓横切面

薄束核
楔束核
迷走神经背核
孤束核
三叉神经脊束核
疑核
舌下神经核
舌下神经
锥体束

皮质脊髓束：起于中央前回中上部和中央旁小叶前部,经内囊下行至脑干,在延髓构成锥体,并于延髓下部形成锥体交叉,大部分纤维交叉至对侧下行为皮质脊髓侧束,小部分纤维不交叉下行成为皮质脊髓前束。

此两束纤维合称锥体束。

（3）脑干网状结构：由神经元胞体和轴突交错而成,与其他中枢神经系统部分有广泛联系,其中延髓网状结构内有重要的生命活动中枢如心血管运动中枢、呼吸节律中枢等。

（二）小脑

1. 小脑的位置和外形　**小脑**（cerebellum）位于颅后窝,脑干背面、端脑枕叶下方（图12-7）。小脑由两侧膨大的小脑半球和中部缩细的小脑蚓构成。小脑半球上部较平坦,并在前1/3与后2/3处形成原裂；下部隆突,近枕骨大孔处形成小脑扁桃体（图12-12）。半前的前部有绒球,通过绒球脚连小脑蚓的小结。 **考点**：小脑的形态、位置

2. 小脑的内部结构　小脑的表层是灰质,称小脑皮质；深面是白质,称小脑髓质。在髓质中含有数对神经核,称小脑核,包括齿状核、栓状核、球状核和顶核等,齿状核最大,也最重要（图12-13）。

3. 小脑的纤维联系　小脑通过小脑上脚、小脑中脚和小脑下脚分别联系中脑、脑桥和延髓。

4. 小脑的分叶与功能　根据小脑的构造、进化上出现的早晚及纤维联系,将小脑分为3叶：①**绒球小结叶**,包括绒球、绒球脚和小结,又称古小脑,与前庭神经核相连系,功能主要是维持躯体平衡；②**前叶**,又称旧小脑,包括半球原裂以前的部分和蚓垂、蚓锥体,主要接受脊髓的信息,功能是调节肌张力；③**后叶**,又称新小脑,由原裂以后部分半球构成,接受由脑桥中继来的大脑皮质信息,参与调节骨骼肌的随意运动。

5. **第四脑室**　位于脑桥、延髓背面与小脑之间,借中脑水管通第三脑室,经第四脑室正中孔、第四脑室外侧孔通小脑延髓池。

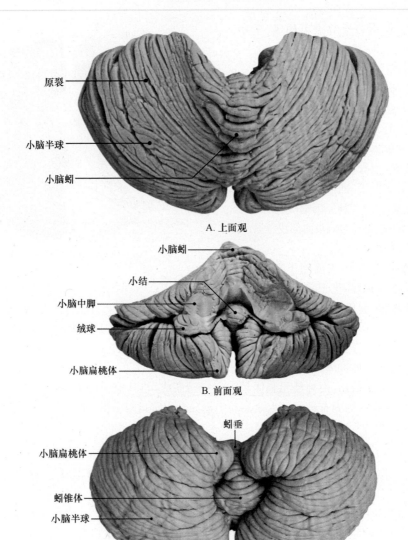

原裂

小脑半球

小脑蚓

A. 上面观

小脑蚓

小结

小脑中脚

绒球

小脑扁桃体

B. 前面观

蚓垂

小脑扁桃体

蚓锥体

小脑半球

C. 下面观

图 12-12　小脑的外形

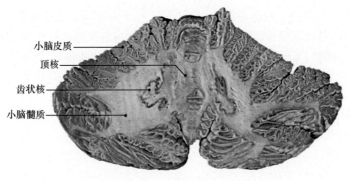

小脑皮质

顶核

齿状核

小脑髓质

图 12-13　小脑横切面

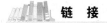

链 接

枕骨大孔疝

由于颅内压增高等原因,将小脑扁桃体挤压入枕骨大孔内,即形成枕骨大孔疝或称小脑扁桃体疝,因脑干下段受压,可引起呼吸节律、心血管活动中枢功能障碍,导致严重后果。

(三) 间脑

间脑(diencephalon)位于中脑上方,大部分被端脑掩盖,包括背侧丘脑、后丘脑、下丘脑、上丘脑和底丘脑(图12-14.图12-7)。间脑内有矢状位的腔隙为**第三脑室**。

考点:间脑的组成,下丘脑的组成

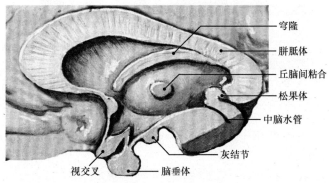

穹隆
胼胝体
丘脑间粘合
松果体
中脑水管
灰结节
视交叉
脑垂体

图 12-14　间脑内侧面

1. **背侧丘脑**　简称丘脑,为间脑最大的部分,由位于第三脑室两侧的左、右两个卵圆形灰质块构成(图12-15)。丘脑被前后方向呈"Y"形的内髓板分隔为前核群、内侧核群和外侧核群。外侧核群的腹侧部又分为腹前核、腹中间核和腹后核,腹后核再分为腹后外侧核和腹后内侧核。腹后核是全身深、浅感觉的重要中继站,腹后外侧核接受内侧丘系和脊髓丘系的纤维,腹后内侧核接受三叉丘系的纤维。腹后核发出的纤维称**丘脑中央辐射**,经内囊后肢投射到大脑皮质感觉中枢。

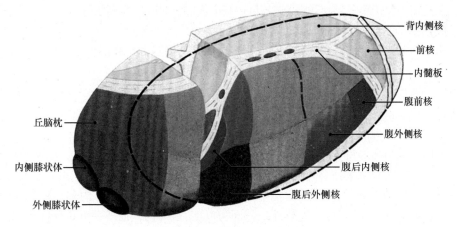

背内侧核
前核
内髓板
腹前核
丘脑枕
腹外侧核
内侧膝状体
腹后内侧核
外侧膝状体
腹后外侧核

图 12-15　背侧丘脑示意图

2. **下丘脑**　位于间脑的前下部,包括视交叉、灰结节、漏斗、脑垂体和乳头体(图12-16)。下丘脑是内脏活动的皮质下中枢,并且管理体温调节、摄食、水盐平衡及情绪等功能。

脑垂体由前叶的腺垂体和后叶的神经垂体构成(图 12-16)。腺垂体分泌生长素及若干促激素,促激素调控其他大部分内分泌腺的功能,将体液调节纳入神经调节的管理之下。神经垂体储存由下丘脑其他部分运送来的抗利尿激素和催产素。

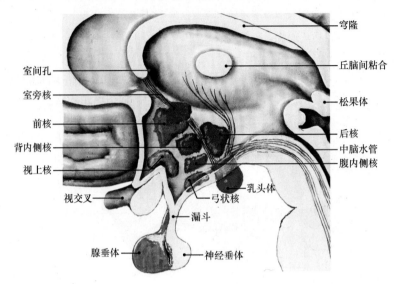

图 12-16　下丘脑示意图

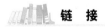 **链　接**

垂体肿瘤

　　脑垂体是脑组织中肿瘤易发部位,垂体肿瘤除可引起向周围的压迫症状外,还可引起内分泌活动异常。

　　3. **后丘脑**　位于背侧丘脑后下方,包括一对内侧膝状体、一对外侧膝状体,分别是听觉、视觉信号传导中继站。

　　4. **上丘脑**　位于第三脑室顶部周围,包括松果体、缰三角、丘脑髓纹等。

　　5. **底丘脑**　位于间脑和中脑的过渡区。

　　6. **第三脑室**　位于间脑正中,呈矢状位,经室间孔与侧脑室相通,向后下经中脑水管通第四脑室。

(四) 端脑

考点:端脑的分叶,大脑皮质功能定位,基底核的组成,内囊

　　端脑(telencephalon)是脑的高级部分,由左、右**大脑半球**组成,两侧大脑半球之间为**大脑纵裂**,纵裂底部为连接两侧半球的**胼胝体**。

　　1. 大脑半球的外形与分叶　大脑半球表面凹凸不平,隆起的部分称回,凹下去的部分形成沟。借助 3 条沟将半球分为 5 个叶:**中央沟**,位于半球上外侧面,自上缘中点后方走向前下;**外侧沟**,位于半球上外侧面,自前下走向后上;**顶枕沟**,位于半球内侧面后部,自胼胝体后端稍后走向后上,达半球上外侧面。外侧沟以上,中央沟以前的部分称**额叶**,中央沟与顶枕沟之间的部分称**顶叶**;外侧沟以下部分称**颞叶**;顶枕沟后下部分称**枕叶**;另有**岛叶**,包埋在外侧沟深面(图 12-17,图 12-18,图 12-19)。

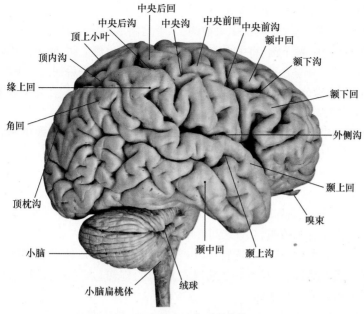

图 12-17 大脑半球外侧面

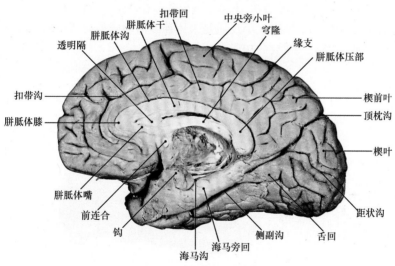

图 12-18 大脑半球内侧面

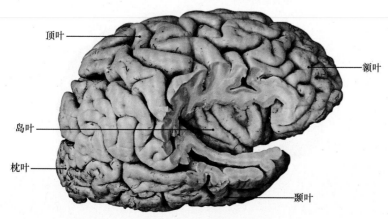

图 12-19 岛叶

2. 大脑半球各叶的主要沟和回

额叶:中央沟前方有与之平行的**中央前沟**,二者之间形成**中央前回**。中央沟前方有约与半球上缘平行的**额上沟**、**额下沟**,将中央前沟以前的部分分为**额上回**、**额中回**和**额下回**。

顶叶:中央沟后方有与之平行的**中央后沟**,二者之间形成**中央后回**。中央后沟以后,由与半球上缘平行的**顶内沟**分为**顶上小叶**与**顶下小叶**,顶下小叶包括围绕在外侧沟末端周围的**缘上回**与围绕在颞上沟末端周围的**角回**。

颞叶:与外侧沟平行的**颞上沟**、**颞下沟**,将颞叶外侧面分为**颞上回**、**颞中回**和**颞下回**。在外侧沟下壁上有横行的**颞横回**。

枕叶:枕叶内侧面有自枕极向前走行并与顶枕沟相交的**距状沟**,将枕叶分为上部的**楔叶**和下部的**舌回**。

半球内面,由中央前、后回转折进来的部分称**中央旁小叶**,分属中央前、后回。胼胝体上方有**胼胝体沟**,再向上为**扣带沟**,二者之间形成**扣带回**。

半球下面后部由颞叶与枕叶共同构成,由外侧的**枕颞沟**与内侧的**侧副沟**分出**枕颞外侧回**、**枕颞内侧回**和**海马旁回**,海马旁回前端向后上突出,称**钩**。颅内压增高时,钩可被挤压入小脑幕切迹内,形成小脑幕切迹疝。

3. 大脑半球的内部结构 大脑半球的表层为灰质,称**大脑皮质**;深部为白质,称**大脑髓质**。髓质中包埋着的灰质块称**基底核**,大脑半球内还存在着室腔称**侧脑室**。

(1)大脑皮质的主要功能区:大脑皮质是人体神经活动的最高级中枢,并在进化过程中出现明显分工,下面介绍一些重要的功能区(图 12-20)。

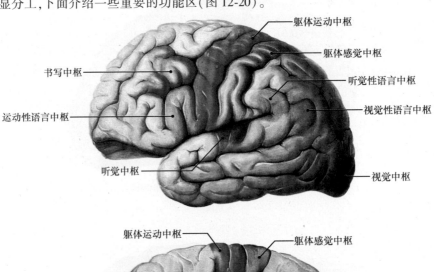

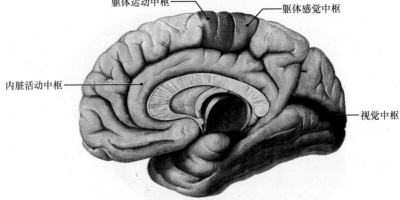

图 12-20 大脑皮质功能定位

1) **躯体运动中枢**:位于中央前回和中央旁小叶前部,管理全身骨骼肌的随意运动。其下 1/3 管理头颈部骨骼肌,上 2/3 管理躯干、四肢肌;睑裂以下的表情肌、舌肌及四肢肌为对侧管理,其他肌肉为双侧管理。

2) **躯体感觉中枢**:位于中央后回和中央旁小叶后部,接受全身的深、浅感觉。其下 1/3 接受对侧头面部的感觉,上 2/3 接受对侧躯干、四肢的感觉。

3) **视觉中枢**:位于枕叶距状沟的上、下方,每侧视皮质接受双眼同侧半视网膜的信号。

4) **听觉中枢**:位于颞横回,每侧听觉皮质主要接受对侧耳的听觉信息及少量同侧信息。

5) 语言中枢:人类语言中枢高度发达,并且偏重于左半球,右侧半球则主要感知非语言信息、音乐、图形等。**听觉性语言中枢**,又称听话中枢,位于额上回后部;**运动性语言中枢**,又称说话中枢,位于额下回后部;**视觉性语言中枢**,又称阅读中枢,位于角回;**书写中枢**,位于额中回后部。这 4 个中枢损伤后分别出现听觉性失语症、运动性失语症、失读症和失写症。

链 接

语言中枢损伤

听觉性失语症时,患者听力正常,但难于理解听到的语言;运动性失语症时,患者咽喉肌活动正常,但不能说出完整的语句;失读症时,患者视觉正常,但不能理解所读文字意义;失写症时,患者手肌功能正常,但不能正确书写出文字。

6) 其他功能中枢尚有嗅觉中枢、平衡觉中枢等,功能中枢之外的其他区域则负责信息的分析、整理等功能。

(2) **基底核**(basal nuclei):靠近半球底部,居间脑外侧与岛叶皮质之间,有豆状核、尾状核、杏仁体和屏状核(图 12-21,图 12-22)。

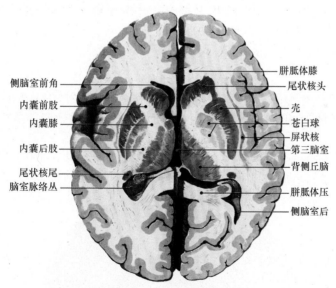

图 12-21　大脑半球水平切面

1) **豆状核**:位于背侧丘脑外侧,水平面上呈尖向内的三角形,被 2 个白质板分为 3 部分。外侧部较大,称壳,其他 2 部分合称苍白球。

2) **尾状核**:呈蝌蚪状,围绕在背侧丘脑、豆状核之间的周围,分头、体、尾 3 部。尾状核与豆状核合称**纹状体**,尾状核与壳构成新纹状体,苍白球构成旧纹状体。纹状体的主要作用是调节肌张力和协调骨骼肌群运动。

3）**杏仁体**：连于尾状核尾部前端。

4）**屏状核**：为豆状核与岛叶皮质之间的薄层灰质。

（3）大脑髓质：大脑髓质中的纤维束可分3类。

1）联络纤维：在同侧大脑半球内走行，在半球各叶、回之间传递信息。

2）连合纤维：联系左、右大脑半球，主要为胼胝体，自前向后可分为嘴、膝、干、压4部分。

3）投射纤维：联系大脑皮质与皮质下中枢，集中形成内囊（图12-23）。

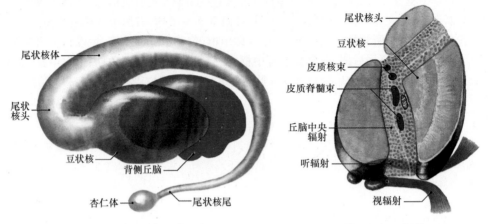

图 12-22　基底核与内囊示意图　　　　　　　图 12-23　内囊

内囊（internal capsule）是位于背侧丘脑、尾状核与豆状核之间的白质板，在水平切面上两侧呈">＜"形，可分为前肢、膝部和后肢3部。前肢位于豆状核与尾状核头部之间；后肢位于豆状核与背侧丘脑之间，有皮质脊髓束、丘脑中央辐射、听辐射、视辐射等通过；膝部位于前、后肢交界处，有皮质核束通过。

链　接

内囊损伤

常见的内囊损伤是出血，典型表现是"三偏"，即锥体束损伤引起的对侧四肢肌、睑裂以下表情肌、舌肌偏瘫，丘脑中央辐射损伤引起的对侧半身深浅感觉障碍（偏感），视辐射损伤引起的双侧视野同向偏盲。

（4）**侧脑室**（lateral ventricle）：位于大脑半球内，左、右各一，由位于顶叶内的**中央部**、伸入额叶的**前角**、伸入枕叶的**后角**和伸入颞叶的**下角**构成，前角有**室间孔**通第三脑室（图12-24）。

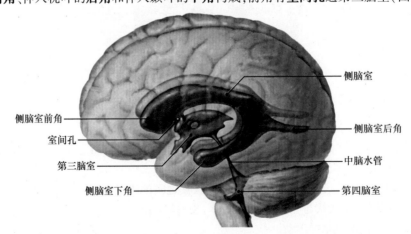

图 12-24　侧脑室

三、神经系统的传导通路

案例 12-2

某患者，男，32 岁，因视物不清就诊，检查发现患者指端、趾端肥大，双眼颞侧视野均有不同程度缺损，对光反射正常，血液中生长素含量偏高，CT 影像显示患者脑垂体增大，向前上突出，并压迫视交叉。初步诊断：脑垂体生长激素腺瘤。

问题：试用解剖学知识解说患者的临床表现。

神经系统的传导通路是指神经信号的走行路径，由若干级神经元接力形成，神经元之间通过突触相连。将感觉信息自外周传向感觉中枢的部分称**感觉传导通路**，而将运动中枢发出的运动指令信息传向外周效应器的称**运动传导通路**。

（一）感觉传导通路

人体感觉分为躯体感觉和内脏感觉。躯体感觉包括深感觉和浅感觉；深感觉又称本体感觉，是指来自肌肉、肌腱、关节处的运动觉、震动觉和位置觉；浅感觉则是指来自于体表的温度觉、痛觉、触觉和压觉。

1. **躯干、四肢的本体感觉、精细触觉传导通路** 由 3 级神经元组成：第 1 级神经元胞体在**脊神经节**，其周围突分布于躯干、四肢的肌肉、肌腱、关节及皮肤的感受器，中枢突自脊神经后果进入脊髓后索上升，来自 T_5 以下的纤维在后索内侧构成薄束，来自 T_4 以上的纤维在外侧构成楔束，薄束、楔束的目的地是延髓；第 2 级神经元的胞体构成延髓内的**薄束核**和**楔束核**，发出的纤维先在中央管腹侧形成内侧丘系交叉，然后在对侧上行，称内侧丘系，目的地是背侧丘脑；第 3 级神经元胞体在**背侧丘脑腹后外侧核**，发出纤维构成丘脑中央辐射经内囊投射到中央后回和中央旁小叶的躯干、四肢代表区（图 12-25）。

2. **躯干、四肢的浅感觉传导通路** 由 3 级神经元接力而成：第 1 级神经元胞体在**脊神经节**，周围突分布于躯干、四肢皮肤的浅感觉感受器，中枢突经后根进入脊髓，上升 1~2 个脊髓节段；第 2 级神经元胞体在**脊髓后角**，发出纤维经白质前联合交叉至对侧，传导温、痛觉的纤维在外侧索构成脊髓丘脑侧束，传导触、压觉的纤维在前索构成脊髓丘脑前束，目的地为背侧丘脑；第 3 级神经元胞体在**背侧丘脑腹后外侧核**，发出纤维组成丘脑中央辐射，经内囊投射到中央后回和中央旁小叶的躯干、四肢代表区（图 12-26）。

链 接
感觉分离

由于躯干、四肢的深、浅感觉由不同的传导通路，当其中之一发生损伤时，损伤区域会表现出部分感觉类型存在而部分感觉类型丧失，称感觉分离或分离性感觉障碍。

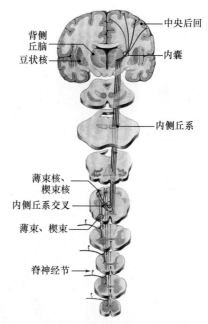

图 12-25 躯干四肢深感觉传导通路

中央后回
背侧丘脑
豆状核
内囊
内侧丘系
薄束核、楔束核
内侧丘系交叉
薄束、楔束
脊神经节

3. **头面部的浅感觉传导通路** 由 3 级神经元构成：第 1 级神经元胞体主要在三叉神经

节,周围突级三叉神经分布于头面部浅感觉感受器,中枢突进入脑桥;第2级神经元胞体构成三叉神经脑桥核(接受触、压觉)和三叉神经脊束核(接受温、痛觉),中枢突经三叉丘系交叉到对侧,组成三叉丘系上升至背侧丘脑;第3级神经元胞体在背侧丘脑腹后内侧核,发出纤维组成丘脑中央辐射,经内囊投射到中央后回下1/3,即头面部代表区(图12-27)。

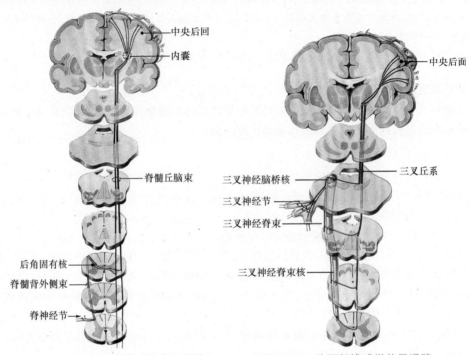

图 12-26　躯干、四肢浅感觉传导通路　　　　图 12-27　头面部浅感觉传导通路

考点:感觉
等传导通路
特点

以上传导通路有3个特点:①3级传导;②1次交叉;③对侧管理。

4. 视觉传导通路　也是3级传导:第1级神经元即视网膜内的双极细胞,周围突接受视细胞的信号,中枢突与内层的节细胞形成突触。第2级神经元节细胞的纤维构成视神经进入颅内,形成视交叉。视交叉为不完全交叉,来自鼻侧视网膜的纤维交叉,来自颞侧视网膜的纤维不交叉,对侧交叉过来的和同侧未交叉的纤维构成视束,向后行到达外侧膝状体。第3级神经元胞体在外侧膝状体,发出纤维构成视辐射,经内囊后肢后部投射到视皮质(图12-28)。

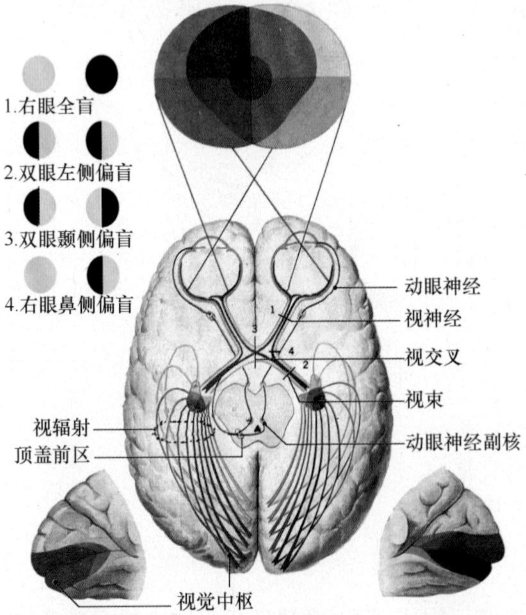

视束的部分纤维到达上丘,换元后联系双侧动眼神经副核,经动眼神经支配瞳孔括约肌,形成瞳孔对光反射通路。

链　接

视觉相关损伤

视觉传导通路不同部位受损,表现不同:①视神经损伤,患眼全盲,直接对光反射消失、间接对光反射存在,健眼直接对光反射存在、间接

图 12-28　视觉传导通路与瞳孔对光反射

对光反射消失。②视交叉损伤,双眼颞侧视野缺损,对光反射正常。③神束及其以后部分损伤,双眼损伤对侧视野同向偏盲,对光反射正常。另外,动眼神经损伤,患者视觉正常,但损伤侧直接、间接对光反射均消失,健侧对光反射正常。

5. 其他感觉传导通路还有听觉传导通路、平衡觉传导通路等。

(二)运动传导通路

1. 锥体系 是指大脑皮质控制骨骼肌随意运动的纤维束,由上、下两级神经元组成。上运动神经元为中央前回和中央旁小叶前部的锥体细胞,下运动神经元为脑干内的躯体运动核及脊髓前角运动细胞。

考点:中枢性瘫与周围性瘫的区别

(1)皮质核束:自中央前回下 1/3 发出的纤维称皮质核束,也称皮质脑干束,经内囊膝部下行至脑干,止于双侧的动眼神经核、滑车神经核、面神经核上半、展神经核、三叉神经运动核、疑核和副神经核,以及对侧的面神经核下半、舌下神经核,再由这些核团发出纤维随脑神经分布于头、颈、咽喉部的骨骼肌(图 12-29)。

📚 **链 接**

皮质核束损伤

由于大部分脑干躯体运动核是接受双侧皮质核束的管理,因此一侧皮质核束损伤对多数头面部骨骼肌功能不影响,只有对侧舌肌、对侧睑裂以下表情肌瘫痪。

(2)皮质脊髓束:由中央前回上 2/3 和中央旁小叶前部的锥体细胞发出的纤维构成皮质脊髓束,经内囊后肢、中脑的大脑脚、脑桥腹侧下行至延髓,构成锥体。在锥体下端,大部分纤维交叉至对侧,形成锥体交叉。交叉后的纤维在对侧脊髓外侧索下降,即皮质脊髓侧束,止于该侧脊髓前角运动神经元;少量不交叉的纤维在同侧脊髓前索内,构成皮质脊髓前束,在前正中裂两侧下降,止于对侧或同侧脊髓前角运动神经元。由脊髓前角运动神经元发出纤维支配四肢、躯干骨骼肌。四肢肌只接受对侧皮质脊髓束的管理,而躯干肌则接受双侧皮质脊髓束的管理,以保证重要生命活动的顺利进行(图 12-30)。

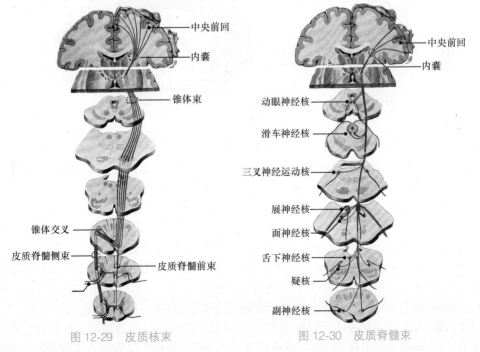

图 12-29 皮质核束   图 12-30 皮质脊髓束

锥体系的损伤,会引起骨骼肌随意运动障碍,即瘫痪,但因发生部位不同,有着不同表现,可区分为上运动神经元损伤和下运动神经元损伤(表12-2)。正常时,上运动神经元对下运动神经元有抑制作用,失去了这一抑制,下运动神经元则表现出兴奋状态。下运动神经元对骨骼肌有一定营养作用,失去了这一作用,骨骼肌会发生萎缩。

表 12-2　上、下运动神经元损伤的区别

损伤部位	瘫痪类型	肌张力	腱反射	病理反射	肌萎缩
上运动神经元	痉挛性瘫(硬瘫、中枢性瘫)	增高	亢进	阳性	无
下运动神经元	弛缓性瘫(软瘫、周围性瘫)	降低	减弱或消失	阴性	有

2. 锥体外系　指锥体系以外的管理骨骼肌运动的下行纤维束,主要功能是协调骨骼肌运动,维持肌张力,以协助锥体系完成精细的随意运动。

四、脑和脊髓的被膜、血管及脑脊液循环

(一) 脑和脊髓的被膜

考点:硬脊膜外隙,蛛网膜下隙,硬脑膜窦

脑和脊髓由外向内分别被硬膜、蛛网膜、软膜包裹,对脑和脊髓起着保护、支持、营养等作用。

1. **硬膜**(dura mater)　硬膜厚而坚韧,由致密结缔组织构成。

(1) **硬脊膜**(spinal dura mater):上端附着于枕骨大孔边缘,并与硬脑膜相续,下端于第2骶椎水平缩细,包裹终丝,向下附着于尾骨背面。在椎间孔处,硬脊膜包裹脊神经根走行,构成脊神经的外膜(图12-31)。

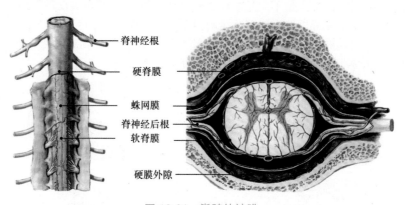

图 12-31　脊髓的被膜

硬脊膜与椎管内壁之间的间隙称**硬脊膜外隙**,间隙内含脊神经根、椎内静脉丛、淋巴管及疏松结缔组织等,略呈负压,且不与颅内相通。硬膜外麻醉即将麻醉药注射入此间隙,以麻醉脊神经根。

(2) **硬脑膜**(cerebral dura mater):由内、外2层构成,内层由硬脊膜延续而来,外层为颅骨内膜。内、外2层在特定部位分离,形成颅内特殊的静脉,称**硬脑膜窦**。内层还折叠形成大脑镰、小脑幕(图12-32)。硬脑膜外层与颅盖骨结合疏松易分离,所以颅盖骨骨折常导致硬膜外血肿;而与颅底骨结合紧密,发生骨折时常常一并撕裂。

大脑镰:呈矢状位插入大脑纵裂内,前端附着于鸡冠,后端连接小脑幕。

小脑幕:呈"八"字形插入大脑横裂内,分隔端脑枕叶与小脑。其外侧缘自前向后分别附着于后床突、颞骨岩部上缘、横窦沟、枕内隆突,前缘游离,形成小脑幕切迹,切迹前方为中脑。

硬脑膜窦:包括位于大脑镰上缘的**上矢状窦**、下缘的**下矢状窦**,大脑镰、小脑幕交界处的**直窦**,直窦与上矢状窦汇合形成的**窦汇**,再向两侧延续的**横窦**、**乙状窦**,以及位于蝶骨体两侧的**海绵窦**等。海绵窦内有颈内动脉、展神经走行,其外侧壁内自上而下有动眼神经、滑车神经、眼神经、上颌神经走行。海绵窦收集眼静脉的血液,并与面静脉有交通(图12-33)。硬脑膜窦收集颅内的静脉血,最后由乙状窦在颈静脉孔处延为颈内静脉出颅,(图12-34)。

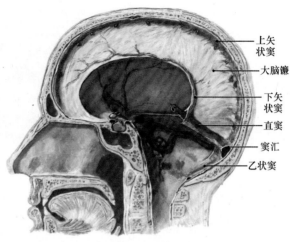

图 12-32　硬脑膜

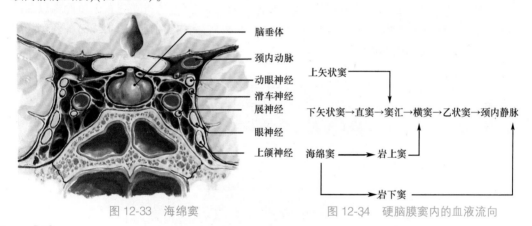

图 12-33　海绵窦　　　　图 12-34　硬脑膜窦内的血液流向

链　接

小脑幕切迹疝

颅内压增高时,小脑幕上方的海马旁回的钩可被挤压入小脑幕切迹内,压迫前方的中脑,形成小脑幕切迹疝或称颞叶钩回疝。由于动眼神经副核受刺激或麻痹会引起瞳孔扩大或缩小,由于大脑脚受压可引起中枢性面瘫和中枢性四肢瘫。

2. 蛛网膜　蛛网膜(arachnoid mater)贴在硬膜内面,薄而透明,脑蛛网膜与脊髓蛛网膜于枕骨大孔处相续。蛛网膜与软膜之间的间隙称**蛛网膜下隙**,充满脑脊液。蛛网膜下隙扩大的区域称蛛网膜下池,重要的有位于延髓背面的小脑延髓池、位于脊髓圆锥与马尾周围的终池。在上矢状窦处,脑蛛网膜突入窦内形成若干颗粒状的**蛛网膜粒**,为脑脊液回流入静脉的通路(图12-35)。

3. 软膜　软膜(pia mater)很薄,富含血管和神经。软脑膜与软脊膜在枕骨大孔处相续,紧贴于脑和脊髓表面,并随着其沟、裂深入。软脑膜突入脑室内,其血管反复分支形成脉络丛,为产生脑脊液的部位。

(二) 脑和脊髓的血管

1. 脑的血管

(1) **脑的动脉**:有颈内动脉和椎-基底动脉2个来源。前者供应大脑半球前2/3和部分间脑,后者供应大脑半球后1/3、部分间脑、脑干和小脑。颈内动脉与椎-基底动脉的分支都有皮质支与中央支,皮质支营养大脑皮质及其深面的髓质,中央支营养基底核、内囊和间脑等。

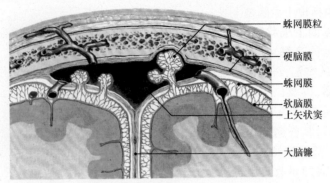

图 12-35　上矢状窦

1）**颈内动脉**：起自颈总动脉，经颈动脉管入颅，向前穿海绵窦，于前床突处出海绵窦分支分布。主要分支有眼动脉、大脑前动脉、大脑中动脉、后交通动脉等。

　　大脑前动脉：发出后进入大脑纵裂，沿胼胝体背面向后走行，皮质支分布于顶枕沟以前的大脑半球内侧面及上外侧面上缘，中央支分布于基底核前部、内囊前肢（图 12-36）。两侧大脑前动脉近侧部有**前交通动脉**相连。

考点：大脑前、中、后动脉分布

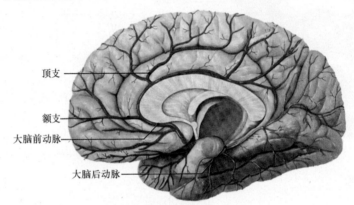

图 12-36　大脑半球内侧面动脉

　　大脑中动脉：为颈内动脉的直接延续，沿外侧沟向后上走行。皮质支分布于顶枕沟以前的大脑半球上外侧面大部和岛叶；中央支称豆纹动脉，分布于基底核后部和内囊膝、后肢。豆纹动脉临床易因动脉硬化而破裂出血（图 12-37、图 12-38）。

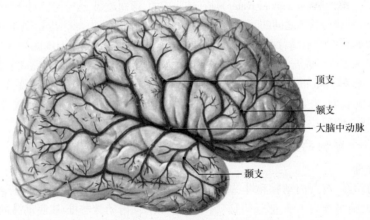

图 12-37　大脑半球上外侧面动脉

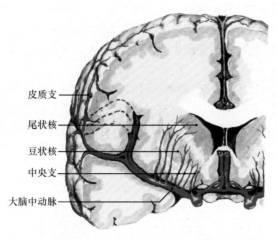

图 12-38　豆纹动脉

2) **椎-基底动脉**:椎动脉发自锁骨下动脉,穿经 6~1 颈椎横突孔,经枕骨大孔入颅,左、右两侧合为基底动脉,走行于脑桥基底沟内。椎动脉发出小脑下后动脉,基底动脉发出小脑下前动脉、若干脑桥动脉、小脑上动脉,终末端分为 2 条大脑后动脉(图 12-39)。

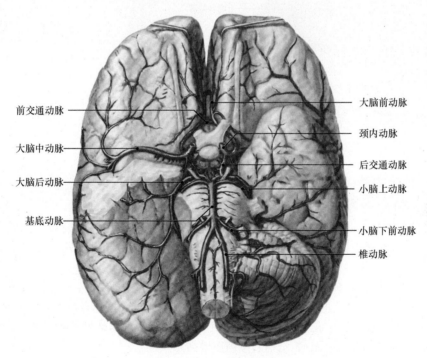

图 12-39　脑底面的动脉

大脑后动脉:沿半前下面向后走行,与后交通动脉相连,发出皮质支颞叶内侧面、下面及枕叶,中央支分布于大部分间脑。

大脑动脉环:又称**Willis 环**,围绕在下丘脑周围,由前交通动脉、大脑前动脉、颈内动脉、后交通动脉和大脑后动脉吻合而成,将颈内动脉系统和椎-基底动脉系统相沟通。

（2）**脑的静脉**：大脑的静脉无瓣膜，分浅、深2组。浅静脉位于半球表面、软膜深面，收集大脑皮质及浅部髓质的静脉血，注入邻近的硬脑膜窦（图12-40）。深静脉收集大脑髓质深部、基底核、内囊、间脑的静脉血，并汇集成**大脑大静脉**，注入直窦（图12-40）。

2. 脊髓的血管

（1）**脊髓的动脉**：也有2个来源，即椎动脉和节段性动脉。椎动脉发出脊髓前动脉、脊髓后动脉。脊髓前动脉左、右常汇合后在前正中裂内下降，脊髓后动脉走行于后外侧沟内，分支分布于脊髓。脊髓前、后动脉都较细，沿途会有许多节段性动脉来加强其血液供应，它们可来自颈升动脉、肋间后动脉、肋下动脉、腰动脉等（图12-41）。

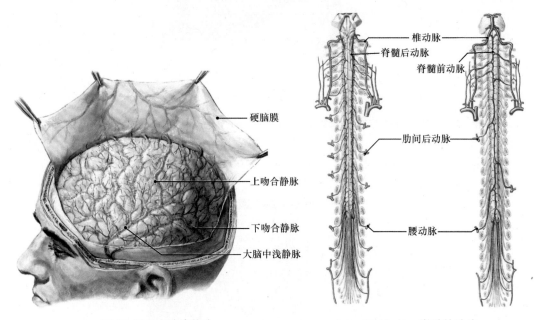

图 12-40　大脑浅静脉　　　　　　　　图 12-41　脊髓的动脉

（2）**脊髓的静脉**：汇集成脊髓前、后静脉，注入椎内静脉丛。

（三）脑脊液及其循环

考点：脑脊液的产生及循环途径

脑脊液（cerebrospinal fluid）为无色透明液体，充满各脑室、脊髓中央管及蛛网膜下隙，成人总量约150 ml，对中枢神经系统起保护、营养、运输代谢产物、缓冲震荡、调节颅内压力等作用。

脑脊液由各脑室的脉络丛产生。侧脑室脉络丛产生的脑脊液，经室间孔流入第三脑室，汇合第三脑室脉络丛产生的脑脊液，经中脑水管流入第四脑室，再汇合第四脑室脉络丛产生的脑脊液，经第四脑室正中孔、外侧孔流到蛛网膜下隙，最后主要经蛛网膜粒流入上矢状窦（图12-42）。脑脊液循环受阻时，会引起颅内压增高。

链　接

脑脊液采集

临床可采集脑脊液协助某些疾病的诊断，采集脑脊液的部位一是经腰椎穿刺终池采集，一是经枕骨大孔穿刺小脑延髓池采集。

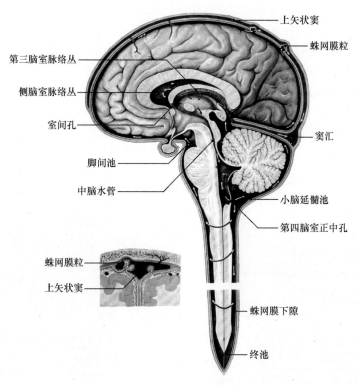

图 12-42　脑脊液循环

第三节　周围神经系统

一、脊　神　经

脊神经(spinal nerves)有 31 对,由相应脊髓节段上发出的前、后根在椎间孔汇合而成,包括颈神经(C,cervical nerves)8 对、胸神经(T,thoracic nerves)12 对、腰神经(L,lumbal nerves) 5 对、骶神经(S,sacral nerves)5 对和尾神经(Co,coccygeal nerve)1 对。

考点：脊神经的性质,脊神经丛

每对脊神经都是混合性神经,含有 4 种纤维成分:①躯体感觉纤维分布于躯干、四肢的深、浅感觉感受器。②躯体运动纤维发自脊髓前角,分布于躯干、四肢骨骼肌,管理其随意运动。③内脏感觉纤维分布于内脏、心血管、腺体,传导这些结构的感觉冲动。④内脏运动纤维发自脊髓侧角或骶副交感核,在外周换元后分布于心肌、平滑肌和腺体,管理其活动。

脊神经干出椎管后,即分为 4 支:①前支粗大,分布于躯干前外侧部和四肢的肌肉、皮肤等。除胸神经前支独立分布外,其余部分形成 4 个神经丛,即颈丛、臂丛、腰丛和骶丛,再由丛发出分支分。②后支较细,分布于后正中线附近的项、背、腰、臀部的肌肉、皮肤。③脊膜支又称返支,细小,经椎间孔返回到椎管内,分布于脊髓的被膜和脊柱的韧带、骨膜等结构。④交通支,连接在脊神经与交感干之间。

(一) 颈丛

1. 组成和位置　**颈丛**(cervical plexus)由 C$_{1~4}$ 前支交织而成,位于胸锁乳突肌上部深面。

2. 主要分支　有皮支和肌支。皮支于胸锁乳突肌后缘中点浅出于皮下,放射状分出**枕小神经**、**耳大神经**、**颈横神经**和**锁骨上神经**,分布于枕部、颈前外侧部及肩部和胸前壁上部区域

考点：颈丛的位置,神经点,膈神经

的皮肤,其浅出点称神经点,为颈丛阻滞麻醉进针点(图 12-43)。肌支除分布于颈深肌群外,尚有膈神经下降至膈。

膈神经(phrenic nerve)是颈丛最大的分支,混合性,经前斜角肌前面下降,至胸廓上口处穿锁骨下动、静脉之间进入胸腔,经肺根前方,紧贴心包和纵隔胸膜之间下降至膈。其运动成分管理膈的运动,感觉成分分布于沿途的心包、纵隔胸膜、膈胸膜、膈下的腹膜,右膈神经还分布到肝脏表面的腹膜(图 12-44)。膈神经损伤可导致同侧膈肌瘫痪,导致呼吸困难;膈神经受刺激则可引起膈肌痉挛,产生呃逆。

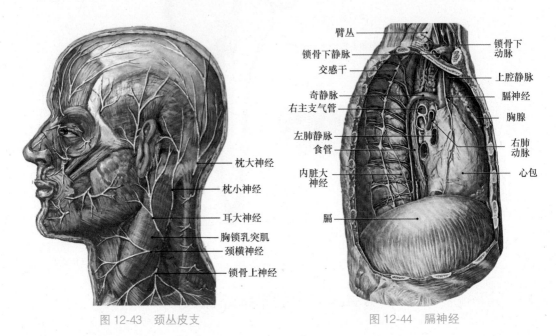

图 12-43　颈丛皮支　　　　　　　　图 12-44　膈神经

(二) 臂丛

1. 组成和位置　**臂丛**(brachial plexus)由 $C_{5\sim8}$ 前支和 T_1 前支大部分构成,经斜角肌间隙上部进入腋窝。在腋窝,臂丛纤维形成 3 个神经束,即外侧束、后束和内侧束,分别位于腋动脉的外侧、后方和内侧,其分支主要由 3 个束发出(图 12-45)。

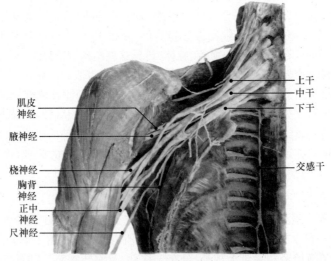

图 12-45　臂丛分支

2. 分支

（1）**正中神经**（median nerve）：较粗大，由内侧束发出的内侧根、外侧束发出的外侧根共同构成，伴肱动脉沿肱二头肌内侧沟下降至肘窝，穿旋前圆肌起始部至前臂，在前臂前面中线上，指浅、深屈肌之间下降，经腕管至手掌。正中神经在臂部无分支；在前臂，分支支配除肱桡肌、尺侧腕屈肌和指深屈肌尺侧半以外的前臂前群肌；在手掌，肌支管理拇收肌以外的鱼际肌和1、2蚓状肌，皮支分布于手掌桡侧2/3、桡侧3个半手指的掌面及其背面中、远节皮肤（图12-45、图12-49）。

链 接

正中神经损伤

正中神经损伤后，前臂不能旋前、屈腕能力下降，拇指不能屈曲、对掌，因鱼际肌萎缩使手掌变得平坦，称"猿掌"。感觉障碍主要表现为鱼际区和虎口区。

（2）**尺神经**（ulnar nerve）：发自内侧束，沿肱二头肌内侧沟下降至臂中部，转向后下，绕尺神经沟，穿经尺侧腕屈肌起端至前臂前面尺侧，伴尺血管内侧下降，至腕上方发出手背支至手背，主干穿小鱼际至手掌。该神经在前臂管理尺侧腕屈肌和指深屈肌尺侧半；手背支分布于手背尺侧1/2区域和尺侧2个半手指背面皮肤（3、4指相对缘只分布于近节）；在手掌，肌支管理拇收肌，3、4蚓状肌，骨间掌侧、背侧肌，和小鱼际肌，皮支分布于手掌尺侧1/3、尺侧1个半手指掌面皮肤（图12-46、图12-47、图12-49）。

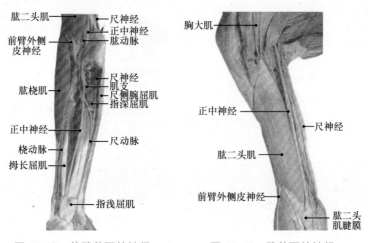

图 12-46 前臂前面的神经　　　图 12-47 臂前面的神经

链 接

尺神经损伤

尺神经损伤，表现为掌指关节过伸，小指、无名指指间关节屈曲，称"爪形手"，并有小鱼际、手背尺侧半感觉障碍。

（3）**桡神经**（radial nerve）：为臂丛最粗大的分支，发自后束，伴肱动脉外侧下行于臂中、上1/3交界处，进入桡神经沟，绕行至肱骨外上髁前方分为浅支、深支。在臂后区，桡神经分支管理肱三头肌、肱桡肌，并分布于臂后区皮肤；浅支为皮支，经肱桡肌起始端深面至前臂前面桡侧，伴行于桡血管外侧，下行至前臂中、下1/3交界处经肱桡肌腱深面转至背面，下行于手背，分布于手背桡侧1/2区域及桡侧2个半手指近节皮肤；深支在前臂后群肌深面下降，管理该肌群，并分布于前臂后面皮肤（图12-48、图12-49）。

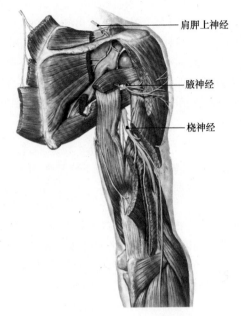

图 12-48　臂后面的神经

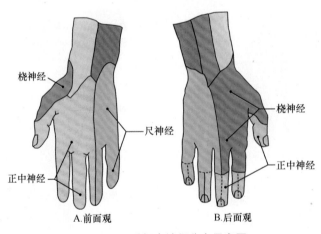

A.前面观　　　　　　B.后面观

图 12-49　手部皮神经分布示意图

链　接

桡神经损伤

桡神经损伤可至伸肘、伸腕能力下降,出现"垂腕征"。

（4）**腋神经**（axillary nerve）：发自后束,伴旋肱后血管,经四边孔绕肱骨外科颈向后,行至三角肌深面,管理三角肌和小圆肌,皮支分布于肩部和臂外侧区上部皮肤（图 12-45）。

链　接

腋神经损伤

若腋神经损伤,三角肌瘫痪,肩的外展能力受损,三角肌萎缩以后,肱骨大结节突兀,呈"方肩"畸形。

（三）胸神经前支

T_1前支大部加入臂丛，T_{12}前支小部加入腰丛，其余均不形成丛。$T_{1\sim11}$前支位于相应肋间隙，称肋间神经，T_{12}前支位于第 12 肋下方，称肋下神经，均与相应的肋间、肋下血管伴行。上 6 对肋间神经分布于胸壁中、上部，下 5 对肋间神经和肋下神经分布于胸壁下部，并于肋弓处进入腹壁，分布于腹前外侧壁中、上部。

肋间神经及肋下神经的肌支管理肋间肌与腹前外侧壁中、上部骨骼肌。皮支有 2 组，一组于腋前线附近浅出，称外侧皮支；另一组为其终末支，于胸骨外侧或腹直肌外侧缘处浅出（图 12-50、图 12-51）。

考点：胸神经前支的节段性分布

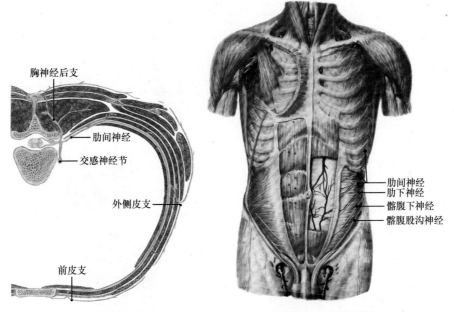

图 12-50　胸神经前支　　　　图 12-51　胸腹部皮神经

胸神经前支具有明显的节段性分布特点：T_2分布于胸骨角平面，T_4分布于乳头平面，T_6分布于剑胸结合平面，T_8分布于肋弓平面，T_{10}分布于脐平面，T_{12}分布于脐与耻骨联合上缘连续中点平面。临床常以这一特点来判定脊髓损伤位置及硬膜外麻醉的范围。

（四）腰丛

1. 组成与位置　**腰丛**（lumbar plexus）由 T_{12}前支小部分、$L_{1\sim3}$前支、L_4前支大部构成，位于腰大肌上部深面（图 12-52）。

考点：腰丛的位置主要分支及分布

2. 主要分支

（1）髂腹下神经和髂腹股沟神经：均细小，自腰大肌上部深面平行走出，在腹前外侧壁肌肉之间穿行，末端浅出于皮下，分布于腹前外侧壁下部肌肉、皮肤和阴囊、大阴唇皮肤。

（2）**股神经**（femoral nerve）：为腰丛最大的分支，沿腰大肌外侧缘深面走行，于腹股沟韧带中点外侧深面进入股三角，随即分数支分布于大腿前群肌和耻骨肌、大腿前面皮肤，其最长的分支为**隐神经**，为人体最长的皮神经，初伴股动脉走行，于膝关节内侧出至皮下，伴大隐静脉下行，分布于小腿内侧、足内侧缘皮肤（图 12-53）。

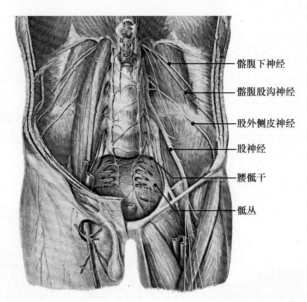

图 12-52 腰丛与骶丛

股神经
股动脉
闭孔神经

隐神经

腓总神经

腓浅神经
腓深神经

足背神经

髂腹下神经
髂腹股沟神经
股外侧皮神经
股神经
腰骶干
骶丛

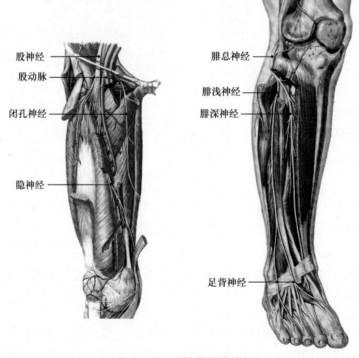

图 12-53 下肢前面的神经

 链 接

股神经损伤

股神经损伤,则股四头肌瘫痪,屈髋、伸膝功能障碍,行走时呈"跨越步态"。

（3）**闭孔神经**（obturator nerve）：较粗大，沿腰大肌内侧缘深面下行，伴闭孔血管，经闭膜管出骨盆，分布于大腿内侧肌群和大腿内侧面皮肤。闭孔神经损伤后，表现为髋关节内收功能障碍。

（五）骶丛

1. 组成与位置　L_4前支余部、L_5前支合成腰骶干，向下与S_{1-5}、C_0前支共同构成**骶丛**（sacral plexus）。骶丛位于骶骨前方、骶前孔外侧，呈尖朝外下的三角形（图12-52）。

考点：骶丛的位置，坐骨神经

2. 主要分支　骶丛的分支都自坐骨大孔出骨盆（图12-54）。

（1）**臀上神经**：伴臀上血管经梨状肌上孔出骨盆，管理臀中肌、臀小肌和阔筋膜张肌。

（2）**臀下神经**：伴臀下血管经梨状肌下孔出骨盆，管理臀大肌。

（3）**阴部神经**：伴阴部内血管经梨状肌下孔穿出，绕坐骨棘，经坐骨小孔进入坐骨直肠窝，分支分布于会阴部、外生殖器的肌肉和皮肤。

（4）**坐骨神经**（sciatic nerve）：为全身最粗大、最长的神经。自梨状肌下孔出骨盆，经坐骨结节与股骨大转子之间下降至股后，于股二头肌深面下行至腘窝上缘，分为胫神经和腓总神经。在股后，坐骨神经分支管理股后肌群。

1）**胫神经**（tibial nerve）：为坐骨神经的直接延续，自腘窝上缘开始，经腘窝下降至小腿三头肌深面，与胫后血管伴行，经内踝后方达足底，分为足底内侧神经、足底外侧神经。胫神经支配小腿后群肌和足底肌，并分布于小腿后部与足底的皮肤。胫神经损伤则小腿后群肌瘫痪，足不能跖屈和内翻，并呈背屈和外翻状，称"钩状足"。

2）**腓总神经**（common peroneal nerve）：发出后沿腘窝外侧缘下行，绕腓骨颈，分为腓浅神经和腓深神经。**腓浅神经**走行于腓骨长、短肌之间，管理腓骨长、短肌并分布于小腿外侧面、足背面外侧部皮肤。**腓深神经**在胫骨前肌深面伴胫前血管走行，经踝关节前方至足背延为足背神经，支配小腿前群肌、足背肌，并分布于小腿前面、足背面内侧部皮肤（图12-53）。腓总神经损伤，表现为足下垂并内翻，呈"马蹄内翻足"。

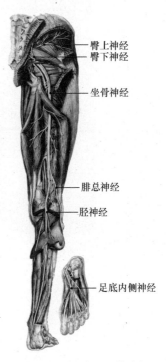

　　臀上神经
　　臀下神经

　　坐骨神经

　　腓总神经
　　胫神经

　　足底内侧神经

图12-54　下肢后面的神经

📚 **链　接**

臀肌注射

　　肌肉注射一般选择臀大肌或三角肌进行。由于坐骨神经的存在，做臀肌注射时，要选择臀部的外上1/4，以免损伤该神经。

二、脑　神　经

考点：12对脑神经的名称、性质，三叉神经、面神经的分支分布

脑神经（cranial nerves）与脑相连，共12对，常用罗马字母表示其序号：Ⅰ嗅神经，Ⅱ视神经，Ⅲ动眼神经，Ⅳ滑车神经，Ⅴ三叉神经，Ⅵ展神经，Ⅶ面神经，Ⅷ前庭蜗神经，Ⅸ舌咽神经，Ⅹ迷走神经，Ⅺ副神经，Ⅻ舌下神经。与脊神经不同的是，有些脑神经是感觉性的（Ⅰ、Ⅱ、Ⅷ），有些是运动性的（Ⅲ、Ⅳ、Ⅵ、Ⅺ、Ⅻ），而Ⅴ、Ⅶ、Ⅸ、Ⅹ对脑神经是混合性的（图12-55）。

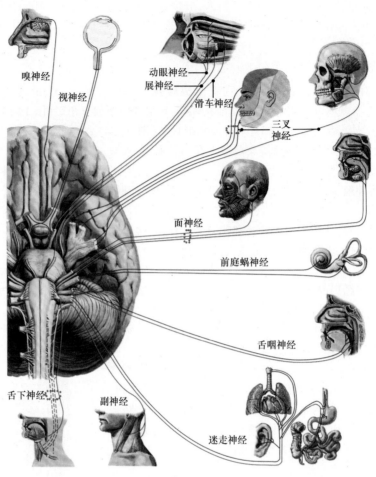

图 12-55　脑神经概观

（一）嗅神经（Ⅰ）

嗅神经为内脏感觉神经,起于嗅黏膜中的嗅细胞,有十几条嗅丝,向上穿筛孔入颅前窝,止于嗅球,传导嗅觉冲动。

（二）视神经（Ⅱ）

视神经为躯体感觉神经,由视网膜的节细胞轴突聚集而成,起自视神经盘,向后内经视神经管进入颅中窝,连于下丘脑的视交叉,传导视觉冲动（图 12-56）。

（三）动眼神经（Ⅲ）

动眼神经为运动性神经,含有发自动眼神经核的躯体运动纤维和少量发自动眼神经副核的内脏运动纤维,于中脑脚间窝出脑,向前穿经海绵窦的外侧壁,经眶上裂出颅入眶。其躯体运动纤维支配上睑提肌、上直肌、下直肌、内直肌和下斜肌;内脏运动纤维在**睫状神经节**换元,节后纤维进入眼球,支配瞳孔括约肌和睫状肌。

（四）滑车神经（Ⅳ）

滑车神经为躯体运动神经,发自中脑内的滑车神经核,经中脑背面、下丘下方出脑,经大脑脚外侧向前绕行,于动眼神经下方穿海绵窦外侧壁,经眶上裂入眶,管理上斜肌。

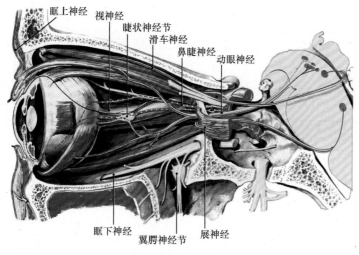

图 12-56 眶内结构(外侧面观)

(五) 三叉神经(V)

三叉神经(trigeminal nerve)为最粗大的脑神经,混合性,由终止于三叉神经感觉核的躯体感觉纤维和发自三叉神经运动核的少量躯体运动纤维构成。三叉神经自脑桥基底部与小脑中脚之间出脑,在三叉神经根上有膨大的三叉神经节,为感觉纤维的胞体所在,运动纤维则在神经节的下方经过。自三叉神经节远端发出 3 个分支,即眼神经、上颌神经和下颌神经(图12-57)。

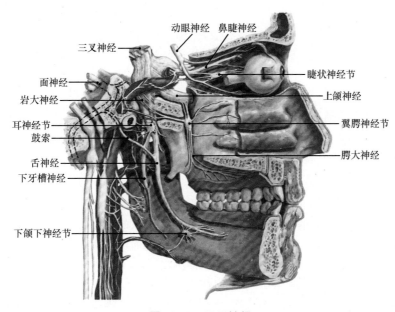

图 12-57 三叉神经

1. **眼神经** 为感觉性神经,向前穿海绵窦外侧壁,经眶上裂入眶,分为:

(1) 额神经:在上睑提肌上方前行,分 2~3 支,终末支称眶上神经,分布于额部皮肤。

(2) 泪腺神经:细小,分布于泪腺和上睑、外眦部皮肤。

（3）鼻睫神经：在上直肌和视神经之间前行,分支分布于眼球壁、上睑、鼻腔黏膜、筛窦、泪囊及鼻背皮肤。

2. 上颌神经　为感觉性神经,向前经海绵窦外侧壁,穿圆孔出颅,入翼腭窝分支分布。主要分支有：

（1）眶下神经：为上颌神经的直接延续,经眶下裂入眶,沿眶下沟、眶下管走行,自眶下孔出到皮下,分布于下睑、鼻翼、上唇的皮肤和黏膜。

（2）上牙槽神经：有前、中、后3支,前、中支于眶下沟、眶下管内发自眶下神经,后支于翼腭窝内发自上颌神经主干,3支在上颌骨内吻合形成神经丛,由丛发出分支分布于上颌牙齿、牙龈及上颌窦的黏膜。

（3）颧神经：细小,经眶下裂入眶,穿眶外侧壁,分布于颧、颞部皮肤。

（4）翼腭神经：又称神经节支,为2~3条细小分支,穿翼腭神经节,分布于腭、鼻腔的黏膜及腭扁桃体等处。

3. 下颌神经　为混合性神经,3支中最为粗大,穿卵圆孔出颅,在颞下窝内分支分布。

（1）耳颞神经：为感觉性,向后进入腮腺,与颞浅血管相伴上行,分布于腮腺及颞部皮肤。

（2）颊神经：感觉性,沿颊肌外面向前下走行,分布于颊部皮肤和黏膜。

（3）舌神经：感觉性,较粗大,在下颌支内面向前下走行,经下颌下腺上方达口底,分布于舌前2/3黏膜。舌神经在走行中接受面神经的鼓索的纤维。

（4）下牙槽神经：最粗,混合性,运动纤维管理二腹肌前腹和下颌舌骨肌,感觉纤维经下颌孔进入下颌管,分布于下颌牙齿、牙龈,终末支出颏孔,称颏神经,分布于颏部及下唇皮肤和黏膜。

（5）咀嚼肌神经：运动性,管理一侧咬肌、颞肌、翼内肌、翼外肌。

链　接

三叉神经痛

三叉神经分支众多,走行复杂,行径中毗邻结构的病变都可压迫到神经,不论是主干还是其分支的疼痛,都称为三叉神经痛。

（六）展神经（Ⅵ）

展神经（abducent nerve）为运动性神经,发自脑桥内的展神经核,自延髓脑桥沟内侧部出脑,向前穿海绵窦,经眶上裂入眶,支配外直肌。

（七）面神经（Ⅶ）

面神经（facial nerve）为混合性神经,主要成分为发自面神经核的躯体运动纤维,管理表情肌,另有少量发自上泌涎核的内脏运动纤维、终止于孤束核的内脏感觉纤维。面神经自脑桥延髓沟外侧部出脑,经内耳门进入内耳道,折转向下进入面神经管,最后经茎乳孔出颅,转折处称面神经膝,有膝神经节,是其感觉纤维的胞体所在。

自茎乳孔出来的都是躯体运动纤维,向前进入腮腺,分支并交织形成腮腺丛,再由丛发出分支,自腮腺周缘放射状分布：①颞支,支配额肌和眼轮匝肌；②颧支,支配眼轮匝肌和颧肌；③颊支,有3~4支,走行于腮腺导管上下方,支配颊肌、口轮匝肌等；④下颌缘支,沿下颌骨下缘向前,支配下唇诸肌；⑤颈支,在腮腺下端走出,向下经颈阔肌深面走行,支配该肌（图12-58）。

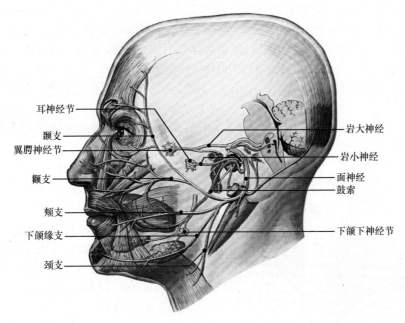

耳神经节
颞支
翼腭神经节
颧支
颊支
下颌缘支
颈支

岩大神经
岩小神经
面神经
鼓索
下颌下神经节

图 12-58　面神经颅外分支

在面神经管内,发出 2 个分支:①岩大神经,为内脏运动纤维,自膝神经节处发出,前行至颞骨岩部前面,经破裂孔出颅至翼腭窝,在翼腭神经节换元,节后纤维依次经颧神经、泪腺神经分布于泪腺、腭和鼻腔的黏膜腺,控制腺体分泌。②鼓索,含内脏运动纤维和内脏感觉纤维,在面神经出茎乳孔前发出,先向前上进入鼓室,再出鼓室至颞下窝,汇入舌神经。其内脏感觉纤维伴舌神经分布于舌前 2/3 的味蕾,接受味觉;内脏运动神经在下颌下腺上方走出,经下颌下神经节换元,节后纤维分布于下颌下腺和舌下腺,管理其分泌(图 12-57)。

链　接

面　　瘫

面瘫可分为中枢性瘫与周围性瘫。中枢性瘫表现为对侧睑裂以下的表情肌瘫痪,症状有鼻唇沟变浅、消失、口角向患侧歪斜、流涎等。周围性瘫则表现为病变同侧所有表情肌瘫痪或某一支或几支支配的表情肌瘫痪,睑裂以上的表现是额纹消失,上睑不能闭合,睑裂以下表现为鼻唇沟变浅、口角向健侧歪斜、流涎等。

(八) 前庭蜗神经(Ⅷ)

前庭蜗神经(vestibulocochlear nerve)又称位听神经,包括前庭神经和蜗神经,均为躯体感觉神经。

前庭神经传导平衡觉,其胞体在内耳道底部聚集成前庭神经节,周围突分布于内耳的椭圆囊斑、球囊斑和壶腹嵴,中枢突构成前庭神经,经内耳道、内耳门入颅,于延髓脑桥沟外侧角入脑,连于前庭神经核。

蜗神经传导听觉,其胞体在内耳道底部聚集成蜗神经节,周围突分布于螺旋器,中枢突构成蜗神经,与前庭神经伴行,止于蜗神经核。

(九) 舌咽神经(Ⅸ)

舌咽神经(glossopharyngeal nerve)为混合性,含有 4 种纤维成分:躯体运动纤维,起于疑核,支配茎突咽肌;内脏运动纤维,发自下泌涎核,管理腮腺的活动;躯体感觉纤维,胞体在上神经节,周围突分布于耳后皮肤,中枢突止于三叉神经感觉核;内脏感觉纤维,胞体在下神经节,周围突分布于颈动脉窦、颈动脉小球、咽、舌后1/3黏膜和味蕾、咽鼓管等处。

　　舌咽神经自延髓的橄榄后沟出脑,经颈静脉孔出颅,沿颈动脉鞘内侧下降,在颈静脉孔处,有上、下2个神经节。主要分支有(图12-59):

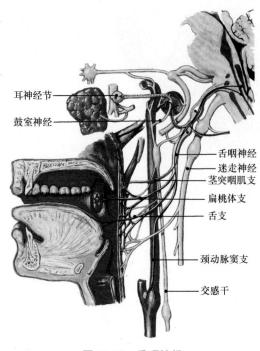

　　耳神经节
　　鼓室神经

　　　　　　　　　　舌咽神经
　　　　　　　　　　迷走神经
　　　　　　　　　　茎突咽肌支
　　　　　　　　　　扁桃体支
　　　　　　　　　　舌支

　　　　　　　　　　颈动脉窦支

　　　　　　　　　　交感干

图 12-59　舌咽神经

　　1. 舌支　分布于舌后1/3黏膜,接受味觉与一般感觉。

　　2. 咽支　分布于咽肌及咽部黏膜,参与构成咽丛,与咽反射有关。

　　3. 颈动脉窦支　分布于颈动脉窦和颈动脉小球,接受其感觉,参与呼吸、血压的调节。

　　4. 鼓室神经　起自下神经节,进入鼓室,参与构成鼓室丛,分布于鼓室、乳突小房、咽鼓管黏膜。其中的内脏运动纤维,构成岩小神经,出鼓室,在耳神经节换元,节后纤维支配腮腺分泌。

(十) 迷走神经(Ⅹ)

　　迷走神经为脑神经中行程最长、分布范围最广的神经,混合性,含4种纤维成分:①内脏运动纤维,起于迷走神经背核,为纤维的主要部分,分布于颈、胸、腹中上部,换元后,节后纤维管理平滑肌、心肌、腺体的活动;②内脏感觉纤维,胞体位于下神经节,中枢突止于孤束核,周围突与内脏运动纤维伴行分布,接受这些脏器的感觉信息;③躯体运动纤维,发自疑核,支配咽喉肌;④躯体感觉纤维,胞体在上神经节,中枢突止于三叉神经感觉核,周围突分布于硬脑膜、耳郭及外耳道的皮肤。

　　迷走神经在延髓的橄榄后沟、舌咽神经下方出脑,经颈静脉孔出颅,并在此处形成上、下2个神经节。在颈部,迷走神经走行于颈动脉鞘内,位于动、静脉之间的后方,然后经胸廓上口进入胸腔。在胸廓上口,右侧迷走神经经锁骨下动、静脉之间走行,然后经右肺根后方,到达食管后方,形成食管后丛,接近膈时,又聚合为迷走神经后干;左迷走神经则在左颈总动脉与锁骨下动脉之间进入胸腔,经主动脉弓前方跨过,在食管前方分散为食管前丛,再向下聚合为迷走神经前干。迷走神经前、后干伴食管,穿食管裂孔进入腹腔(图12-60)。迷走神经在颈、胸、腹部发出分支分布,主要分支有:

　　1. **喉上神经**　在下神经节处发出,下行至舌骨处分为内支、外支:内支为感觉支,穿甲状舌骨膜进入喉,分布在声门裂以上喉黏膜;外支为运动性,与甲状腺上动脉伴行,支配环甲肌(图12-61)。

　　2. **喉返神经**　右迷走神经在跨过锁骨下动脉时发出右喉返神经,从下后勾绕该动脉回到颈部;左迷走神经在跨过主动脉弓时发出左喉返神经,勾绕动脉弓向上走行。两侧喉返神经在气管食管旁沟内上行到甲状腺侧叶下极附近,改称喉下神经,并分为内、外2支:内支为感觉支,进入喉分布于声门裂以下喉黏膜;外支为运动性,与甲状腺下动脉伴行,支配环甲肌以外的喉肌(图12-61)。

　　3. **胃前支与肝支**　由迷走神经前干在贲门处分出。胃前支在小网膜内沿胃小弯向右走行,分支分布于胃前壁,末端以"鸦爪"形分布于幽门部前壁。肝支伴肝固有动脉分布于肝及胆道系统。

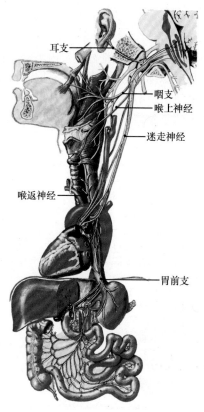
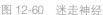

图 12-60 迷走神经

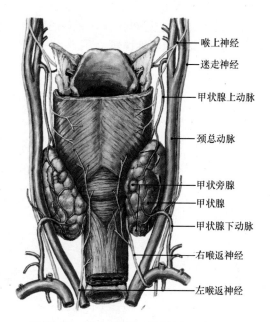

图 12-61 喉上神经与喉返神经(后面观)

4. **胃后支**与**腹腔支** 由迷走神经后干在贲门处分出。胃后支在小网膜内胃前支的后方并行,分支到胃后壁,末端也以"鸦爪"形分布于幽门部后壁。腹腔支则右行至腹腔干附近,与交感神经共同构成腹腔丛,分支与腹腔干、肠系膜上动脉伴行,分布在腹部实质性器官及十二指肠与结肠左曲之间的消化管。

胃前、后支控制胃平滑肌的蠕动、胃壁腺体分泌,并接受胃的感觉。

此外,迷走神经还发出耳支、颈心支、食管支、心包支等。

(十一) 副神经(Ⅺ)

副神经为躯体运动纤维,发自疑核、副神经核,在迷走神经下方出延髓的橄榄后沟,经颈静脉孔出颅,疑核的纤维伴迷走神经支配咽喉肌,副神经核的纤维支配胸锁乳突肌和斜方肌。

(十二) 舌下神经(Ⅻ)

舌下神经为发自舌下神经核的躯体运动神经,在延髓前外侧沟出脑,经舌下神经管出颅,向下经下颌下腺内下方达口底,管理舌肌。

三、内 脏 神 经

 案例 12-3

某患者,女,65 岁,肥胖,高血压、糖尿病多年,因近日左肩部灼热、疼痛到骨科就诊,大夫做简单的问诊、视诊、触诊后即建议患者到心内科就诊,经查患者血液高密度脂肪酸超标,心电图提示心肌供血不足,建议患者进一步做冠状动脉造影检查。初步诊断:高血压,糖尿病,高脂血症,冠状动脉粥样硬化性心脏病。

问题：医生为什么建议患者到心血管科就诊？

　　内脏神经分布于内脏、心血管、腺体，包括内脏运动神经和内脏感觉神经。内脏运动神经又包括了交感神经和副交感神经2种，管理心肌、平滑肌和腺体的活动，多数器官同时接受交感和副交感2种成分的共同支配（图12-62）。与躯体运动神经不同，内脏运动神经不直接受意志控制，所以又称**自主神经**；其所管理的脏器，主要完成生物体共同具有的新陈代谢、繁衍后代等功能，故又称**植物性神经**。

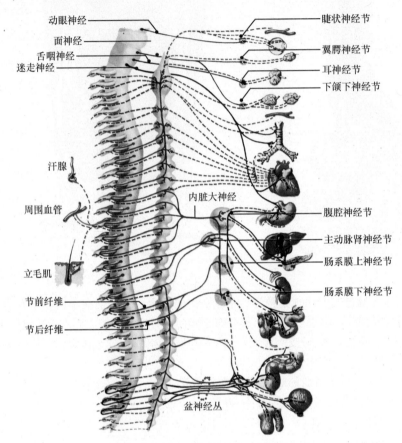

图 12-62　内脏运动神经概观

（一）内脏运动神经

考点：内脏运动神经与躯体运动神经的区别，交感神经与副交感神经的区别

　　内脏运动神经自低级中枢发出后，还要在外周的内脏运动神经节换一次元。低级中枢的神经元称**节前神经元**，其纤维称**节前纤维**；内脏运动神经节的神经元称**节后神经元**，其纤维称**节后纤维**。与躯体运动神经多以神经干的形式分布不同，内脏运动神经节后纤维通常以神经丛的形式，攀附血管或脏器分布。

　　1. **交感神经**（sympatretic nerve）　交感神经的低级中枢为脊髓 $T_1 \sim L_3$ 节段的侧角，节前纤维经 $T_1 \sim L_3$ 脊神经前根进入脊神经，出椎管后以白交通支的方式进入交感干。

　　交感神经周围部包括交感神经节、交感干及由节发出的神经及神经丛等。

　　（1）**交感神经节**：包括椎旁节和椎前节。椎旁节又称交感干神经节，位于脊柱两侧，约19~22对，可按位置分为颈节3对，胸节10~12对，腰节4对，骶节2~3对，尾部1个单节称奇神经节。椎前节位于脊柱前方,包括成对的主动脉肾节和单个的腹腔神经节、肠系膜上神经节、肠系膜下神经节,分别位于相应的动脉根部前方(图12-63)。

(2) **交感干**:位于脊柱两侧,与脊柱等长,由交感干神经节和节间支构成串珠状结构,并于尾骨前方左右汇合于奇神经节。交感干和脊神经之间借交通支相连(图12-63)。

交通支有2种:①**白交通支**,是由$T_1 \sim L_3$脊神经发出,进入交感干的节前纤维,为有髓纤维,色白亮。②**灰交通支**,为在交感干神经节换元后的节后纤维,存在于每一对脊神经与交感干之间,属无髓纤维,色灰暗。

白交通支进入交感干后有3种去向:①在进入的交感干神经节换元;②在交感干内上升或下降,构成节间支,到其他交感干神经节换元;③穿交感干,到椎前节换元。

在交感干神经节换元后的节后纤维,主要是以灰交通支的方式回到脊神经,伴脊神经分布,也可攀附血管或者脏器形成神经丛,伴血管、脏器分布。

(3) 交感神经的分布规律:自脊髓T1~5节段侧角发出的节前纤维,在颈上、中、下节和胸1~5椎旁节换元,节后纤维分布于头、颈、胸腔脏器及上肢的

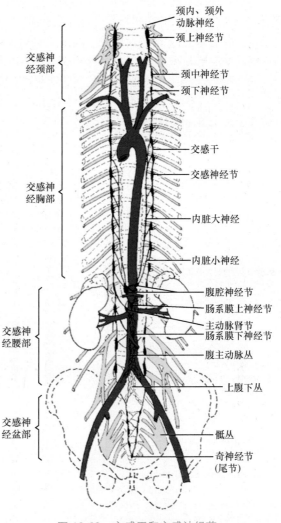

图 12-63 交感干和交感神经节

标注(从上到下,从右侧):
颈内、颈外动脉神经
颈上神经节
交感神经颈部
颈中神经节
颈下神经节
交感干
交感神经节
交感神经胸部
内脏大神经
内脏小神经
腹腔神经节
肠系膜上神经节
主动脉肾节
交感神经腰部
肠系膜下神经节
腹主动脉丛
上腹下丛
交感神经盆部
骶丛
奇神经节(尾节)

血管、汗腺、竖毛肌;自脊髓T6~12节段侧角发出的节前纤维在胸节换元,或穿越椎旁节组成内脏大神经和内脏小神经,分别在腹腔神经节、主动脉肾节、肠系膜上节换元,节后纤维分布于腹中上部实质性器官和结肠左曲以上的消化管;自脊髓L1~3节段侧角发出的节前纤维,在交感干腰、骶节换元,或穿椎旁节组成腰内脏神经,在肠系膜下节换元,节后纤维分布于结肠左曲以下的消化管、盆腔脏器及下肢的血管、汗腺和竖毛肌。

2. **副交感神经**(parasympathetic) 副交感神经的中枢部分别位于脑干内的内脏运动核和脊髓S2~4节段的骶副交感核,发出的节前纤维在副交感神经节内换元后分布。

副交感神经的周围部分布如下:①动眼神经副核发出的纤维,经动眼神经,在的睫状神经节换元,节后纤维支配瞳孔括约肌和睫状肌。②上泌涎核发出的节前纤维,进入面神经,一部分在下颌下神经节换元,支配下颌下腺、舌下腺,另一部分在翼腭神经节换元,节后纤维支配泪腺和鼻、腭部的黏膜腺。③下泌涎核发出的纤维,经舌咽神经,在耳神经节换元,支配腮腺。④迷走神经背核发出的纤维,经迷走神经,在外周换元后,分布在颈部、胸腔脏器、腹腔内实质性脏器和结肠左曲以上的消化管。⑤脊髓骶副交感核发出的纤维,经骶神经前支分出,组成盆内脏神经,加入盆丛,换元后分布在盆腔脏器和结肠左曲以下的消化管。

与交感神经节位于脊柱周围不同,副交感神经节则位于所支配的器官旁或器官内,称器官旁节、器官内节,因此交感神经节前纤维短而节后纤维长,而副交感神经节前纤维长而节后纤维短。在分布上,大部分血管、汗腺、竖毛肌都无副交感神经分布,而其他内脏、心血管、腺体则同时受交感和副交感神经的共同支配,其作用常常是相互拮抗的。交感神经可使心率加快,心肌收缩力增强,冠状动脉扩张,支气管平滑肌舒张,瞳孔开大,胃肠蠕动减慢,汗腺分泌;副交感神经则使心率减慢,心肌收缩力减弱,瞳孔缩小,胃肠蠕动增强,消化液分泌增多,而对血管、汗腺几乎无作用,(图12-64)。

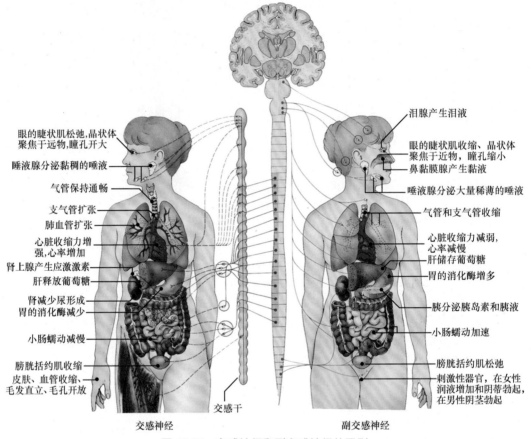

泪腺产生泪液

眼的睫状肌松弛,晶状体聚焦于远物,瞳孔开大

眼的睫状肌收缩、晶状体聚焦于近物,瞳孔缩小

睡液腺分泌黏稠的唾液

鼻黏膜腺产生黏液

气管保持通畅

唾液腺分泌大量稀薄的唾液

支气管扩张

气管和支气管收缩

肺血管扩张

心脏收缩力增强,心率增加

心脏收缩力减弱,心率减慢

肾上腺产生应激激素

肝储存葡萄糖

肝释放葡萄糖

胃的消化酶增多

肾减少尿形成
胃的消化酶减少

胰分泌胰岛素和胰液

小肠蠕动减慢

小肠蠕动加速

膀胱括约肌收缩

膀胱括约肌松弛

皮肤、血管收缩、毛发直立、毛孔开放

刺激性器官,在女性润液增加和阴蒂勃起,在男性阴茎勃起

交感干

交感神经　　　　　　　　　副交感神经

图12-64　交感神经和副交感神经的区别

(二) 内脏感觉神经

考点:牵涉痛

内脏感觉神经胞体位于脑神经节和脊神经节内,周围突随舌咽神经、迷走神经和脊神经分布于内脏、心血管、腺体,接受内脏感受器产生的信息,中枢突一部分随舌咽、迷走神经进入孤束核,另一部分经脊神经后根进入脊髓后角基部,进而上传到大脑皮质的感觉中枢或直接形成内脏-内脏、内脏-躯体反射。

内脏感觉神经有如下特点:①内脏感觉纤维数量少,感觉域值较高,对一般的内脏活动不产生感觉;②对切割等刺激不敏感,而对痉挛、牵拉、缺血、化学刺激等敏感;③内脏感觉的传入途径比较分散,一个脏器的感觉可以通过多条脊神经上传,一条脊神经内也可以包含多个脏器的感觉信息,因此感觉定位不明确。

牵涉痛　当某些脏器发生病变时,常在体表一定区域产生疼痛或感觉过敏,称为牵涉痛。如心绞痛时可在左肩部、左臂内侧产生疼痛,肝胆疾病时可在右肩部产生疼痛或不适等。牵涉痛产生的原因,可能是病变部位的传入纤维与牵涉痛部位的皮肤感觉纤维传入同一脊髓节段,从而相互影响所致。了解各器官的牵涉痛发生部位,有助于诊断疾病。

 目 标 检 测

一、名词解释

1. 灰质　2. 神经核　3. 内囊　4. 硬脊膜外隙
5. 蛛网膜下隙　6. 交感干

二、填空

1. 脊髓位于_____内,上端在_____处与延髓相续,下跌缩细称_____,成人平对_____下缘,新生儿平对_____下缘。

2. 脊髓灰质呈围绕中央管的"H"形,两侧向前突出的部分称为_____,内含_____神经元,两侧向后突出的部分称_____,胸1~腰3节段还有向外突出的_____,是_____的低级中枢。

3. 脑包括以下6个部分:_____、_____、_____、_____、_____和_____,合称脑干的是_____、_____和_____。

4. 端脑分为5个叶,即_____、_____、_____、_____和_____。

5. 视觉中枢位于_____,第Ⅰ躯体运动中枢位于_____,听觉中枢位于_____。

6. 间脑包括_____、_____、_____、上丘脑和底丘脑5部分。

7. 脑和脊髓的被膜由外向内分为3层,即_____、_____和_____。

8. 臂丛位于_____,在腋窝围绕腋动脉形成_____束、_____束和_____束。

9. 肱骨骨折,发生在外科颈可能损伤_____神经,发生在肱骨体可能损伤_____神经,发生在内上髁可能损伤_____。

10. 伸膝关节的主要肌为_____,受_____神经支配。

11. 通过眶上裂的神经有_____、_____、_____和_____,通过卵圆孔的神经是_____。

三、A型选择题

1. 胼胝体(　　)
   A. 连接两侧间脑　　B. 是大脑的投射纤维
   C. 是大脑的连合纤维　D. 是大脑的联络纤维

2. 通过内囊膝部的纤维束是(　　)
   A. 皮质脊髓束　　B. 皮质核束
   C. 丘脑中央辐射　D. 视辐射

3. 形成许多叶片状结构的是(　　)
   A. 端脑　　　　　　B. 小脑
   C. 大脑岛叶　　　　D. 脑桥

4. 属于间脑的结构是(　　)
   A. 上丘　　　　　　B. 下丘
   C. 第四脑室　　　　D. 第三脑室

5. 单纯脊髓丘脑束损伤可至损伤平面以下(　　)
   A. 同侧浅感觉丧失　B. 对侧浅感觉丧失
   C. 双侧深、浅感觉丧失　D. 对侧深感觉丧失

6. 关于膈神经,错误的是(　　)
   A. 起自颈丛
   B. 经胸廓上口进入胸腔
   C. 经肺根前方下降
   D. 只含躯体运动纤维

7. 受桡神经支配的肌是(　　)
   A. 三角肌　　　　　B. 肱二头肌
   C. 肱三头肌　　　　D. 桡侧腕屈肌

8. 不含内脏运动纤维的神经是(　　)
   A. 动眼神经　　　　B. 面神经
   C. 迷走神经　　　　D. 三叉神经

四、简答题

1. 脊髓白质各索内的主要传导束的名称、位置和功能如何?

2. 脑脊液的产生与循环途径如何?

3. 臂丛的主要分支有哪些?

4. 下颌神经的主要分支及分布情况如何?

(杨德兵)

第十三章 内分泌系统

第一节 概　　述

案例 13-1

菲律宾少年朱雷-巴拉文出生于1993年,身高59.9厘米。在2011年的十八岁生日上他被公布为世界上最矮的男人。据报道,巴拉文在他出生后的几个月就停止了生长,由于膝盖无力他无法正常行走,而且需要抓住其他物体才能站直。

问题:请问他患了何种疾病? 病因是什么?

考点:内分泌系统的组成及内分泌腺的组织结构特点

内分泌系统(endocrine system)包括内分泌器官和内分泌组织两部分。内分泌器官指的是肉眼可见具有独立形态结构的器官,如甲状腺、甲状旁腺、肾上腺、垂体、胸腺和松果体等(图13-1);内分泌组织是指位于其他器官内部的一些内分泌细胞团,如胰腺内的胰岛、睾丸内的间质细胞、卵巢内的卵泡细胞和黄体等。

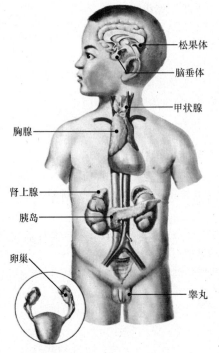

图 13-1　内分泌系统概况图

松果体
脑垂体
甲状腺
胸腺
肾上腺
胰岛
卵巢
睾丸

内分泌器官是一类特殊类型的腺体,腺细胞排列呈索条状、团块状或围成滤泡,腺体无排泄管,故称无管腺,又称**内分泌腺**(endocrine gland)。内分泌腺有非常丰富的血液供应和神经分布,其结构和功能活动有显著的年龄变化。这种腺合成并分泌的生物活性物质称为**激素**(hormone)。激素直接进入血液或淋巴,通过血液循环输送到全身,以体液的形式对人体的新陈代谢、生长发育和生殖功能进行调节。每种激素作用的特定器官或细胞,称为该激素的**靶器官**(target organ)或**靶细胞**(target cell)。每个内分泌腺只分泌一种或几种激素,激素分泌过多或不足都会引起机体功能紊乱,因此,维持激素分泌水平相对稳定对于机体正常生理活动是十分重要的。

内分泌系统和神经系统联系密切。一方面,内分泌系统直接或间接受神经系统的调节和控制;另一方面,内分泌系统也可影响神经系统的功能。例如,神经系统可以调节甲状腺分泌甲状腺激素,而甲状腺分泌的甲状腺激素又能影响脑的发育和功能。此外,某些神经细胞有分泌激素的功能,如室旁核和视上核中的神经元,其所分泌的激素叫神经激素。

本章仅叙述甲状腺、甲状旁腺、肾上腺、垂体和松果体,其余的将在有关章节中叙述。

第二节 甲 状 腺

一、甲状腺的位置与形态

甲状腺(thyroid gland)是人体内最大的内分泌腺,位于颈前部,棕红色,质地柔软,呈"H"形,由左、右两个侧叶和中间的甲状腺峡组成。甲状腺峡的上缘常有一向上伸出的锥状叶(图13-2、图13-3)。甲状腺峡多位于第2~4气管软骨环的前面,临床急救进行气管切开术时,应尽量避开甲状腺峡。甲状腺侧叶紧贴于喉下部和气管上部的两侧,上端可达甲状软骨的中部,下端可达第6气管软骨环高度。

考点:甲状腺的位置与形态及分泌的激素

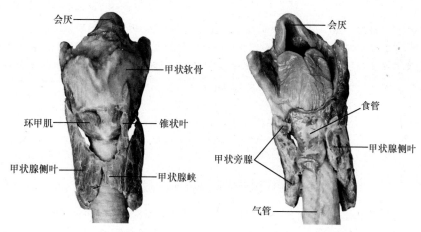

会厌
甲状软骨
环甲肌
锥状叶
甲状腺侧叶
甲状腺峡

会厌
食管
甲状旁腺
甲状腺侧叶
气管

图 13-2 甲状腺(前面)　　图 13-3 甲状腺和甲状旁腺(后面)

甲状腺借助韧带固定于甲状软骨和环状软骨,因此吞咽时其可随喉上、下移动,对于确定颈部肿块是否与甲状腺有关有重要意义。当甲状腺过度肿大时可压迫喉和气管而发生呼吸、吞咽困难和声音嘶哑等症状。

二、甲状腺的微细结构

甲状腺表面包有一层结缔组织被膜并伸入腺实质内,将甲状腺实质分成许多大小不等的小叶,每个小叶内含有许多甲状腺滤泡。滤泡之间的结缔组织、血管、神经和淋巴管构成甲状腺间质。在滤泡壁及滤泡之间的结缔组织内含有一种重要的细胞,称**滤泡旁细胞**。(图13-4)

(一)甲状腺滤泡

甲状腺滤泡大小不等,呈圆形或不规则形;滤泡由单层立方上皮围成,滤泡腔内允满透明的胶质为上皮细胞的分泌物,HE染色切片上呈嗜酸性。滤泡上皮细胞的形态因功能状态而变化,当功能旺盛时,细胞增高,腔内胶质减少;反之,细胞变矮,胶质增加。电镜下,滤泡上皮细胞游离面有稀疏的微绒毛,胞质内有发达的粗面内质网、大量的线粒体、溶酶体及高尔基复合体。

滤泡上皮细胞能合成和分泌甲状腺激

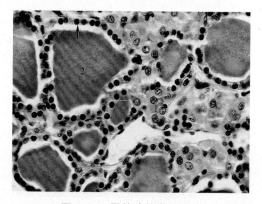

图 13-4 甲状腺的微细结构

素。甲状腺激素的主要功能是促进机体的新陈代谢,促进机体的生长发育,提高神经系统的兴奋性。婴幼儿时期甲状腺功能低下,可引起呆小症,成人甲状腺功能低下可引起黏液性水肿;功能过高,可导致甲状腺功能亢进(甲亢)。

(二) 滤泡旁细胞

滤泡旁细胞位于滤泡之间或滤泡上皮细胞之间,数量较少,单个或成群存在。细胞体积比滤泡上皮细胞大,HE 染色切片上,胞质着色浅淡。滤泡旁细胞分泌降钙素,可降低血液中钙离子浓度。

链 接

甲 亢

甲状腺功能亢进症简称甲亢,又称 Graves 病或毒性弥漫性甲状腺肿。是一种自身免疫性疾病,临床表现并不限于甲状腺,而是一种多系统的综合征,包括:高代谢症群,弥漫性甲状腺肿,眼征,皮损和甲状腺肢端病。多数患者同时有高代谢症和甲状腺肿大。甲状腺以外的表现为浸润性内分泌突眼可以单独存在而不伴有高代谢症。甲状腺功能试验在通常情况下,甲亢患者 T3 和 T4 血浓度增高,T3 的升高较 T4 为明显。TSH 低于正常仅在较灵敏的免疫放射测定中见到。

第三节　甲状旁腺

一、甲状旁腺的位置与形态

甲状旁腺(parathyroid gland)为扁卵圆形,形如黄豆,呈棕黄色。一般有上、下两对,通常位于甲状腺侧叶后面的纤维囊上,较易辨认。偶有包埋在甲状腺组织内,导致手术时寻找困难(图 13-3)。

甲状旁腺位置变化较大,上甲状旁腺位于甲状腺左右叶后面的上、中 1/3 交界处;下甲状旁多位于甲状腺下动脉进入甲状腺的附近。在甲状腺手术时若误将甲状旁腺大部分或全部切除,则会引起血钙浓度过低,引起神经肌肉兴奋性增高,而出现手足抽搐症,甚至死亡。

二、甲状旁腺的微细结构

甲状旁腺的腺细胞排列呈索团状,由主细胞和嗜酸性细胞组成。

(一) 主细胞

主细胞为甲状旁腺的主要细胞,胞体较小,呈圆形或多边形,核圆,边界清楚,位于中央,胞质染色浅(图 13-5)。电镜下可见大量的粗面内质网和发达的高尔基复合体。主细胞分泌甲状旁腺素,使血钙升高。甲状旁腺功能亢进时可引起骨质疏松,易发生骨折。甲状旁腺素和降钙素共同调节血钙平衡。

(二) 嗜酸性细胞

嗜酸性细胞数量较少,胞体较大,胞质含有许多嗜酸性颗粒,细胞呈多边形,核较小,染色深(图 13-5)。电镜观察,嗜酸性颗粒为线粒体。此细胞功能尚不清楚。

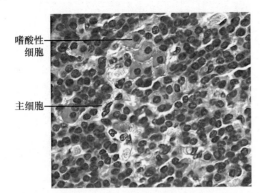

图 13-5　甲状旁腺的微细结构

第四节　肾　上　腺

一、肾上腺的位置与形态

肾上腺(suprarenal gland)是成对的器官,呈浅黄色,位于腹膜后方,肾的上内方,左、右各一。左侧近似半月形,右侧略呈三角形(图13-6)。肾上腺与肾一起包在肾筋膜内,但有独立的纤维囊和脂肪囊,因此肾上腺不会随肾的下垂而下降。

考点:肾上腺皮质分泌激素及功能

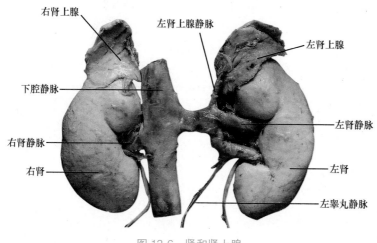

图13-6　肾和肾上腺

二、肾上腺的微细结构

肾上腺实质由周围的皮质和中央的髓质两部分构成。

(一)肾上腺皮质

肾上腺皮质占肾上腺体积的80%～90%,根据皮质细胞的排列特征由浅入深依次分为3个带,即球状带、束状带和网状带(图13-7)。

1. 球状带　较薄,位于被膜下方,约占皮质的15%。细胞排列成球形或椭圆形,胞体较小,胞质弱嗜酸性,含有少量脂滴。球状带细胞分泌盐皮质激素,主要调节机体钠、钾和水的平衡。

2. 束状带　最厚,位于球状带的深面,约占皮质的78%。细胞较大,界限清楚,排列成束,呈放射状分布,束状带细胞分泌糖皮质激素,主要调节机体糖及蛋白质的代谢。

3. 网状带　网状带位于皮质的最深层,约占皮质的7%。细胞较小,排列成索状,并相互吻合成网。细胞核小,着色深,胞质弱嗜酸性。网状带细胞主要分泌雄激

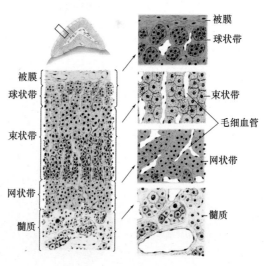

图13-7　肾上腺的微细结构

素和少量雌激素。

（二）髓质

髓质位于肾上腺的中央,主要由排列成索状的髓质细胞构成。细胞间有少量结缔组织和窦状毛细血管。髓质细胞体积较大,呈圆形或多边形,核大而呈圆形,核仁明显,胞质经铬盐染色后细胞内可见棕黄色嗜铬颗粒,所以髓质细胞又称嗜铬细胞。髓质细胞分为两种:①肾上腺素细胞:数量较多,约占髓质细胞的80%,分泌肾上腺素。该激素主要作用于心肌,使心率加快,血压升高。②去甲肾上腺素细胞:数量少,约占髓质细胞20%,分泌去甲肾上腺素。该激素主要作用于血管平滑肌,使平滑肌收缩,血压升高。

链 接

嗜铬细胞瘤

嗜铬细胞瘤(pheochromocytoma,PHEO)是由嗜铬细胞所形成的肿瘤,肿瘤细胞大多来源于肾上腺髓质,少数来源于肾上腺外的嗜铬细胞。由于肿瘤或增生细胞阵发或持续性分泌过量的儿茶酚胺(CA)及其他激素(如血清素、血管活性肠肽、肾上腺髓质素和神经肽Y等),而导致血压异常(常表现为高血压)与代谢紊乱症候群。某些患者可因长期高血压致严重的心、脑、肾损害或因突发严重高血压而导致危象,危及生命,但如能及时、早期获得诊断和治疗,又是一种可治愈的继发性高血压病。

第五节 垂 体

一、垂体的位置与形态

考点:腺垂体各细胞分泌的激素的功能

　　垂体(hypohysis)又称**脑垂体**,位于颅中窝蝶骨体上的垂体窝内,借漏斗连于下丘脑(图13-8)。椭圆形,色灰红,体积小,重约0.5~0.7 g,女性略大于男性,妊娠期更明显。垂体是人体内最复杂的内分泌腺,其产生的激素不仅与机体的生长发育有关,而且能影响其他内分泌腺的活动。

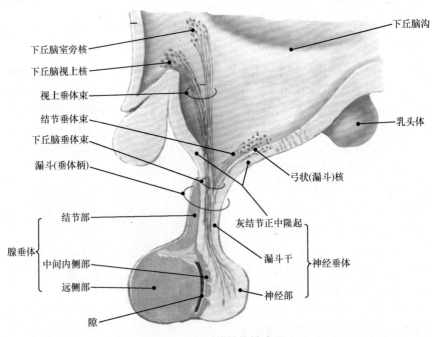

图13-8 垂体结构模式图

　　垂体可分为垂体前叶和垂体后叶两部分,在前、后两叶之间,还有一薄层的中间部(图13-8)。垂体前叶又称**腺垂体**,位于垂体前方,分为远侧部和结节部;垂体后叶又称**神经垂体**位于垂体后方,由神经部、漏斗和正中隆起组成。

二、垂体的微细结构

(一) 腺垂体

　　腺垂体为垂体的主要部分,主要由腺细胞所组成,分为远侧部、结节部和中间部三部分。

　　1. 远侧部　　远侧部的腺细胞排列成团或索状,细胞间有少量结缔组织和丰富的血窦。腺细胞分为嗜酸性细胞、嗜碱性细胞和嫌色细胞(图13-9)。

　　(1) 嗜酸性细胞:细胞数量较多,胞体较大,圆形或多边形,核圆且居中,胞质中充满嗜酸性颗粒。根据分泌激素的不同,分为:①生长激素细胞,数量多,分泌生长激素;促进机体的生长和代谢,促进骨骼增长。如果分泌过多,在幼年可引起巨人症,成人则为肢端肥大症;如儿童时期生长激素分泌不足,可引起侏儒症。②催乳激素细胞,在女性垂体内分布较多,尤其在妊娠期和哺乳期,细胞明显增大、增多。该细胞分泌催乳激素,可促进乳腺增生和乳汁分泌。

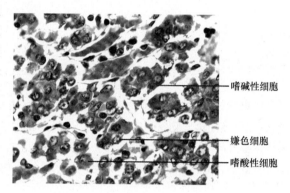

图 13-9　腺垂体的微细结构

　　(2) 嗜碱性细胞:数量较少,胞体大小不一,形态不规则,胞质中含嗜碱性颗粒。根据分泌激素的不同,可分为:①促甲状腺激素细胞,呈多角形,胞质内颗粒小,分布于胞质边缘,其分泌的促甲状腺激素能促进甲状腺激素的合成和释放;②促性腺激素细胞,胞体大,呈圆形或卵圆形,胞质内颗粒中等大小,分泌尿促卵泡素和黄体生成素;③促肾上腺皮质激素细胞,呈多角形,胞质内的分泌颗粒大,分泌促肾上腺皮质激素,促进肾上腺皮质束状带细胞分泌糖皮质激素。

　　(3) 嫌色细胞:数量多,体积小,呈圆形或多角形,胞质少,着色淡。细胞界限不清楚。目前认为,此细胞是嗜酸性细胞和嗜碱性细胞的前体或脱颗粒状态。

　　2. 结节部　　结节部包围神经垂体的漏斗,在漏斗的前方较厚,后方较薄或缺失。有丰富纵行排列的毛细血管。腺细胞呈索状排列,主要为较小的嫌色细胞,也有少量的嗜酸性细胞和嗜碱性细胞。

　　3. 中间部　　中间部为一狭窄区域,主要由嗜碱性细胞和嫌色细胞组成,功能尚不清楚。

(二) 神经垂体

　　神经垂体由大量无髓神经纤维、垂体细胞和丰富的毛细血管构成。无髓神经纤维由下丘脑神经核团(视上核、室旁核)的轴突向下汇合经正中隆起、漏斗进入神经部而形成。下丘脑神经核团分泌的抗利尿激素和催产素沿神经纤维流向神经垂体,在此储存。垂体细胞不具有分泌功能,仅对神经纤维起支持、保护和营养作用(图13-10)。

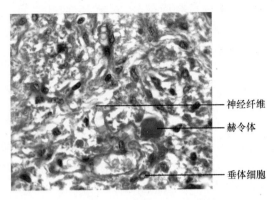

图 13-10　神经垂体的微细结构

第六节　松　果　体

　　松果体(pineal body)是位于背侧丘脑内上后方的一个内分泌腺体,颜色灰红,呈扁圆锥形,以细柄连于第三脑室顶的后部(图 13-1)。松果体在儿童期较发达,7 岁时发育至顶峰,以后逐渐萎缩退化,成年后部分钙化。

　　一般认为松果体激素能调节控制身体的发育和成熟。在小儿时期,松果体如发生病变(松果体瘤),则身体过度发育、性早熟等。

 目 标 检 测

一、名词解释

1. 内分泌腺　2. 激素

二、填空题

1. 人体主要的内分泌腺包括_____、_____、_____、_____和_____。

2. 甲状腺位于_____气管软骨的前面。

3. 肾上腺位于_____上端、左侧的呈_____形,右侧的呈_____形。

三、A 型选择题

1. 不属于内分泌腺的是(　　)
   A. 甲状腺　　　　　B. 腮腺
   C. 松果体　　　　　D. 肾上腺
   E. 垂体

2. 甲状腺(　　)
   A. 由左右两个侧叶组成
   B. 甲状腺峡位于喉的前方
   C. 可分泌甲状腺素
   D. 不随吞咽而上下移动

   E. 侧叶前面有甲状旁腺

3. 肾上腺(　　)
   A. 左肾上腺呈三角形
   B. 右肾上腺呈半月形
   C. 实质分皮质和髓质两部分
   D. 不在肾脂肪囊内
   E. 为有管腺

4. 垂体的描述,错误的是(　　)
   A. 位于蝶骨的垂体窝内
   B. 由腺垂体和神经垂体组成
   C. 为不成对的椭圆形器官
   D. 神经垂体可分泌多种激素
   E. 腺垂体可分泌多种激素

四、问答题

1. 试述甲状腺的位置、形态和分泌的激素。

2. 试述肾上腺的微细结构特点和分泌的激素。

3. 试述垂体的位置、形态和分泌的激素。

(魏宏志)

第十四章 感觉器官

感觉器官（sensory organs）由感受器及其附属结构共同构成，是机体感受特定刺激的装置。**感受器**是机体接受内、外界环境各种刺激的结构。感受器能把感受到的刺激转化为神经冲动，经神经传导通路，把冲动传导至大脑皮质进行整合，产生各种感觉。本章主要介绍人体的眼和耳。

考点：感觉器官的概念

链 接

感受器的分类

感受器种类繁多，形态和功能也各不相同。根据感受器所在部位和接受刺激的来源，可分三类：①内感受器：分布于内脏和心血管等处，接受压力、化学、温度和渗透压等刺激。②外感受器：分布在皮肤、鼻腔和口腔黏膜、视器和听器等处，接受触、压、痛、温度、光和声等物理和化学刺激。③本体感受器：分布在肌肉、肌腱、关节、韧带和内耳平衡器等处，接受机体在运动过程中的和空间内的平衡刺激。

第一节 眼

案例 14-1

某患者，男，62 岁，近年来自己觉得在看近物时视野较模糊，而看远物时却反而较清晰，且有逐渐加重的趋势。

问题：请就解剖知识初步考虑该患者怎么了？为什么会出现这种现象？

眼（eye）（图 14-1），由眼球及眼副器构成，能感受一定波长的光波刺激，并将其转变为神经冲动，经视觉传导通路传至视觉中枢和脑的其他部分，产生视觉。

一、眼 球

眼球（eyeball）为眼的主要部分，位于眶内，后面借视神经与间脑相连。眼球近似球形，由眼球壁及眼球内容物组成（图 14-2）。

（一）眼球壁

眼球壁由外向内分为眼球纤维膜、眼球血管膜和视网膜三层。

1. 眼球纤维膜 即外膜，由致密结缔组织构成，起着支持和保护眼球壁及内容物的作用。包括角膜和巩膜两部分。

考点：眼球壁的结构

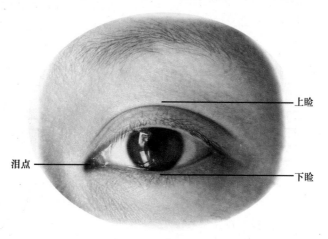

上睑

泪点

下睑

图 14-1 眼

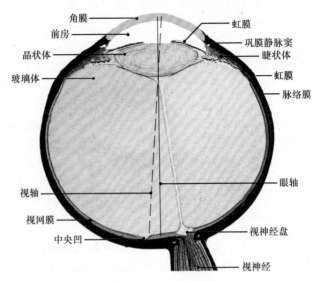

图 14-2　眼球的水平切面(右侧)

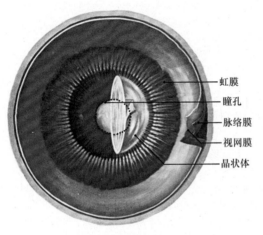

图 14-3　眼球前半部后面观

（1）**角膜**（cornea）：位于眼球的正前方，占纤维膜的前 1/6，无色透明，有屈光作用，角膜内无血管，但有大量的感觉神经末梢，感觉敏锐。

（2）**巩膜**（sclera）：占纤维膜的后 5/6，呈乳白色，不透明。在巩膜与角膜交界处的深部，有环形的**巩膜静脉窦**，是房水循环的通道。

2.**眼球血管膜**　即中膜，呈棕黑色，含有丰富的血管和色素细胞，具有营养眼内组织、调整进入眼球光线和产生房水的作用。血管膜由前向后分为虹膜、睫状体和脉络膜（图 14-3、图 14-4）。

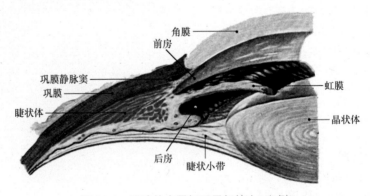

图 14-4　眼球的水平切面局部放大(左侧)

（1）**虹膜**（iris）：位于角膜后方，为圆盘状薄膜，中央有一圆孔，叫做**瞳孔**（lpupi），是光线到达视网膜的唯一通道。在活体上，透过角膜可以看到虹膜和瞳孔。虹膜内有两种不同方向排列的平滑肌:一是围绕瞳孔呈环形排列的**瞳孔括约肌**,收缩时使瞳孔缩小;二是围绕瞳孔呈放射状排列的**瞳孔开大肌**,收缩时使瞳孔开大。通过调节瞳孔的大小,可调节进入眼内光线的量。在弱光下或看远物时,瞳孔开大;在强光下或看近物时,瞳孔缩小。

链 接

瞳孔小知识

正常成人瞳孔的直径变动于 1.5~8.0mm。情绪紧张、激动时瞳孔会开大,深呼吸、脑力劳动、睡眠时瞳孔就缩小。此外当有某些疾病或使用某些药物时,瞳孔也会开大或缩小,如颅内血肿、颅脑外伤、大脑炎、煤气中毒、青光眼等,或使用阿托品、去氧肾上腺素、肾上腺素等药物时,都可使瞳孔开大;脑桥出血、肿瘤、有机磷中毒、虹膜睫状体炎等,或使用吗啡等药物时,都可使瞳孔缩小。

(2)**睫状体**(ciliary body):位于虹膜的外后方,前接虹膜,后续脉络膜,是血管膜中最厚的部分。睫状体前部有许多向内突出呈放射状的睫状突,其发出细丝状的睫状小带与晶状体相连。睫状体内有平滑肌,称**睫状肌**。睫状体有产生房水和调节晶状体曲度的作用。

(3)**脉络膜**(choroid):占中膜的后 2/3 部,衬于巩膜内面,与巩膜结合疏松。脉络膜含有丰富的血管和色素细胞,其功能是营养眼球并吸收眼内散射的光线。

3. **视网膜**(retina) 即内膜,衬于血管膜内面。视网后部中央偏鼻侧有一圆盘形白色隆起,称**视神经盘**(optic disc),此处无感光作用,又称生理盲点。在视神经盘颞侧约 3.5mm 处有一黄色小区,称**黄斑**(macula lutea),其中央部凹陷,称**中央凹**(fovea centralis),是感光和辨色最敏锐处。视神经盘和黄斑可由检眼镜窥见(图 14-5)。

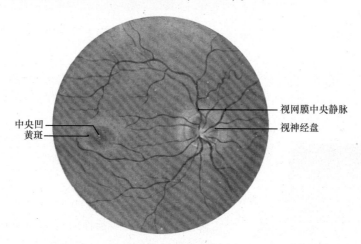

图 14-5 眼底(右侧)

视网膜可分为两层,外层为单层色素上皮;内层为神经层,两层之间连接疏松,病理情况下,此二层可能分离,导致视网膜剥离症。

神经层由外向内排列着感光细胞、双极细胞和节细胞。感光细胞分为视锥细胞和视杆细胞,它们是视觉感受器。视锥细胞分布于视网膜中央,尤以黄斑处最为密集,具有感受强光和辨色的能力,视锥细胞异常可导致色盲或色弱;视杆细胞分布于视网膜的周边,仅能感受弱光,不能辨色,维生素 A 缺乏时影响视杆细胞的数量导致夜盲症。视锥细胞和视杆细胞都与双极细胞发生突触联系,双极细胞再与节细胞联系,节细胞的轴突构成视神经。

(二) 眼球的内容物

考点:眼球内容物的组成

眼球内容物包括房水、晶状体和玻璃体(图 14-2)。这些结构与角膜一样无色透明、无血管,具有屈光作用,它们与角膜共同组成眼的**屈光系统**。

1. 房水(aqueous humor)　是无色透明的液体,充满于眼房内。眼房是位于角膜与晶状体之间的腔隙,它被虹膜分为前房和后房,前、后房借瞳孔相通。前房周边部,虹膜与角膜相交处所形成的夹角,叫**虹膜角膜角**。房水具有折光、营养角膜和晶状体、维持眼内压的作用。房水由睫状体产生,自后房经瞳孔入前房,再经虹膜角膜角渗入巩膜静脉窦,最后汇入眼静脉,此过程称房水循环。若房水循环受阻,导致房水充滞于眼房中,使眼内压升高而影响视力,临床上称**青光眼**。

2. 晶状体(lens)　位于虹膜后方,玻璃体的前方,呈双面凸的透明体,富有弹性。其表面有薄而透明的晶状体囊,囊内周围部较软的是晶状体皮质,中央较硬的是晶状体核。晶状体囊借睫状小带与睫状突相连。晶状体是屈光系统的主要装置,其曲度可随睫状肌的舒缩而改变。视近物时,睫状肌收缩使睫状突向内,睫状小带变得松弛,晶状体由于自身弹性而变凸,曲度变大,屈光度增强,使进入眼球的光线恰好聚焦于视网膜上。视远物时,与之相反。老年人晶状体的弹性减退,调节功能降低,出现老花眼。若晶状体因疾病、创伤、老年化而变混浊,影响视力,称**白内障**。

3. 玻璃体(vitreous body)　为无色透明的胶状物质,充填于晶状体与视网膜之间,具有屈光、支撑视网膜的作用。当支撑作用减弱时,易导致视网膜剥离;若玻璃体混浊,会影响视力。

光线经角膜、房水、晶状体和玻璃体等一系列屈光物质作用投射到视网膜上,导致感光细胞兴奋,经视觉传导通路到达枕叶距状沟两侧产生视觉。

二、眼副器

考点:眼副器
的构成　眼副器包括眼睑、结膜、泪器、眼球外肌等,有保护、运动和支持作用。

(一) 眼睑

眼睑(eyelids)俗称眼皮,分为上睑和下睑,是眼球前方的屏障,起着保护眼球的作用。上、下睑之间为睑裂,睑裂的内、外侧角分别叫内眦和外眦。皮肤和结膜相互移行部为睑缘,生有睫毛,睫毛的根部有睫毛腺,发炎时称麦粒肿。眼睑的组织结构由浅入深分为皮肤、皮下组织、肌层、睑板、结膜等五层(图 14-6)。眼睑的皮下组织疏松,可因积液而水肿。

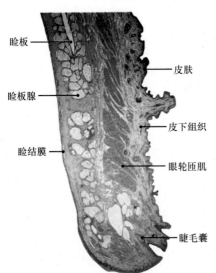

睑板
睑板腺
睑结膜
皮肤
皮下组织
眼轮匝肌
睫毛囊

图 14-6　眼睑

(二) 结膜

结膜(conjunctiva)是一层薄而透明的黏膜,富含血管。覆盖于眼睑后面的结膜,称**睑结膜**,覆盖于巩膜前部表面的结膜,称**球结膜**,二者的结合部为结膜穹隆。结膜穹隆有**上穹**和**下穹**(图 14-7)。当睑裂闭合时,睑结膜与球结膜围成的囊称**结膜囊**。沙眼和结膜炎是结膜常见的疾病。

链　接

红　眼　病

急性卡他性结膜炎俗称"红眼病",是由细菌感染引起的一种常见的急性流行性眼病。其主要特征为结膜明显充血,脓性或黏液脓性分泌物,有自愈倾向。

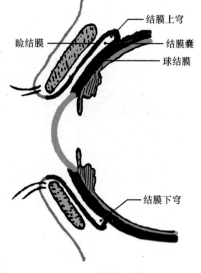

图 14-7　结膜示意图

链接

沙　眼

　　沙眼是由沙眼衣原体引起的一种慢性传染性结膜角膜炎，因其在睑结膜表面形成粗糙不平的外观，形似沙粒，故名沙眼。本病病变过程早期结膜有浸润如乳头、滤泡增生，同时发生角膜血管翳；晚期由于受累的睑结膜发生瘢痕，以致眼睑内翻畸形，加重角膜的损害，可严重影响视力甚至造成失明。

（三）泪器

　　泪器包括泪腺和泪道（图 14-8）。

　　1. **泪腺**（lacrimal gland）　位于眼眶的外上方，有 10~20 条排泄小管开口于结膜上穹。分泌泪液，润滑和清洁角膜，并可冲洗结膜囊，保护眼球。

　　2. **泪道**　包括泪点、泪小管、泪囊和鼻泪管。

　　上、下睑缘近内眦处各有一小孔，称泪点。**泪小管**起自泪点，分别向上或下垂直走行，再折向内开口于泪囊。**泪囊**位于眶内侧壁前部的泪囊窝内，其上端为盲端，下端移行于鼻泪管。**鼻泪管下端**开口于下鼻道。

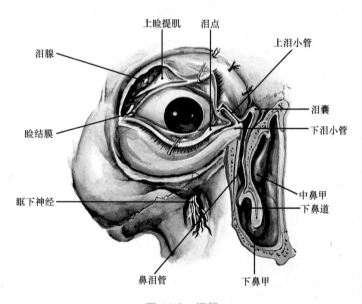

图 14-8　泪器

（四）眼球外肌

　　眼球外肌配布于眼球周围，共 7 块，均为骨骼肌。其中上睑提肌可提上睑，开大睑裂。其余 6 块均为牵拉眼球向各方向转动的肌肉：上直肌使眼球转向上内方，下直肌使眼球转向下内方，内直肌和外直肌分别使眼球转向内侧和外侧，上斜肌使眼球转向下外方，下斜肌使眼球转向上外方（图 14-9）。

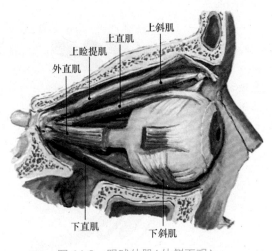

图 14-9　眼球外肌(外侧面观)

链　接

斜　视

　　斜视,俗称"斜眼"、"斗鸡眼"、"对眼"等。顾名思义,就是眼位置的不正。用医学术语描述则是:眼的视轴发生偏斜,并且不能为双眼的融合机能克服。有一部分儿童从外观上看像是斜视,其实是由于内眦赘皮、鼻根部扁平造成的假象,不是斜视。

三、眼的血管和神经

(一) 眼的血管

　　1. 眼动脉　眼动脉是颈内动脉的分支,与视神经一起从视神经管入眶(图 14-10)。行程中发出分支供给眼球、眼球外肌、泪腺等器官。其中最重要的分支为**视网膜中央动脉**,该动脉穿视神经并行至视神经盘处,分为视网膜鼻侧上、下小动脉和视网膜颞侧上、下小动脉,主要营养视网膜内层。但黄斑区中央凹无血管分布。临床上常用检眼镜观察视网膜中央动脉,协助对动脉硬化等疾病的诊断(图 14-5)。

　　2. 眼静脉　视网膜中央静脉与视网膜中央动脉伴行,眼各处的静脉汇合后形成眼静脉,向前与内眦静脉吻合,向后行经眶上裂汇入海绵窦。因眼静脉无静脉瓣,故面部感染可经此路蔓延至颅内。

(二) 眼的神经

　　眼的神经支配来源较多。视神经传导视觉神经冲动;三叉神经管理眼的一般感觉;动眼神经、滑车神经、展神经管理眼球运动;副交感神经管理睫状肌和瞳孔括约肌,并管理泪腺的分泌;交感神经管理瞳孔开大肌(图 14-11)。

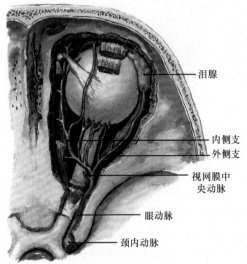

图 14-10　眼的动脉

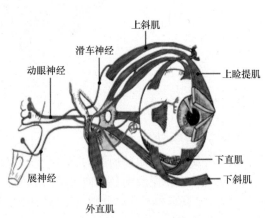

图 14-11　眼球外肌的神经支配示意图

第二节 耳

案例 14-2

某患者,女,38 岁,因左耳间断流脓 4 年伴恶臭前来就诊。诉之前在当地医院就诊时曾口服药及滴耳液,经治疗有所好转。后来反复流脓,每次自己口服药物及滴耳液,症状好转后就停用。此次进行耳部检查时发现患者的鼓膜有一小孔,且血常规显示白细胞数及中性粒细胞比例均明显增高。

问题:1. 请解释患者可能是得了什么病?

2. 用中耳解剖学知识解释发病原因。

耳(ear),包括外耳、中耳和内耳三部分(图 14-12)。外耳、中耳是声波的收集和传导装置,内耳有听觉感受器和位置觉感受器。

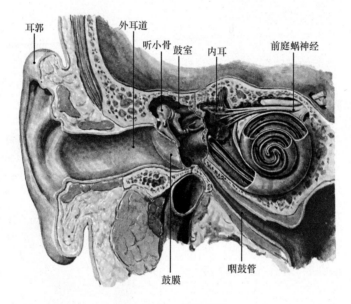

图 14-12 前庭蜗器

一、外 耳

外耳包括耳郭、外耳道和鼓膜等。

考点:外耳的结构

(一) 耳郭

耳郭大部分以弹性软骨为支架,外面被覆皮肤而构成。皮下组织很少,但血管、神经丰富。下方耳垂部分无软骨,仅含结缔组织和脂肪,是临床常用的采血部位。耳郭外侧面的中部凹陷有一孔,称**外耳门**,外耳门前方有一突起称耳屏(图 14-13)。

链 接

耳郭的中医之用

耳郭有缩影地图之美誉。耳廓的外貌恰似子宫内一个倒置的胎儿,头部向下,臀部在上,背部在外,四肢屈曲环抱胸前于对耳轮和耳周。这岂不正是人体的"缩影"吗?而就在这形似胎儿的耳廓上,布满了全身各个器官的 360 多个对应穴位,中医科把耳廓作为视诊和针灸治疗的部位,常行耳针或局部穴位贴药法治疗某些疾病。

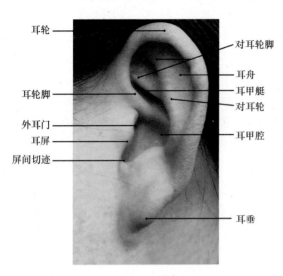

图 14-13　耳郭

耳轮　对耳轮脚　耳舟　耳甲艇　对耳轮　耳甲腔　耳垂　耳轮脚　外耳门　耳屏　屏间切迹

（二）外耳道

外耳道是外耳门至鼓膜之间的弯曲管道，外侧 1/3 为软骨部，内侧 2/3 为骨部。成人作外耳检查时，需将耳郭向后上方牵拉，使外耳道拉直以便观察。儿童烦人外耳道短而直，鼓膜接近水平位，检查时需将耳郭向后下方牵拉。

外耳道皮肤与软骨紧密结合，内含丰富的感觉神经末梢，发生疖肿时疼痛剧烈。外耳道皮肤内的耵聍腺分泌耵聍，起保护作用，但分泌过多可导致外耳道阻塞而影响听力。

（三）鼓膜

鼓膜（tympanic membrane）位于外耳道和鼓室之间，为半透明的椭圆形薄膜，向前、外、下方倾斜。鼓膜的中心向内凹陷称**鼓膜脐**，有锤骨柄末端附着。在活体观察时，鼓膜脐的前下方有一三角形的反光区，称**光锥**。鼓膜可分为上 1/4 的**松弛部**和下 3/4 的**紧张部**（图 14-14）。

二、中　耳

中耳包括鼓室、咽鼓管、乳突窦和乳突小房等。

（一）鼓室

鼓室是位于鼓膜和内耳外侧壁之间的不规则的含气小腔，室壁内衬黏膜。鼓室向前经咽鼓管通咽腔，向后与乳突小房相通。

1. 鼓室壁　鼓室有 6 个壁。

外侧壁：主要由鼓膜构成（图14-15）。

内侧壁：是内耳的外侧壁，该壁上有两孔，位于上方的呈卵圆形，称为前庭窗；位于下方的呈圆形，称为蜗窗（图14-16）。

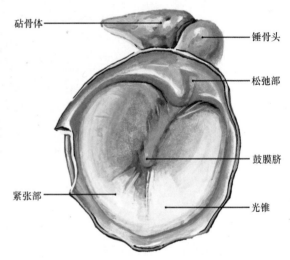

砧骨体　锤骨头　松弛部　鼓膜脐　紧张部　光锥

图 14-14　鼓膜

前壁：有咽鼓管与咽相通。

后壁：有乳突窦通乳突小房，故临床上中耳炎可引起乳突炎。

上壁：为鼓室盖，与颅中窝相隔。

下壁：为颈静脉壁。

2. 听小骨　鼓室内有 3 块听小骨，即锤骨、砧骨和镫骨（图14-17），三者连接成链状的杠杆系统，称**听骨链**。当声波振动鼓膜时，听骨链将振动传到前庭窗，引起内耳外淋巴振动。

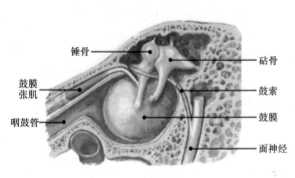

锤骨　砧骨　鼓膜张肌　鼓索　鼓膜　咽鼓管　面神经

图 14-15　鼓室的外侧壁

（二）咽鼓管

咽鼓管（auditory tube）是连于咽和鼓室之间的管道（图14-15）。咽鼓管咽口平时处于闭合状态，吞咽时，咽鼓管咽口张开，空气可经咽鼓管进入鼓室，以维持鼓膜内侧与外侧气压的平衡。小儿咽鼓管较短，且走向平直，管径较大，故咽部感染常经咽鼓管蔓延至鼓室，导致中耳炎。

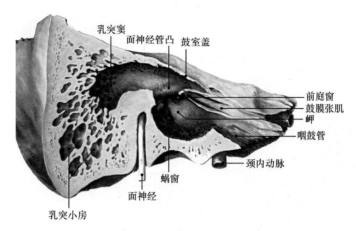

图 14-16　鼓室的内侧壁

（三）乳突窦和乳突小房

乳突窦连于鼓室与乳突小房之间。乳突小房是鼓室向后延伸于颞骨乳突内的含气的小房。相邻的乳突小房互相通连。小房内均衬以黏膜，并与鼓室、咽鼓管和咽的黏膜相连续，故中耳炎可向后蔓延到乳突小房。

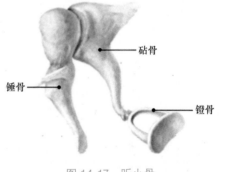

图 14-17　听小骨

三、内　　耳

内耳是颞骨岩部内一系列复杂的管道，故又称为迷路，分为**骨迷路**和**膜迷路**（图14-18）。骨迷路是骨性管道，膜迷路是套在骨迷路内的膜性管道。

骨迷路和膜迷路之间的间隙充满着外淋巴，膜迷路内充满内淋巴，内、外淋巴互不相通。

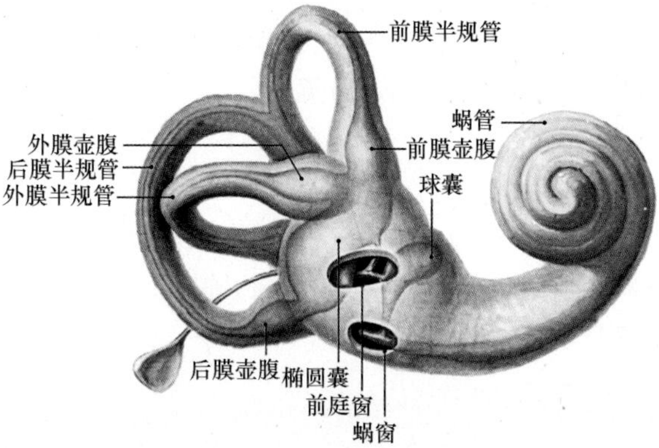

考点：内耳的结构

（一）骨迷路

骨迷路由后外向前内分别为**骨半规管**、**前庭**和**耳蜗**三部分（图14-18）。

1. **骨半规管**　由3个互相垂直的半环形骨管组成。按其位置，分别为前、后、外半规管，每个骨半规管均有两脚，其中一端较膨大，称**骨壶腹**。前、后半规管的两脚合在一起，共有5个脚与前庭相通。

2. **前庭**　位于骨迷路中部，外侧壁上有前庭窗、蜗窗。**前庭窗**被镫骨

图 14-18　骨迷路和膜迷路

（左图标注：前膜半规管　外膜壶腹　后膜半规管　外膜半规管　后膜壶腹　椭圆囊　前庭窗　蜗窗　蜗管　前膜壶腹　球囊）

底板借环形纤维所封闭;**蜗窗**被第二鼓膜所封闭。前庭前部连通耳蜗,后部与骨半规管相通。

　　3. **耳蜗**　　位于前庭之前,形似蜗牛壳,由骨螺旋管旋转约两圈半形成,中央为蜗轴。自蜗轴伸出骨螺旋板突入骨螺旋管内,膜迷路的蜗管将骨螺旋管分为上部的前庭阶和下部的鼓阶,前庭阶通前庭窗,鼓阶通蜗窗,两阶内充满外淋巴,在蜗顶借蜗孔彼此相通(图 14-19)。

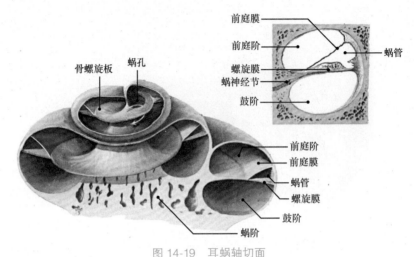

图 14-19　耳蜗轴切面

(二) 膜迷路

　　膜迷路是套在骨迷路内的密闭的膜性管和囊,包括膜半规管、椭圆囊和球囊、蜗管等(图 14-18)。

　　1. **膜半规管**　　位于骨半规管内,共 3 个,形态与骨半规管一致。膜半规管在骨壶腹内的相应膨大,称**膜壶腹**,膜壶腹内壁上的隆起,称**壶腹嵴**,壶腹嵴是感受旋转变速运动刺激的位置觉感受器。

　　2. **椭圆囊和球囊**　　位于前庭内,是两个互相连通的膜性小囊。球囊内有**球囊斑**,椭圆囊内有**椭圆囊斑**。球囊斑和椭圆囊斑是感受直线加速或减速运动刺激的位置觉感受器。

　　3. **蜗管**　　是耳蜗内的膜性管道,截面呈三角形,下壁为基底膜,其上有**螺旋器**,又称 Corti 器,是感受声波刺激的听觉感受器(图 14-19)。

　　声波传导途径包括空气传导和骨传导。正常情况下,声波主要靠空气传导,其途径是:声波由耳廓收集→外耳道→鼓膜→听骨链→内耳外淋巴,引起基底膜在外、内淋巴中振动,基底膜上螺旋器受刺激,产生神经冲动,经蜗神经等传到大脑皮质听区,产生听觉。骨传导的途径是:声波直接作用于颅骨导致内耳外淋巴振动,刺激螺旋器引起听觉。

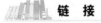　　**链　接**

梅尼埃病

　　梅尼埃病是以膜迷路积水的一种内耳疾病,本病以突发性眩晕、耳鸣、耳聋或眼球震颤为主要临床表现,眩晕有明显的发作期和间歇期。病人多数为中年人,患者性别无明显差异,首次发作在 50 岁以前的病人约占 65%,大多数病人单耳患病。

目 标 检 测

一、名词解释

1. 视神经盘　2. 黄斑　3. 光锥　4. 膜迷路

二、填空题

1. 眼球壁由外向内依次是由_____、_____和_____三层膜构成。

2. 眼球内容物包括_____、_____和_____，具有_____作用，它们与角膜共同组成眼球的_____。

3. 维持中耳鼓室气压平衡的结构是_____，分别开口于_____和_____。

4. 内耳的听觉感受器是_____，位置觉感受器是_____、_____和_____。

三、A型选择题

1. 角膜含有丰富的(　　)
   A. 毛细血管　　　　B. 感觉神经末梢
   C. 色素细胞　　　　D. 毛细淋巴管
   E. 视细胞

2. 沟通眼球前房和后房的结构是(　　)
   A. 虹膜角膜角　　　B. 巩膜静脉窦
   C. 泪点　　　　　　D. 瞳孔
   E. 眼静脉

3. 视网膜感光和辨色最敏锐的部位在(　　)
   A. 视神经盘　　　　B. 黄斑中央凹
   C. 视网膜视部　　　D. 瞳孔
   E. 以上均不是

4. 产生房水的结构是(　　)

A. 睫状体　　　　　B. 晶状体
C. 玻璃体　　　　　D. 眼房
E. 泪腺

5. 能调节晶状体曲度的肌是(　　)
   A. 眼轮匝肌　　　　B. 上睑提肌
   C. 瞳孔开大肌　　　D. 睫状肌
   E. 瞳孔括约肌

6. 临床上检查成人鼓膜时，须将耳郭拉向(　　)
   A. 上方　　　　　　B. 后上方
   C. 下方　　　　　　D. 后下方
   E. 以上均不是

7. 内耳的听觉感受器是(　　)
   A. 球囊斑　　　　　B. 螺旋器
   C. 壶腹嵴　　　　　D. 椭圆囊斑
   E. 以上均不是

8. 外淋巴位于(　　)
   A. 骨迷路与颞骨之间
   B. 鼓室与内耳外侧壁之间
   C. 骨迷路与膜迷路之间
   D. 膜迷路之内
   E. 以上均不是

四、问答题

1. 试述光线自眼外至眼底需经过的结构。
2. 请简述房水循环的途径及其作用。
3. 小儿为何易患中耳炎？
4. 试述正常情况下声波的传导途径。

(成　敏)

第十五章 胚胎发育概要

案例 15-1

某患者,女,28岁,已婚。因腹痛,阴道流血,排出葡萄样水泡状物半小时收入住院。体格检查子宫软,孕15周大小。B超显示子宫增大,无妊娠囊,宫腔内充满大小不等的回声区。实验室检查测 HCG:1096ku/L。临床诊断:葡萄胎

问题:1. 胚胎如何形成?
    2. 葡萄胎形成的原因是什么?

考点:胚胎发育分期

新生命是从受精卵开始的,受精卵在母体子宫中发育约38周(266天),称**受精龄**。若以末次月经的第一天算起,约需40周(280天),称**月经龄**。胚胎在母体子宫中发育可分为三个时期:①从受精到第2周末的胚盘出现为**胚前期**;②从第3周至第8周末为**胚期**,此期末,胚的各器官初具雏形;③从第9周至出生为**胎期**,此期胎儿逐渐长大,各器官继续发育。

第一节 生殖细胞与受精

一、生殖细胞

考点:精子获能

(一)精子

精子发生于睾丸的生精小管,经精原细胞、初级精母细胞、次级精母细胞、精子细胞,最终发育演变成为精子(图15-1)。精子形成后到附睾中暂时储存并继续发育成熟,但此时的精子尚无受精能力,这是由于精子头的外表有一层能阻止顶体酶释放的糖蛋白。精子在子宫和输卵管中运行过程中,该糖蛋白被女性生殖管道分泌物中的酶降解,从而获得受精能力,此现象称**获能**。

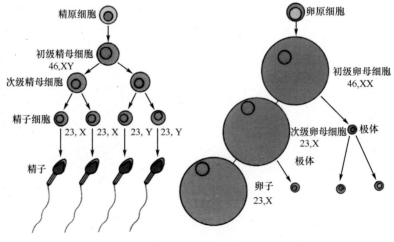

图 15-1 生殖细胞发生示意图

（二）卵子

从卵巢排出的卵子处于第二次成熟分裂的中期,进入输卵管在受精时才完成第二次成熟分裂(图 15-1)。若未受精,于排卵后 12~24 小时退化。每个月经周期排一个卵,偶尔排两个或两个以上。排卵一般发生在月经周期的第 14 天。

二、受　精

精子与卵结合形成受精卵的过程,称**受精**(fertilization)。受精的部位多在输卵管的壶腹部。

（一）受精的条件

受精的条件有:必须有足够数量及发育成熟并已获能的精子;卵细胞必须处于第二次成熟分裂的中期;生殖管道必须通畅;两性生殖细胞能在限定时间内相遇,排卵后 12~24 小时,精子进入女性生殖管道 24 小时内等。

（二）受精的过程

考点:受精的过程及意义

获能的精子游向卵子,释放顶体酶,溶解放射冠和透明带,然后,精子与卵子的细胞膜迅速融合,精子进入卵内。精子穿入后,立即引起透明带结构发生变化,从而阻止其他精子穿越透明带,防止多精受精。精子进入卵后,卵迅速完成第二次成熟分裂,此时精子和卵子的核分别为雄原核和雌原核。随着两核逐渐靠拢,核膜消失,各提供 23 条染色体,于是形成由 23 对染色体组成的二倍体细胞即受精卵,又称合子(图 15-2)。

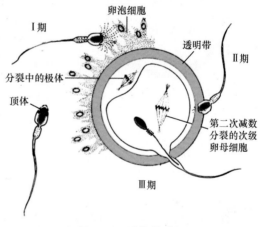

图 15-2　受精的过程

（三）受精的意义

1. 标志新生命的开始。
2. 恢复二倍体核型,保证物种稳定性。
3. 受精决定性别。

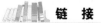 **链　接**

人工授精与试管婴儿

试管婴儿是体外受精-胚胎移植技术的俗称,是指采用人工方法让卵细胞和精子在体外受精,并进行早期胚胎发育,然后移植到母体的子宫内发育而诞生的婴儿。1978 年 7 月,世界上第一例试管婴儿在英国诞生;1988 年春天,我国大陆的首例试管婴儿在北京诞生。

第二节　胚泡的形成与植入

一、卵裂与胚泡形成

（一）卵裂

考点:卵裂、桑葚胚

受精卵早期的细胞分裂,叫**卵裂**(cleavage,图 15-3)。卵裂形成的细胞,叫**卵裂球**。受精卵进行卵裂的同时,逐渐向子宫方向移动。到第 3 天时形成一个 12~16 个卵裂球组成的实心胚,称**桑葚胚**,此时,桑葚胚已由输卵管运行进入子宫腔。

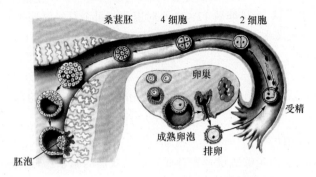

图 15-3　排卵、受精、卵裂及胚泡形成

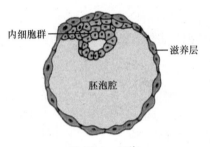

图 15-4　胚泡

(二) 胚泡的形成

桑葚胚的细胞继续分裂增殖,当卵裂球的数目增至 100 个左右时,细胞之间出现一些小腔隙,逐渐融合成大腔,腔内充满液体,称**胚泡**(图 15-4)。胚泡中间的腔称**胚泡腔**,胚泡的壁由单层细胞构成,称**滋养层**。在胚泡腔的一端有一大而不规则形的细胞团,称**内细胞群**。覆盖在内细胞群表面的滋养层,称**极端滋养层**。

二、植入与蜕膜

考点:植入条件、部位及过程

(一) 植入

胚泡埋入子宫内膜的过程,称**植入**(implantation),又称**着床**。植入从受精后第 5~6 天开始,至第 11~12 天完成。

1. **植入的条件**　植入时,①胚泡透明带必须及时消失;②子宫内膜必须处于分泌期;③子宫腔内的环境正常。具备以上条件,才能保证植入成功。

2. **植入的过程**　受精后的第 5 天,透明带溶解消失,极端滋养层最先与子宫内膜接触,并分泌蛋白水解酶将接触处的子宫内膜溶解,胚泡由溶解的缺口处侵入子宫内膜(图 15-5)。

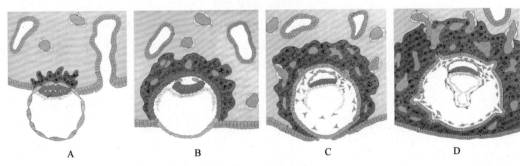

图 15-5　植入过程

在植入过程中,极端滋养层细胞迅速分裂增生并分化为两层,即外层的合体滋养层和内层的细胞滋养层。

3. 植入的部位 胚泡植入的部位,通常发生在子宫底或子宫体上部。如果植入在邻近子宫颈处,在此形成胎盘,称**前置胎盘**,可导致胎儿娩出时阻塞产道或出现胎盘早期剥离引起大出血。若植入在子宫以外的部分,称**异位妊娠**或**宫外孕**。

(二) 蜕膜

植入后的子宫内膜称**蜕膜**。通常将蜕膜分为三部分:位于胚泡深面的称**基蜕膜**;覆于胚泡子宫腔面的称**包蜕膜**;其余部分的蜕膜称**壁蜕膜**。包蜕膜与壁蜕膜之间为子宫腔(图 15-6)。

考点:蜕膜及分部

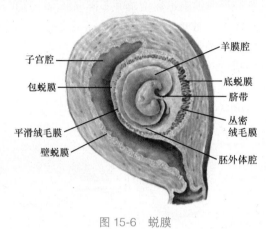

图 15-6 蜕膜

第三节 胚层的形成与分化

一、二胚层的形成

在胚泡植入的同时,约在受精后的第 7 天,内细胞群已分化为两层细胞,下方的一层立方细胞称**内胚层**;上方的一层柱状细胞称**外胚层**。内、外胚层紧密相贴,形如圆盘状,称**二胚层胚盘**(图 15-7)。

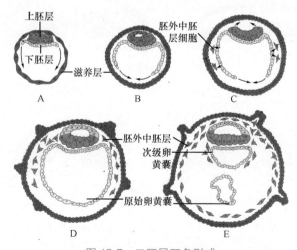

图 15-7 二胚层胚盘形成

受精后第 8 天,外胚层边缘的细胞分裂增殖,贴在细胞滋养层内面,称羊膜。羊膜和外胚层围成一个腔,称**羊膜腔**,腔内含有羊水。受精后第 9 天,内胚层下方形成一个囊,称**卵黄囊**。

受精后第 10~11 天,细胞滋养层细胞向内分裂增生,形成**胚外中胚层**。胚外中胚层内出现一些小腔隙,逐渐融合为一个大腔隙,称**胚外体腔**。受精后第 14 天左右,随着胚外体腔的扩大,二胚层胚盘及羊膜腔和卵黄囊由一束胚外中胚层组织悬吊在胚外体腔中,这束胚外中胚层组织称**体蒂**。

二、三胚层的形成

胚胎发育至第 3 周,外胚层的细胞迅速增殖并不断向胚盘一端的中轴处迁移,形成一条增厚的细胞索,称**原条**(图 15-8)。原条头端的细胞迅速增生形成一球形细胞结,称**原结**。原条细胞分裂增生内陷,在内胚层和外胚层之间向周边迁移形成一层细胞,称**中胚层**。此时胚盘由内、中和外三个胚层组成,称三胚层胚盘。

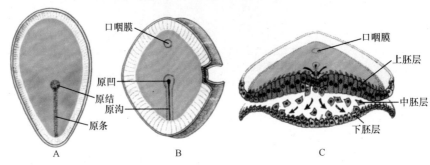

图 15-8　原条及中胚层的形成

三、三胚层的分化

在胚胎发育过程中,结构和功能相同的细胞分裂、增殖,形成结构和功能不同的细胞,称**分化**(图 15-9)。

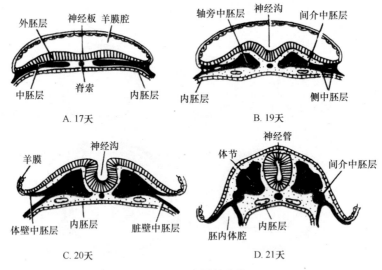

图 15-9　胚层的分化

1. **外胚层**　分化为神经系统和皮肤的表皮及其附属结构等。
2. **中胚层**　在中轴线两侧为轴旁中胚层,胚盘外侧层称侧中胚层,二者之间称间介中胚层。

轴旁中胚层分化为背侧的皮肤真皮、骨骼肌和中轴骨。间介中胚层分化成泌尿系统和生殖系统的大部分器官。侧中胚层分化成心包腔、胸膜腔和腹膜腔,还分化为消化器官、呼吸器官的壁。

3. 内胚层　当胚胎逐渐由盘状卷折成桶状时,内胚层被包入胚体,形成原始消化管,将分化为消化管、消化腺、气管、肺、膀胱及尿道等处的上皮。

📚 链　接

预产期计算

预产期为末次月经的月数加9(或减3),日数加7。如末次月经为2014年9月6日,预产期在2015年6月13日。足月妊娠大约280天(40周左右),凡妊娠38~42周分娩,均属足月妊娠。在预产期的前2周或后2周内分娩,均属正常。

第四节　胎膜与胎盘

一、胎　膜

胎膜(fetal membrane)包括绒毛膜、羊膜、卵黄囊、尿囊和脐带,对胎儿起保护和物质交换等功能(图15-10)。

考点:胎膜的组成及特点

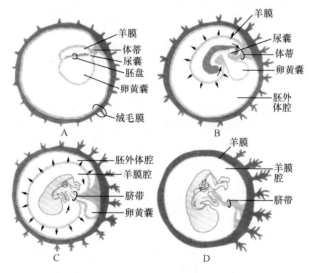

图15-10　胎膜与胚胎关系

(一)绒毛膜

由滋养层和胚外中胚层发育而成。胚胎第2周时,滋养层的细胞迅速增生形成一些细小突起,称为绒毛。此时滋养层改称为绒毛膜。由于包蜕膜侧的绒毛血供不足,且绒毛受挤而退化,形成**平滑绒毛膜**;基蜕膜侧的绒毛因血供丰富,生长繁茂,称**丛密绒毛膜**。

📚 链　接

恶性葡萄胎和绒毛膜癌

恶性葡萄胎和绒毛膜癌是发生于绒毛膜上皮细胞的一种恶性程度很高的肿瘤。若绒毛膜滋养层细胞过度增生,绒毛内结缔组织变性水肿,绒毛呈水泡状膨大,称葡萄胎;若滋养层细胞发生癌变,则称绒毛膜癌;绒毛膜癌比恶性葡萄胎的恶性程度更高。

（二）羊膜

为半透明的薄膜，由羊膜上皮及胚外中胚层所组成，构成羊膜腔的壁。羊膜腔内充满羊水，胎儿在羊水中发育。分娩时，羊水量一般为 1000～1500ml。若羊水少于 500ml，为**羊水过少**；多于 2000ml，为**羊水过多**。羊水过多或过少常伴有胎儿的某种先天畸形。羊水具有保护胎儿免受外界冲击和损害，防止与周围组织的粘连的功能。分娩时，羊水可促进宫颈扩张、冲洗产道。

（三）卵黄囊

胚胎第 3 周，卵黄囊壁上的胚外中胚层所形成的突起称**血岛**。血岛是胚胎最早的造血场所，也是造血干细胞发生的地点。

（四）尿囊

原始消化管尾段向体蒂内伸出一个盲管，称**尿囊**。尿囊上的胚外中胚层形成一对尿囊动脉和一对尿囊静脉，这两对血管逐渐演变成脐动脉和脐静脉。

（五）脐带

羊膜包绕体蒂、尿囊、卵黄囊等结构形成一条圆索状结构，称**脐带**，其内有一对脐动脉和一条脐静脉。胎儿出生时，脐带长 40～60cm，起自胎儿的脐部，止于胎盘。若脐带过短，分娩时会造成胎盘早期剥离；脐带过长，易缠绕胎儿颈部或肢体，影响胎儿发育，甚至可造成胎儿窒息等危险。

二、胎　　盘

考点：胎盘的形态结构

（一）胎盘的形态结构

胎盘（placenta）是由胎儿的丛密绒毛膜和母体子宫的基蜕膜紧密结合而构成的一个圆盘状结构（图 15-11）。胎盘中央略厚，边缘较薄。足月胎儿的胎盘直径为 15～20cm，平均厚 2.5cm，重量 500g 左右。胎盘有两个面：胎儿面和母体面。胎儿面光滑，表面覆盖羊膜，脐带附着于中央或偏中央。母体面粗糙，由不规则的胎盘隔将其分隔成 15～30 个胎盘小叶。

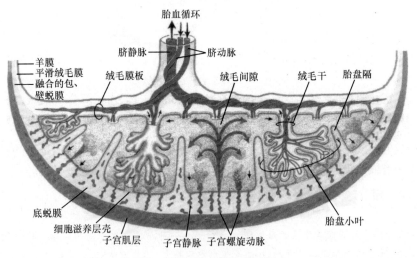

图 15-11　胎盘结构模式图

（二）胎盘的血液循环

考点：胎盘屏障

母体血和胎儿血均流经胎盘,但二者互不相混,隔有一层极薄的膜,称**胎盘膜**,也叫**胎盘屏障**,依次包括:①合体滋养层;②细胞滋养层及其基膜;③绒毛内薄层结缔组织;④绒毛内毛细血管基膜及内皮细胞。胎盘膜可以阻挡母体内大分子物质进入胎儿血液循环,对胎儿有一定的保护作用。

（三）胎盘的功能

考点：胎盘的功能

1. 物质交换·胎儿的血液流经胎盘时,从母体的血液中获得营养物质和氧;同时把代谢产物和二氧化碳排入母体血液内,再由母体排到体外。

2. 分泌激素 ①绒毛膜促性腺激素（HCG）;②绒毛膜促乳腺生长激素;③雌激素和黄体酮。

第五节 双胎、多胎和联胎

一、双 胎

一次妊娠分娩出两个胎儿,称**双胎**,又称**孪生**,发生率约1%。双胎可分单卵双胎和双卵双胎两种。

（一）单卵双胎

由一个受精卵发育成两个胚胎,称**单卵双胎**,单卵双胎的两个胎儿由于来自一个受精卵,其遗传基因完全一致,是一种天然的克隆,其组织器官可相互移植而不被排异。

由于两个体分离的时间早晚不同,因此两个胎儿与胎膜及胎盘的关系也不同(图15-12)。

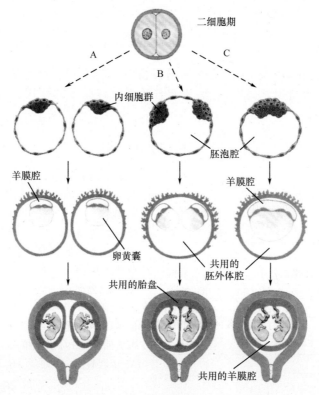

图 15-12 单卵双胎

①如果在卵裂球阶段分离,两个胎儿有各自独立的胎盘和绒毛膜囊。②如果在胚泡期的内细胞群分离,两个胎儿就会共用一个胎盘和一个绒毛囊膜,但羊膜囊是独立的。③如果在一个胚盘上形成两个原条,分别形成两个胎儿,这两个胎儿共用一个胎盘,一个绒毛膜囊和一个羊膜囊。

(二) 双卵双胎

双卵双胎是两个受精卵同时发育的结果,有各自独立的胎膜和胎盘,两个胎儿的性别相同或不同,出生后的相貌、体态等遗传特征如同一般兄弟姐妹。

二、多　　胎

一次娩出两个以上的新生儿,称**多胎**。多胎可来自一个受精卵,称单卵多胎;如果多胎来自多个受精卵,称多卵多胎;若多胎中既有单卵性的,也有多卵性的,则称为混合性多胎。

第六节　先天性畸形

胚胎发生过程中出现的组织器官形态结构异常,称**先天性畸形**。胎儿畸形是死胎、流产和早产的主要原因。

一、先天性畸形的发生原因

考点:引起先天性畸形的主要因素

1. 遗传因素　先天畸形的发生绝大多数与遗传有关,如染色体畸变、基因突变等。
2. 环境因素　某些生物因素、化学因素、物理因素等对分裂细胞均有可能造成影响,而导致先天畸形。

二、致畸敏感期

考点:致畸敏感期

受致畸因素作用最易发生畸形的发育阶段,称致畸敏感期。胚胎第3~8周,细胞分裂分化程度高,故对致畸因素高度敏感,该期若受到致畸因素的作用,往往发生较严重的畸形。

目 标 检 测

一、名词解释
1. 获能　2. 植入　3. 胎盘屏障

二、填空题
1. 胚胎的发育可分_____、_____和_____三期。
2. 胚泡植入时,子宫内膜正处于_____;正常植入部位是在子宫_____或_____部;植入约在受精后第_____天开始,第_____天完成。
3. 胎膜包括_____、_____、_____和_____。

三、A型选择题
1. 精子获能部位在(　　)
　A. 附睾　　　　　　B. 睾丸输出小管
　C. 男性尿道　　　　D. 女性生殖道
　E. 以上都不是
2. 受精多发生于(　　)
　A. 子宫体部　　　　B. 子宫底部
　C. 输卵管壶腹部　　D. 输卵管峡部
　E. 输卵管漏斗部
3. 前置胎盘是由于胚泡植入在(　　)
　A. 子宫后壁　　　　B. 子宫前壁

C. 近子宫颈处　　　D. 子宫底部

E. 子宫体部

4. 足月分娩时羊水量约为(　　　)

A. 500~1000ml　　　B. 500~1500ml

C. 1000~1500ml　　　D. 1000~2000ml

E. 1500~2000ml

5. 组成胎盘的是(　　　)

A. 基蜕膜与丛密绒毛膜

B. 包蜕膜与平滑绒毛膜

C. 壁蜕膜与丛密绒毛膜

D. 基蜕膜与平滑绒毛膜

E. 包蜕膜与丛密绒毛膜

四、问答题

1. 受精一般发生在何部位？受精应该具备什么条件？

2. 简述胎盘的功能。

(李玉彬)

实 验 指 导

实验一　显微镜使用和细胞结构观察

一、实 验 目 的

（一）掌握内容

1. 光学显微镜的主要结构。
2. 低倍镜和高倍镜的正确使用。

（二）熟悉内容

1. 显微镜下辨认细胞。
2. 显微镜使用的注意事项。

二、实 验 材 料

1. 显微镜。
2. 组织切片。

三、实 验 内 容

（一）光学显微镜的构造

普通光学显微镜（图1）由机械和光学两部分构成。

1. 机械部分

（1）镜座：是显微镜的底座，用以支撑和稳定镜体，一般呈马蹄形、方形或圆形。

（2）镜臂：是显微镜的支柱，略呈弧形，是手持握的部位。镜座与镜臂连接处称倾斜关节，此关节可使镜臂倾斜，使用显微镜时可作适当调整。

（3）载物台：是放置切片标本的平台，中央有一通过光线的圆孔，其上装有压片夹或标本推进器，用来固定玻片标本。在载物台的侧面或上面有推进器螺旋，用于在前后、左右方向移动玻片。

（4）镜筒：是镜臂前上方的空心圆筒，可分直立式和倾斜式两种，其上端装有接目镜，下端连接物镜转换器。

（5）调焦螺旋：位于镜臂的上端（镜筒直立式光镜）或下端（镜筒倾斜式光镜）的两侧，用于调节镜筒与载物台间的距离，从而调节焦距。常有两组调焦螺旋，即粗调螺旋（大螺旋）和细调螺旋（小螺旋），分别进行较

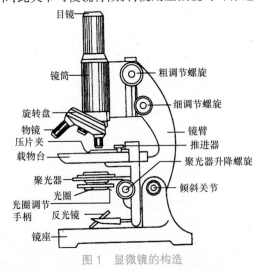

目镜

镜筒

旋转盘

物镜
压片夹
载物台

聚光器

光圈调节
手柄

镜座

粗调节螺旋

细调节螺旋

镜臂
推进器

聚光器升降螺旋

倾斜关节

光圈
反光镜

图1　显微镜的构造

大幅度的调节和较精细的调节。

（6）物镜转换器：又称旋转盘，是安装在镜筒下方的圆盘，可自由转动，盘上有3~4个圆孔，用以安装不同放大倍数的物镜。

2. 光学部分

（1）目镜：装在镜筒的上端，其上标有"5×"、"10×"等放大倍数。镜内可装指针，以指示观察物。

（2）物镜：装在旋转盘的下面，一般分为低倍镜（10×）、高倍镜（40×）和油镜（100×）。

$$显微镜放大倍数=目镜放大倍数×物镜放大倍数$$

（3）聚光器：装在载物台的下方，可聚集光线，增强视野的亮度。在聚光器后方的左侧有聚光器升降螺旋，可使聚光器升降，从而调节视野的亮度。聚光器的底部装有光圈，可开大或缩小，控制光线的进入量。

（4）反光镜：位于聚光器下方，可以任意方向转动，它有平、凹两面，其作用是将光源的光线反射进入物镜。凹面镜有聚光作用，适于光线较弱时使用，光线较强时则选用平面镜。

（二）光学显微镜的使用方法

1. 取镜和放置　取显微镜时，右手紧握镜臂，左手托住镜座。放置显微镜时，应使镜臂朝向自己，轻放在实验台偏左侧，以镜座后端离实验台边约5~10cm为宜。

2. 对光

（1）打开实验台上的工作灯，转动粗调螺旋，使镜筒略升高（或使载物台下降）。

（2）用拇指和示指旋转转换器（切忌手持物镜转动），使低倍镜对准通光孔（当转动听到碰叩声时，说明物镜已对准通光孔中心，光路接通）。

（3）打开光圈，上升聚光器，左眼在目镜上观察（注意勿闭右眼），同时调整反光镜方向，使视野内的光线均匀明亮。

3. 低倍镜的使用

（1）将玻片标本放在载物台上（有盖玻片的一面向上），用片夹固定，调整位置，使观察物移至通光孔中央。

（2）用粗调螺旋将镜筒下降（或载物台上升），直至物镜距标本约5mm时停止（注意操作时必须从侧面注视镜头与玻片的距离）。

（3）左眼观察目镜，同时转动粗调螺旋，使镜筒缓慢上升（或载物台下降），当视野中有物像时，改用细调螺旋，直到视眼中物象清晰，若第一次未看到物像，就重新上述操作。

4. 高倍镜的使用

（1）先在低倍镜下找到需要放大观察的结构，并将其移至视野中央，同时把物像调节到最清晰的程度。

（2）转动转换器，将高倍镜对准通光孔，并从侧面进行观察（防止镜头碰撞玻片），如高倍镜头碰到玻片，说明低倍镜的焦距没有调好，应重新操作。

（3）左眼观察目镜，用细调螺旋调节焦距（禁止使用粗调螺旋），直到物像清晰为止。需要更换玻片标本时，先转开物镜，升高镜筒（或下降载物台），再换标本片，然后从低倍镜到高倍镜重新调节。

5. 油镜的使用

（1）用高倍镜看清楚结构后，将要观察的部位移至视野中央。

（2）旋开高倍镜，在要观察的标本部位滴一滴香柏油，然后侧面注视，转动转换器，将油镜头浸入香柏油并对准通光孔，注意镜头勿接触标本片。

（3）左眼在目镜上观察，用细调螺旋调焦，直到看清楚物像为止。

（4）观察完毕,升高镜筒(或下降载物台),将镜头转开,用擦镜纸擦净油镜上的香柏油,再换一张擦镜纸,蘸少许二甲苯擦拭,最后用干净的擦镜纸再擦一次。残留在切片上的香柏油也要用二甲苯将其擦净。

（三）使用光学显微镜应注意的事项

1. 取送显微镜时,应轻拿轻放,切勿斜提和前后摆动。

2. 不可随便取出目镜,以免落入灰尘,影响观察效果。

3. 观察永久标本时,显微镜可略作倾斜,但倾斜角度不能超过45°,以免重心后移而倾倒;观察临时装片时,要加盖玻片,并不得倾斜载物台。

4. 任何时候,都不能一边在目镜中观察,一边下降镜筒(或上升载物台),以避免镜头与玻片相撞,损坏镜头或玻片标本。

5. 光学部件如有不洁,应用擦镜纸擦拭,切不可用纱布、手帕及其他纸张等擦拭,以免磨损镜面。

6. 应防止水、酒精、腐蚀性药品等沾污显微镜。

7. 用完显微镜后,先升高镜筒(或下降载物台),取下标本片,转动旋转盘使物镜呈八字形,并将镜筒下移至最低位置。将反光镜移至垂直位置。用绸布擦拭镜筒、镜臂等处,放回显微镜箱。

（四）细胞结构的观察

肝组织切片的观察:低倍镜下可看到许多肝小叶的断面,肝小叶内,肝细胞围绕中央静脉,呈放射状排列。换用高倍镜观察,肝细胞呈多边形,体积较大,细胞核圆形,位于细胞中央,核仁明显。有的肝细胞可见双核。

实验二　基本组织

一、实验目的

（一）熟悉内容

1. 单层柱状上皮、复层扁平上皮的形态结构特点与分布。

2. 疏松结缔组织中主要细胞的形态结构。

3. 平滑肌、骨骼肌、心肌组织纵、横切面的形态特点。

4. 多极神经元的形态结构。

（二）了解内容

1. 单层扁平上皮、假复层纤毛柱状上皮的形态特点。

2. 各类血细胞的形态。

3. 有髓神经纤维的构成与形态特点。

4. 运动终板的形态。

二、实验材料

1. 标本片　胆囊、食管、气管、平滑肌、骨骼肌、心肌、脊髓、坐骨神经、触觉小体、运动终板等切片;肠系膜铺片、骨磨片、血涂片

2. 电化教具　上皮组织、固有结缔组织、血细胞、肌组织和神经组织图片,液晶投影仪、电脑等

三、实 验 内 容

（一）观看基本组织图片

观看上皮组织、固有结缔组织、肌组织、神经组织的图片，重点指导光镜下观察的内容。

（二）观察切片

1. 单层柱状上皮（胆囊切片，HE 染色）：

肉眼观察：切片呈长条形，染成紫蓝色的部分是胆囊内面的上皮。将此层放于通光孔中央，先用低倍镜观察。

低倍镜观察：胆囊壁的内面凹凸不平。内面的上皮是单层柱状上皮，选择结构典型的上皮移至视野中央，换高倍镜观察。

高倍镜观察：上皮细胞呈柱状，排列紧密。细胞质染成粉红色，细胞核呈椭圆形，位于细胞的基底部，染成深蓝色。所有上皮细胞的细胞核，基本位于同一平面上。紧贴上皮细胞基底面的粉红色细线为基膜的切面。

2. 复层扁平上皮（食管横切片，HE 染色）：

肉眼观察：切片呈环形，靠近管腔面有一层紫蓝色区域即为食管上皮。

低倍镜观察：食管上皮是复层扁平上皮，上皮细胞排列紧密，层次较多，从深部至表面染色逐渐变浅。选一段结构清晰的部位，移至视野中央，换高倍镜观察。

高倍镜观察：表层细胞呈扁平形，细胞核为卵圆形，中间层细胞呈多边形，细胞核为圆形，细胞界限清晰；基底层细胞呈立方形或矮柱状，细胞核为椭圆形，染色较深，细胞整齐地沿基膜排列。

3. 疏松结缔组织（肠系膜铺片，HE 染色）：

肉眼观察：标本染成淡紫红色。纤维互相交织成网状。选择标本较薄的部分进行低倍镜观察。

低倍镜观察：在视野内的纤维交织成网，细胞分散在纤维之间。胶原纤维呈淡红色，粗细不等，有的弯曲呈波纹状；弹性纤维呈暗红色，较细而直并交织成网。选择细胞和纤维分布均匀、结构清晰的部位，移至视野中央，换高倍镜观察。

高倍镜观察：成纤维细胞的数量较多，胞体较大，多呈星形或梭形，细胞质染成较浅的淡红色，所以细胞的轮廓不甚清楚（想一想，这是为什么？）；胞核呈椭圆形，染成紫蓝色。巨噬细胞的外形不规则，细胞质中含有吞噬的台盼蓝颗粒（颗粒呈蓝色），细胞核较成纤维细胞的略小，呈圆形，染成深紫蓝色。肥大细胞常成群分布于小血管周围，胞体多为椭圆形，核圆形或卵圆形，胞质中充满粗大的异染性颗粒。

4. 平滑肌（小肠切片，HE 染色）：

肉眼观察：切片的一边为指状突起，另一边染色较红的部分即平滑肌层。

低倍镜观察：平滑肌层较厚，肌纤维排列成内、外两层。外层为许多大、小不等的圆形结构，是平滑肌纤维的横断面；内层为许多长梭形结构，是平滑肌纤维的纵切面，两层之间有少量疏松结缔组织。选择平滑肌纤维纵、横切面最典型的部位，进一步在高倍镜下观察。

高倍镜观察：平滑肌纤维的横切面呈圆形，大小不等，其中断面较大的，在中央部有圆形的细胞核，细胞核的周围部有红色的肌浆；而断面较小的只含有肌浆，而看不到细胞核（想一想为什么？）。平滑肌纤维的纵切面呈长梭形，染成红色。细胞核呈椭圆形，位居肌纤维的中央，染成紫蓝色。

5. 多极神经元(脊髓横切片、HE 染色):

肉眼观察:脊髓横切面上,中央呈蝴蝶形、深染的部分为灰质,前端较宽的为前角,后端较细的为后角,前角内有多极神经元。

低倍镜观察:灰质前角内可见紫红色、多突起的细胞,即多极神经元。而小而圆的是神经胶质细胞的胞核。选一个突起较多,又有细胞核的神经元,移至视野中央,换高倍镜观察。

高倍镜观察:多极神经元的胞体不规则,可呈星形、锥体形,可见自胞体发出的突起的根部,细胞核位于中央,大而圆,染色淡。胞质内含许多不规则的染成深蓝色的小块,即尼氏体。

(三) 示教

1. 单层扁平上皮(肠系膜铺片、镀银法)
2. 假复层纤毛柱状上皮(气管切片,HE 染色)
3. 血涂片
4. 骨骼肌(舌切片,HE 染色)
5. 心肌(心切片,HE 染色):指出闰盘
6. 有髓神经纤维(坐骨神经切片,HE 染色):指出神经纤维的轴索、髓鞘、郎飞结
7. 运动终板(骨骼肌纵切片,氯化金染色)

实验三　皮　　肤

一、实　验　目　的

(一) 掌握内容

掌皮、头皮、体皮的组织结构特点。

(二) 了解内容

汗腺、皮脂腺和毛发的微细结构。

二、实　验　材　料

1. 人的掌皮标本片(HE 染色)。
2. 人的头皮标本片(HE 染色)。
3. 人的体皮标本片(HE 染色)。

三、实　验　内　容

(一) 掌皮

1. 肉眼观察　标本的一侧表面染成红色及其深面染成蓝色为表皮,另一侧染色浅,呈网状是皮下组织,两者之间为粉红色的真皮。

2. 低倍镜观察　分辨表皮,真皮和皮下组织。

(1) 表皮:为角化的复层扁平上皮。表面染成红色,很厚的是角质层,上皮与真皮交界处凹凸不平。

(2) 真皮:表皮下方,可分为两层。

乳头层:紧靠表皮,较薄,由疏松结缔组织构成。此层组织向表皮基底面突出形成许多乳头状隆起,称为真皮乳头。

网状层:在乳头层下方,较厚,由致密结缔组织构成。此层与乳头层无明显界限。

(3) 皮下组织(浅筋膜):位于网状层的深面,由疏松结缔组织和脂肪组织构成。此层与网状层无明显界限。有时可见体积大、由扁平细胞呈同心圆排列的环层小体。

3. 高倍镜观察 重点观察表皮的分层及汗腺的结构。

(1) 表皮:由基层向表面观察。

基底层:为一层矮状柱的基层细胞,胞质嗜碱性较强。

棘层:为数层多行细胞,界限清楚,相邻细胞棘状突起相接形成细胞间桥,此细胞称为棘细胞。

颗粒层:为2~3层梭形细胞,胞质内含许多大小不一的蓝紫色颗粒,称为透明角质颗粒。

透明层:为2~3层扁平细胞,胞核以退化消失,细胞呈均质透明状,胞质染成红色,细胞界限不清。

角质层:由许多层角质细胞组成,无细胞核,细胞呈嗜酸性均质状,界限不清。该层有螺旋状的汗腺导管穿行,故呈一连串的腔隙。

(2) 真皮

真皮乳头:内含许多毛细血管或触觉小体,后者为椭圆形,外包结缔组织被囊,由内数层横列的扁平触觉细胞构成。

汗腺:为单管腺,由分泌部和导管组成。分泌部位于真皮的深层或皮下组织中,由于分泌部盘曲成团,故呈群存在。分泌部管径较粗,由单层矮柱状上皮围成,腺细胞染色较浅。腺细胞与基膜之间有肌上皮细胞,胞质染色较深,胞核小而着色较深。导管的管径较细,由两层立方上皮细胞构成,细胞小,胞质嗜碱性,染色深。

(二) 头皮

1. 肉眼观察 标本一侧呈薄层蓝紫色的为表皮,表皮下方较厚染成红色的为真皮,其中有斜行蓝紫色的毛囊。真皮深面染色浅的是皮下组织。

2. 低倍镜观察 分辨表皮、真皮和皮下组织。

(1) 表皮:较薄,由角化的复层扁平上皮组成。角质层和颗粒层很薄,透明层不明显。

(2) 真皮:较厚,由结缔组织组成。其中有皮脂腺、汗腺、毛囊及竖毛肌。

(3) 皮下组织:为大量脂肪组织,可有毛囊和汗腺。

3. 高倍镜观察 重点观察毛囊、皮脂腺和竖毛肌。

(1) 毛囊:选择一毛囊的纵切面观察。毛囊包裹着毛根,分为四层,内层由无数层上皮细胞构成,成为上皮根鞘,外层由致密结缔组织构成,称为结缔组织鞘,与真皮组织无明显分界。毛根由数层含黑色素的角化上皮细胞构成。

(2) 皮脂腺:位于毛囊与竖毛肌之间,为泡状腺。分泌部为实心的细胞团,外层细胞较小,染色较深,中心细胞体积大,多边形,胞质充满小脂粒,染色浅,胞核固缩或消失。导管短,由复层扁平上皮构成,与毛囊上皮相连。

(3) 竖毛肌:位于毛发与皮肤所成的钝角侧,为一斜行的平滑肌束,它一端附于毛囊,另一端止于真皮乳头层。

(三) 体皮

1. 肉眼观察 标本为长方形,根据颜色大致分辨表皮、真皮和皮下组织。

2. 低倍镜观察 体皮与头发的组织结构相似,主要不同是毛发少且细小,皮脂腺和竖毛肌小;表皮基底层细胞含黑色素颗粒较多。

实 验 四　骨

一、实 验 目 的

(一) 掌握内容

1. 躯干骨的组成、形态结构。
2. 四肢骨的组成、形态结构。
3. 颅骨的名称和位置。
4. 全身的骨性标志。

(二) 熟悉内容

骨的形态、结构、分类。

(三) 了解内容

1. 骨的化学成分和物理特性。
2. 新生儿颅骨的形态特点。

二、实 验 材 料

1. 人体骨架标本。
2. 股骨,根骨和顶骨剖面标本。
3. 儿童股骨的纵切标本。
4. 脱钙骨和煅烧骨标本。
5. 四肢骨骼标本。
6. 颅骨标本。
7. 躯干骨标本。
8. 新生儿颅标本。

三、实 验 内 容

(一) 骨

1. 骨的分类　在人体骨架标本上,辨认长骨、短骨、扁骨和不规则骨,观察他们的形态特点及分布。

2. 骨的外形与结构　取股骨激起纵切标本,观察区分长骨的骨干和两端,辨认髓腔和两端的关节面。

在股骨,根骨和顶骨的剖面标本上,观察骨密质和骨松质的外形及分布形式。结合人体骨架标本,在股骨和根骨内辨认与重力传导有关的骨小梁。

在儿童股骨的纵切解剖标本上观察:①骨膜的性状和被覆情况;②骨髓的类型和分布;③骺软骨的位置。

3. 骨的化学成分对物理特性的影响　取经稀盐酸脱钙后的骨标本和经煅烧除去有机物的骨标本,在观察它们外形和比较它们的物理性质以后,总结骨的化学成分对其物理特性的影响。

(二) 躯干骨

1. 椎骨　在人体骨架标本上,观察各椎骨的位置。

（1）在胸椎标本上,辨认椎体,椎弓、椎孔、横突、棘突、上下关节突、肋凹。

（2）观察椎管和椎间孔的组成和位置形态。

（3）选取寰椎,枢椎,隆椎、一般颈椎和腰椎,分别查看它们的形态特点。

（4）在骶骨上观察骶骨的岬、4对骶前后孔、耳状面,骶管。在骶骨正中矢状切开的标本上观察骶管与骶前、后孔的交通关系。确认骶管裂孔、骶角。在活体上触摸骶角。

2. 胸骨 在胸骨标本上,辨认胸骨柄,胸骨体和剑突,在活体上触摸胸骨角和颈静脉切迹。

3. 肋骨 在肋骨标本上,区分前端、后端、内面和外面,辨认肋沟。

（三）上肢骨

1. 锁骨 在活体上观察和触摸锁骨。

2. 肩胛骨 区分肩胛骨的两面、三缘和三角。辨认位于肩胛骨后面的肩胛冈、肩峰和冈上、下窝。确认外侧角和关节盂。在人体骨架标本上查看肩胛下角与肋骨的对应关系。在活体上触摸肩峰、肩胛冈和肩胛下角。

3. 肱骨 确认肱骨头、三角肌粗隆、肱骨小头、肱骨滑车、肱骨内、外上髁,鹰嘴窝和冠突窝。寻认肱骨头外侧的小结节和前方的校结节及其结节间沟。辨认外科颈、桡神经沟和尺神经沟。

4. 尺骨 确认鹰嘴、冠突、滑车切迹、桡切迹、骨间缘、尺骨头和尺骨茎突。

5. 桡骨 辨认桡骨头、桡骨颈、桡骨粗隆、骨间缘、尺切迹及桡骨茎突。

6. 腕骨、掌骨和指骨 在手骨的串连标本或人体骨架标本上,观察8块腕骨的排列顺序,注意掌骨及指骨的邻接关系。

（四）下肢骨

1. 髋骨 根据髋臼和闭孔的位置,先判定左或右髋骨的方位,明确髂骨、坐骨和耻骨在髋骨中的位置,然后观察辨认髂嵴、髂前、后上嵴、髂结节、耳状面、弓状线、闭孔、髋臼、坐骨结节、坐骨棘、坐骨大小结节、耻骨结节等结构。

2. 股骨 辨认股骨头、股骨颈、大小转子、臀肌粗隆、粗线、内外侧髁,注意股骨下端的内外侧髁与内外上髁的位置关系。

3. 髌骨 对照人体骨架标本,在活体上触摸。

4. 胫骨 观察辨认胫骨内、外侧髁,注意与股骨同名髁的关系。寻认内踝及胫骨粗隆。

5. 腓骨 辨认上端膨大的腓骨头和下端略扁的外踝。

6. 跗骨、跖骨和趾骨 取足骨的串连标本或人体骨架标本,观察7块跗骨的排列关系,注意5块跖骨的名称及邻接关系以及趾骨的分布。

对照人体骨架标本,在活体上触摸髂嵴、髂前、后上棘、髂结节、耻骨结节、股骨大转子、股骨和胫骨内、外侧髁,胫骨粗隆,髌骨,胫骨前缘以及内外侧髁。

（五）颅的组成

取颅的水平切、正中矢状切和下颌骨、舌骨、颞骨等标本,对照图谱、挂图,观察颅的分部和各颅骨等标本,对照图谱、挂图,观察颅的分部和各颅骨在整颅中的位置以及下颌骨、颞骨和舌骨的形态。

（六）颅的整体观

1. 颅的顶面 观察冠状缝,矢状缝和人字缝的位置和形态。辨认额结节和顶结节。

2. 颅底内面 由前向后,依次区分颅前窝、颅中窝和颅后窝,观察辨认各窝内的孔、裂、管等结构,同时注意它们在颅外的部位。

3. 颅底外面　由前向后依次辨认各有关结构。在前区内辨认骨腭、牙槽弓和牙槽。在后区辨认枕骨大孔，枕髁、颈静脉孔、颈动脉管外口、茎突、乳突、茎乳孔、下颌骨和关节结节等。

4. 颅的侧面　由乳突向前，依次寻认外耳门、颧弓、颞窝及翼点，观察翼点的形态及组成。

5. 颅的前面

（1）眶：寻认视神经管、眶上裂、眶下裂、眶上孔、眶下孔，观察它们各与何处相通。

（2）骨性鼻腔：观察梨状孔、鼻后孔和骨性鼻中隔的位置。辨认骨性外侧壁的上、中、下鼻甲和鼻道，在上鼻甲的后上方寻认蝶筛隐窝。

（3）鼻旁窦：在颅的正中矢状切合显示各鼻旁窦的标本上，观察各鼻旁窦的形态和位置。

（七）新生儿颅

取新生儿颅标本，比较与成人的区别，并寻认前卤、后卤。

对照标本，在活体上摸认枕外隆凸、乳突、颧弓、眶上切迹、下颌角、舌骨体等结构。

实验五　骨　连　接

一、实验目的

（一）掌握内容

1. 脊柱和胸廓的组成及形态特点。

2. 骨盆的组成和分部、性别差异。

（二）了解内容

肩关节、肘关节、桡腕关节、髋关节、膝关节、踝关节的形态结构特点及功能。

二、实验材料

1. 人体骨架标本。

2. 已打开关节囊的肩关节、肘关节、桡腕关节、髋关节、膝关节、踝关节标本。

3. 脊柱标本、椎骨连结标本。

4. 男、女性骨盆标本。

三、实验内容

（一）脊柱

1. 椎骨的连结　取脊柱腰段切除 1~2 个椎弓的标本，脊柱腰段切除 1~2 个椎体的标本和脊柱正中矢状位标本，观察椎间盘、前纵韧带、后纵韧带、棘上韧带、棘间韧带和黄韧带。并观察关节突关节的位置及组成。

2. 脊柱整体观　在人体骨架标本或脊柱标本上进行观察。从前方观察椎体大小的变化，并讨论其大小变化的原因。从后方观察棘突排列的方向以及棘突之间距离大小的差异，从侧面观察四个生理弯曲的部位及方向，以及椎间孔的位置。

（二）胸廓

在人体骨架标本上，观察胸廓的组成、胸廓各骨的位置及肋前、后端的连结关系和胸廓的形态。在活体上触摸颈静脉切迹、胸骨角、肋骨、肋间隙、剑突、肋弓等结构。

（三）颞下颌关节

取关节囊外侧壁已切除的颞下颌关节标本,观察颞下颌关节的组成、关节囊的结构特点及关节盘的形态。在活体上,验证颞下颌关节的运动。

（四）上肢骨的连结

1. 肩关节　取关节囊前壁或后壁已纵切开的肩关节标本,观察肩关节的组成、两关节面的形态和大小差别,寻找辨认肱二头肌长头腱以及关节囊的薄弱部位。

2. 肘关节　取肘关节囊前后壁切开的标本,观察肘关节的组成,验证肘关节在做屈伸运动时,肱骨内、外上髁和鹰嘴三点位置的变化关系。

3. 桡腕关节　取额状切面切开的桡腕关节标本,观察它的组成,并结合活体,验证它的运动。

（五）下肢骨的连结

1. 骨盆的连结　取骨盆标本观察骶髂关节的组成,辨认骶结节韧带和骶棘韧带,查看坐骨大、小孔的围成和耻骨联合的位置。观察骨盆的组成,辨认大、小骨盆的分界,小骨盆上下口的组成,耻骨弓的构成,比较男、女性骨盆的差异。

2. 髋关节　取环形切开关节囊的髋关节标本,观察髋关节的组成、两骨关节面的形态和大小的差异、关节囊的厚薄,识别髂股韧带、股骨头韧带。结合标本,验证髋关节的运动。

3. 膝关节　取关节囊前壁向下翻开后壁横行切开的膝关节标本,观察膝关节的组成,髌韧带的位置和其他关节囊韧带的分布,前后交叉韧带的位置,内外侧半月板的位置和形态。结合标本,验证膝关节的运动。

4. 踝关节　在足关节标本上观察观察踝关节的组成。结合标本,验证踝关节的运动。

5. 足弓　在足关节标本上观察足弓的形态和维持足弓的韧带。

实验六　肌　　肉

一、实 验 目 的

（一）掌握

1. 斜方肌、背阔肌、胸锁乳突肌、胸大肌、膈、腹前外侧壁各肌的位置和功能形态特点。

2. 三角肌、肱二头肌、肱三头肌的位置、形态和功能。

3. 缝匠肌、股四头肌小腿三头肌的位置、形态和功能。

（二）熟悉内容

1. 肌的分类、结构和辅助结构。

2. 前臂肌的形态特点。

3. 腋窝、肘窝的位置和境界。

4. 髂腰肌,臀大、中、小肌以及梨状肌的位置。

5. 小腿各群肌的位置。

（三）了解内容

1. 腹直肌鞘和白线的位置与形态,腹股沟管的位置、形态和内容。

2. 股三角的位置、境界和内容,腘窝的位置和境界。

二、实 验 材 料

1. 上、下肢肌和面肌标本。

2. 股部的横切面标本。

3. 手的腱滑膜鞘标本或模型。

4. 躯干肌标本。

5. 膈的标本。

6. 腹壁横切标本。

7. 咀嚼肌标本。

三、实验内容与方法

(一) 肌的分类和结构

在下肢肌、躯干肌和面肌标本上,观察长肌、短肌、扁肌和轮匝肌的形态,辨认肌腹、肌束、肌腱和腱膜。

肌的辅助结构

(1) 筋膜:取股部横切面标本,观察浅筋膜和深筋膜在结构和分布部位上的差别。

(2) 滑膜囊:取下肢肌标本,在臀大肌与股骨大转子之间,或臀大肌与坐骨结节之间查看壁薄而光滑的滑膜囊。

(3) 腱鞘:由教师示范。

(二) 躯干肌

取躯干肌标本观察

1. 背肌　位于躯干背面,分浅、深两群。浅群上部为斜方肌,下部为背阔肌;深群主要是竖脊肌。

(1) 斜方肌和背阔肌:分别检查它们的位置。

(2) 竖脊肌:①观察它与棘突的位置关系和上下起止部位。②在活体上观察它所形成的纵行隆起(在腰部尤其明显)。

2. 胸肌

(1) 胸大肌:位于胸前壁浅层。在活体上辨认它的轮廓和触摸它的下缘。

(2) 胸小肌:在胸大肌深面。

(3) 前锯肌:位于胸外侧壁。

(4) 肋间肌:检查它的位置,并区别肋间内、外肌。

3. 膈　结合膈的标本观察。膈主要附于胸廓下口的周缘。呈穹隆状凸向胸腔,它构成了胸腔的底和腹腔的顶。观察主动脉裂孔、食管裂孔和腔静脉孔的位置和通过的结构。

4. 腹肌　可同时结合腹壁横切面标本观察。

(1) 腹外斜肌:构成腹前外侧壁肌的浅层,其后部为肌性,前部为腱膜。观察:①肌束的方向;②腱膜与腹直肌鞘的关系;③腱膜与腹股沟韧带的关系以及腹股沟韧带两端的附着部位。

(2) 腹内斜肌:位于腹外斜肌的深面。观察:①肌束的方向;②腱膜与腹直肌鞘的关系。

(3) 腹横肌:位于腹内斜肌的深面。观察:①肌束的方向;②腱膜与腹直肌鞘的关系;③腹股沟镰的位置和形成;④提睾肌的形成。

观察腹股沟管的形态结构和内容物,并在体表画出腹股沟管的投影部位。

(4) 腹直肌:位于腹前壁正中线的两侧,外包腹直肌鞘。翻开腹直肌鞘的前层,观察:①腹直肌腱划的形态、位置和数目,并查看腹直肌的后面有无腱划存在。②腱划与腹直肌鞘前层的关系。③腹直肌鞘后层的形态,弓状线的位置。④在弓状线以下,腹直肌的后面与腹横筋膜的关系。取腹壁横切面标本,观察腹壁3层扁肌与腹直肌鞘的关系。在活体上辨认腹直肌的轮廓(皮下脂肪少的男性在腹直肌收缩时尤其明显)。

(三) 头颈肌

1. 面肌　取面肌解剖标本观察。

(1) 枕额肌:位于颅顶。辨认枕额肌的枕腹,额腹和帽状腱膜。在颅顶层次解剖标本上查看枕额肌与皮肤、骨膜的连结关系。

(2) 眼轮匝肌和口轮匝肌:分别观察它们的位置和形态。在观察口轮匝肌时,同时查看它周围呈放射状分布的面肌。

2. 咀嚼肌　取咀嚼肌标本观察。咀嚼肌位于颞下颌关节的周围。①观察咬肌和颞肌的位置。②在上、下颌咬紧时,各自在自己身上触摸咬肌和颞肌的轮廓。

3. 颈肌

(1) 胸锁乳突肌:位于外侧部浅层。检查它的起止点。

(2) 舌骨上肌群和舌骨下肌群:位于颈前部正中线的两侧。①辨认分隔两肌群的舌骨。②查看舌骨上肌群参与形成的结构,检查舌骨下肌群所覆盖的器官。

(四) 上肢肌

取上肢标本观察

1. 肩肌　位于肩关节周围。

(1) 三角肌:①观察它的位置及其与肩关节的位置关系。②检查它的起止点。③在肩关节外展时,在体表确认它的轮廓。

(2) 肩胛下肌、冈上肌和冈下肌:分别观察各肌的位置。

2. 臂肌　位于肱骨周围。

(1) 三角肌:①观察它的位置并检查起止点。②在前臂旋后并屈肘是,在活体上观察它的轮廓,并在肘关节前方摸认其圆索状的肌腱。

(2) 肱三头肌:检查它的位置和起止点。

3. 前臂肌　位于桡、尺骨的周围,分前、后两群,其中大多数都是长肌。①观察长肌的肌腹和肌腱在前臂的位置,体会长肌的这种结构形式对前臂外观的影响。②在教师的指导下,辨认前臂各肌。③检查前臂肌的起止概况。④对照标本,在握拳屈腕时,于体表辨认掌长肌腱、桡侧腕屈肌腱和尺侧腕屈肌腱的轮廓。⑤用力屈肘时,在前臂上部的桡侧观察肱桡肌肌腹形成的隆起。⑥伸腕、伸指并外展拇指时,在掌背观察各指伸肌和拇长展肌等肌腱的轮廓。

4. 手肌　观察:①手肌外侧群和内侧群的位置,以及鱼际的形成。②手肌中间群,辨认位于指深屈肌腱桡侧的蚓状肌和掌骨之间的骨间肌。

(五) 下肢肌

取下肢肌标本观察。

1. 髋肌　位于髋关节周围。

(1) 髂腰肌:位于脊柱腰段的外侧和髋关节的前方。检查它的起止点。

(2) 臀大肌:位于臀部浅层,略呈长方形。①观察它与臀部外形的关系。②检查它的起止点。③寻认该肌上、下缘体表投影的骨性标志(上缘通常在髂后上棘至大转子连线的稍上方,下缘约与尾骨尖至股骨上、中1/3交点的连线平齐)。

(3) 臀中肌与臀小肌:观察它的位置,以及与臀大肌的位置关系。

(4) 梨状肌:观察它的位置,以及与臀大、中肌的位置关系。

2. 股肌 位于股骨周围。

(1) 前群:①观察缝匠肌的起止点。②观察股四头肌的起止点和髌韧带的位置,并在自己身上摸认髌韧带的轮廓。

(2) 内侧群:观察长收肌和耻骨肌的位置。

在股前面的上部辨认围成股三角的结构,观察后群各肌与髋关节、膝关节的位置关系。

3. 小腿肌 配布在胫、腓骨的前方、外侧和后方、它们的肌腹大都位于小腿的上、中部,肌腱绝大多数都抵止于足骨。

(1) 前群:辨认胫骨前肌、趾长伸肌和蹈长伸肌。

(2) 外侧群:分前、深两层。浅层由小腿三头肌构成。①辨认构成小腿三头肌的腓肠肌和比目鱼肌。②观察腓肠肌内外侧头的位置。③查看跟腱的形成和位置。④对照标本,在活体上观察和触摸小腿三头肌的肌腹和肌腱与内踝的位置关系。

(3) 在膝关节的后方检查腘窝的形成。

实验七　消　化　管

一、实验目的

(一) 掌握内容

1. 消化系统的组成。

2. 咽、食管、胃、小肠、大肠和直肠的位置、形态结构。

(二) 熟悉内容

口腔内各器官的位置、形态结构。

(三) 了解内容

胸部的标志线与腹部的分区。

二、实验材料

1. 头部正中矢状切面、咽后壁切开标本。

2. 游离的舌、胃、小肠(包括切开的空、回肠)、大肠、直肠(包括肛管)标本或模型。

3. 盆腔矢状切面标本或模型。

4. 打开的胸、腹、盆腔的躯干标本。

5. 半身人模型。

三、实验内容

1. 在活体或人体模型上划出胸部体表标志线及腹部分区。

2. 取头部正中矢状切面标本并结合用小圆镜子对照活体观察口腔的境界、咽峡的组成、舌的颜色和形态结构、牙的数目和名称、形态、构造及牙龈。

3. 取头颈部矢状切、咽后壁切开标本或模型,观察咽的位置、形态、分部与各部结构、咽与鼻腔、咽鼓管、口腔、喉腔、食管的连通关系。

4. 取头颈部矢状切标本、胸腹前壁剖开的标本或模型,观察食管与咽的延续、食管在颈、胸、腹部的走行和三个狭窄部位。

5. 取打开腹腔的标本与模型和离体胃的标本与模型,观察胃的位置、形态结构与分部。

6. 取胸、腹腔已打开的躯干标本、胰十二指肠标本和空、回肠标本,观察小肠各部的位置、毗邻和形态结构。

7. 取胸、腹腔已切开的躯干标本,观察大肠的分部、各部的位置和形态结构。在活体上确认阑尾根部的体表投影。

实验八　消化腺和腹膜

一、实验目的

(一) 掌握内容
1. 肝、胆囊的位置、形态、体表投影。
2. 肝外胆道的组成。

(二) 熟悉内容
观察胰的位置和形态。

(三) 了解内容
1. 腹膜的配布和腹膜腔的形成。
2. 大网膜位置和形态,小网膜的组成及通过的结构。
3. 腹膜形成的韧带、系膜和陷凹的位置和名称。

二、实验材料

1. 人体半身模型。
2. 腹膜后间隙器官标本。
3. 肝的离体标本。
4. 肝、胆、胰及十二指肠标本。
5. 新鲜猪肝。
6. 腹膜标本或模型。
7. 腹腔解剖标本。
8. 男、女骨盆正中矢状切面标本。

三、实验内容

(一) 消化腺
1. 肝和胆囊　在腹腔解剖标本或人体半身模型上观察上观察肝的位置。在肝的离体标本上,观察肝的形态和分叶,冠状韧带,镰状韧带在肝膈面的附着部位。观察肝脏面左、右纵沟的形态。在肝、胆、胰及十二指肠标本上,观察肝外胆道的组成以及胆总管穿经十二指肠壁的部位。在活体的躯干上描出肝的胆囊底的体表投影。

2. 胰　在腹膜后间隙器官标本上,观察胰的位置、形态与分部。在肝、胆、胰及十二指肠标本上,观察胰的形态与分部,以及胰头与十二指肠的关系;检查胰管的位置及其与胆总管的关系。

（二）腹膜

用腹膜标本或模型,翻开腹膜壁,观察脏腹膜和壁腹膜的关系和腹膜腔的形成。观察冠状韧带和镰状韧带的附着、肝圆韧带的位置。观察大网膜的形态、位置和附着部位。观察小网膜的位置和组成,辨认肝十二指肠韧带内的胆总管、肝固有动脉、肝门静脉,识别网膜孔及网膜囊的位置。辨认肠系膜的位置和肠系膜根部的附着,观察横结肠系膜、乙状结肠系膜、阑尾系膜的形态和位置。

在男、女性盆腔正中矢状切面标本上,辨认直肠膀胱凹陷、直肠子宫陷凹和膀胱子宫陷凹的形态和位置。

实验九　消化系统微细结构

一、实验目的

（一）掌握内容

1. 肝小叶和肝门管区的微细结构。
2. 胰的外分泌部和内分泌部的微细结构。

（二）了解内容

1. 了解消化管的基本结构。
2. 辨认并区别消化管各段黏膜的结构特点。

二、实验材料

1. 胃底切片。
2. 空肠或回肠横切片。
3. 肝切片。
4. 结肠切片。
5. 胰切片。
6. 显微镜。

三、实验内容

（一）胃底切片（HE 染色）

1. 肉眼观察　表面不光滑,染成紫蓝色的部分为黏膜,黏膜的深面,依次是黏膜下层、肌层和外膜。

2. 低倍镜观察　分辨胃壁的 4 层结构,重点观察黏膜。

（1）黏膜:较厚,表面的凹陷是胃小凹。上皮为单层柱状上皮,细胞界限清晰,染色较淡,细胞核呈椭圆形,靠近细胞的基底部固有层内含有大量的胃底腺,胃底腺的细胞主要有染成红色和蓝色的两种。黏膜肌层较薄。

（2）黏膜下层:染成较淡,为疏松结缔组织,内有血管和神经。

（3）肌层:较厚,染成红色,由平滑肌构成,有三层不易分辨。

（4）外膜:为浆膜,由疏松结缔组织和间皮构成。

选一外形完整的纵切胃底腺,移至视野中央,换高倍镜观察。

3. 高倍镜观察　胃底腺主要由主细胞和壁细胞构成。

（1）主细胞：数量较多，多见于腺的体和底部。细胞呈锥体形，细胞核圆形，位于细胞的基底部，细胞质呈淡蓝色。

（2）壁细胞：多分布腺的颈和体部。细胞较大，呈圆形或锥体形，细胞核圆形，位于细胞的中央，细胞质呈红色。

（二）空肠或回肠横切片（HE 染色）

1. 肉眼观察　近管腔面染成淡紫红色的部分是黏膜，由内向外分别是黏膜下层、肌层和外膜。

2. 低倍镜观察

（1）黏膜：游离面有许多绒毛，呈指状突入长腔。在切片中绒毛课呈纵、横或斜切面。绒毛的表面为单层柱状上皮，上皮细胞之间分布有许多杯形细胞。上皮的深面为固有层，主要有结缔组织结构成，内含毛细血管和平滑肌纤维。在绒毛的中央，可见一条由内皮构成的中央乳糜管。

上皮深面的固有层内可见切成不同断面的肠腺。肠腺属管状腺，开口与相邻绒毛的根部之间。肠腺上皮为单层柱状上皮，并与绒毛的上皮相延续，回肠的固有层内有时可见集合淋巴小结。

（2）黏膜下层：为疏松结缔组织，含有小血管和神经。

（3）肌层：为平滑肌，分为内环行和外纵行两层，排列整齐，分层清楚。

（4）外膜：为浆膜。

3. 高倍镜观察　进一步观察小肠腺、绒毛，并将绒毛有关的结构并绘图，并注明上皮、固有层、杯形细胞、中央乳糜管、毛细血管和平滑肌。

（三）肝切片（HE 染色）

1. 低倍镜观察　肝组织被结缔组织分隔成许多不规则的肝小叶。观察肝小叶中央的中央静脉，以及呈放射状排列的肝索，肝索之间的肝血窦。数个相邻的肝小叶之间，结缔组织发达，其内可见 3 种不同的管腔，该区称肝门管区。

2. 高倍镜观察　选择典型的肝小叶和肝门管区观察。

（1）肝小叶：①中央静脉是肝小叶中央的不规则腔隙，管壁不完整，与肝血窦相通，腔内有时可见血细胞。②肝板呈条索状，由肝细胞排列而成。肝细胞体积较大，呈多边形，细胞核圆形，位于细胞的中央，核仁明显。③肝血窦为肝板之间的网状间隙。窦壁的内皮细胞核扁而小，染色深。

（2）肝门管区：有 3 种小管。①小叶间胆管由单皮立方上层构成，细胞核圆，较大，染成紫蓝色。②小叶间动脉管腔圆而小，管壁厚，有少量环形平滑肌，染成红色。③小叶间静脉管腔较大，形态不规则，管壁薄，染成红色。

在低倍镜下绘肝小叶和肝门管区图，注明中央静脉、肝板、肝血窦、小叶间胆管、小叶间动脉和小叶间静脉。

（四）胰（HE 染色）

1. 低倍镜观察　胰的外分泌部主要由腺泡构成。腺泡被结缔组织分隔成小叶，在结缔组织内，可见大小不等的导管和血管。①腺泡为浆液性腺泡，上皮细胞的细胞质着红色，细胞核呈圆形。②胰岛为腺泡之间染色较淡的细胞团。

2. 高倍镜观察　①腺泡，腺细胞呈锥体形。细胞核圆形，位于细胞的基底部。细胞顶部染色较淡，基底部染色较深，腺泡腔内有扁平的泡心细胞。②导管，由单层上皮构成，多位于小叶之间的结缔组织内。

实验十　呼吸系统

一、实验目的

（一）掌握内容

1. 鼻腔的分部及各部形态结构，鼻旁窦的位置及开口部位。
2. 喉的位置，喉腔的形态结构。
3. 气管的位置及结构特点，左右支气管形态差异。
4. 肺的形态，位置和分叶。

（二）熟悉内容

1. 胸膜的位置和分位。
2. 纵隔的分区和组成。

（三）了解内容

喉的软骨、连结和喉肌的位置和作用。

二、实验材料

1. 喉软骨模型。
2. 头颈正中矢状切面标本。
3. 气管、主支气管和肺标本模型。
4. 胸膜模型
5. 纵隔模型

三、实验内容

1. 观察呼吸道的组成及主要器官的位置、形态和大体结构。
2. 观察肺的位置、形态、结构。

实验十一　呼吸系统微细结构

一、实验目的

（一）掌握内容

1. 细支气管与肺泡的结构。
2. 呼吸膜的结构特点与组成。

（二）熟悉内容

1. 支气管壁的结构。
2. 肺导气部和呼吸部的组成。
3. 肺间质的结构。

（三）了解内容

鼻黏膜的结构。

二、实 验 材 料

1. 气管横切片。
2. 肺切片。

三、实 验 内 容

(一) 气管横切片(HE 染色)

1. 肉眼观察　气管呈环形,管壁内呈浅蓝色的结构是透明软骨(即气管软骨),软骨环缺口连结部为气管膜壁。

2. 低倍镜观察　由管腔面从内向外依次观察,分辨管壁的 3 层结构。靠近管腔呈淡紫红色的区域为黏膜层,黏膜层与浅蓝色透明软骨之间染成粉红色的区域为黏膜下层,透明软骨及其外周的结缔组织为外膜。

3. 高倍镜观察

(1) 黏膜:上皮为假复层纤毛柱状上皮,染成淡紫红色,柱状细胞间夹有环形细胞,柱状细胞游离面的纤毛清晰可见。靠近上皮外周染成粉红色的区域为固有层,其内可见腺体导管、小血管及散在的淋巴组织等。

(2) 黏膜下层:由疏松结缔组织构成,与固有层无明显界限,其中含有气管腺及其导管等,以作为识别黏膜下层的标志。

(3) 外膜:由透明软骨和结缔组织构成,软骨缺口处可见平滑肌束和结缔组织。

(二) 肺切片(HE 染色)

1. 肉眼观察　结构疏松,呈蜂窝状,其中较大的腔隙为血管和支气管的断面。

2. 显微镜观察　可见许多染色深浅不同、大小不等、形状不规则的泡状结构为肺泡的断面。肺泡与肺泡之间的薄层结缔组织为肺泡隔。肺泡之间还可见一些细小的支气管断面。

(1) 细支气管及终末细支气管:管腔小,管壁薄,黏膜突向管腔形成许多纵形皱襞。细支气管的结构特点是黏膜上皮中的杯形细胞、黏膜下层的混合腺及外膜的软骨片明显减少乃至消失,杯状细胞、混合腺、软骨片完全消失的更细的细支气管为终末细支气管,平滑肌呈完整环形。

(2) 呼吸性细支气管:由于管壁出现肺泡,故管腔很不规则。管壁内衬有单层柱状或立方上皮,上皮深面有少量的结缔组织与平滑肌。

(3) 肺泡管与肺泡囊:管壁几乎全部由肺泡围成的管为肺泡管,相邻肺泡开口处,肺泡隔末端呈结节状膨大(HE 染色标本呈粉红色,其中有什么成分?);肺泡囊是许多肺泡的共同开口之处,相邻肺泡开口处无结节状膨大。

(4) 肺泡:切片中所见到的囊泡状结构都是肺泡。高倍镜下,肺泡壁两种上皮细胞常不易区分,偶尔在肺泡壁上可见较大的立方形细胞突向肺泡腔,即为 Ⅱ 型肺泡细胞。

(5) 肺泡隔:肺泡隔内有丰富的毛细血管(你能指出血-气屏障的位置吗?),有时在肺泡隔或肺泡腔内可以见到体积较大、形态不规则的肺巨噬细胞、有的肺巨噬细胞的胞质内含有吞噬的黑色灰尘颗粒,此即尘细胞。

实验十二　泌尿系统

一、实验目的

（一）掌握内容

1. 泌尿系统的组成。
2. 肾的形态、位置、被膜。
3. 输尿管的分部、狭窄及意义。
4. 膀胱的形态、位置、膀胱三角。

（二）熟悉内容

1. 肾的剖面结构。
2. 女性尿道的特点。

（三）了解内容

1. 肾的血液循环特点。
2. 输尿管的起止、走行。
3. 膀胱与腹膜的关系。

二、实验材料

1. 男女性泌尿系统概观标本。
2. 腹膜后间隙的器官标本。
3. 通过肾中部横切的腹膜后隙标本。
4. 肾的冠状切面标本。
5. 男女性盆部正中矢状切面标本。
6. 膀胱的冠状切面标本。

三、实验内容

1. 取男女性泌尿系统概观标本观察肾、输尿管、膀胱和尿道的形态。

2. 取腹膜后间隙的器官标本观察肾门、肾蒂,左右肾的位置,肾门的体表投影;观察输尿管的起止、行程、分部以及 3 个狭窄所在的部位;观察膀胱的位置。

3. 取通过肾中部横切的腹膜后间隙器官标本观察肾的三层被膜的位置关系。

4. 取肾的冠状切面标本观察肾的剖面结构中皮质和髓质的构造,肾窦的内容及肾小盏、肾大盏、肾盂的移行关系。

5. 取男女性盆部正中矢状切面标本观察膀胱与腹膜的关系,男、女两性膀胱毗邻的差异;观察女性尿道的走行和尿道开口位置、与周围器官的毗邻关系。

6. 取膀胱的冠状切面标本观察膀胱黏膜的形态及膀胱三角的位置,辨认输尿管口和输尿管间襞。

实验十三　泌尿系统微细结构

一、实验目的

（一）掌握内容

肾单位的结构和功能。

（二）了解内容

1. 球旁复合体的组成、结构特点和功能。

2. 集合小管的结构特点及功能。

（三）熟悉内容

输尿管壁和膀胱壁的结构。

二、实验材料

1. 肾切片（HE 染色）。

2. 输尿管片。

3. 膀胱片。

三、实验内容

1. 肉眼观察　染色较深的部位是肾皮质，较浅的部位是肾髓质。

2. 低倍镜观察　肾皮质内见许多淡红色圆形结构是肾小体的断面，密集在肾小体周围的腔管是近端小管和远端小管曲部，皮质深面是无肾小体分布的肾髓质，主要由排列密集的肾小管构成。

3. 高倍镜观察

（1）肾小体：为体积较大的圆形或椭圆形结构，中央为血管球，其周围可见单层扁平细胞，为肾小囊外层细胞，肾小囊内层细胞与毛细血管内紧贴，不易区别。两者之间有一透亮的间隙，为肾小囊腔。

（2）近端小管曲部：管壁上皮为单层立方形或锥体细胞，上皮细胞界限不清，游离面有染成淡红色的刷状缘（由微绒毛构成），管腔小而不规则。

（3）远端小管曲部：管壁为单层立方上皮，上皮细胞间界限清晰，细胞游离面无刷状缘，管腔较大而规则。

（4）细段：管壁薄，由单层扁平上皮构成，管腔小。

（5）集合小管：管壁由单层立方或单层柱状上皮构成，细胞界限清晰，管腔较大。

4. 示教　致密斑和球旁细胞。

实验十四　男性生殖器官

一、实验目的

（一）掌握内容

1. 睾丸及附睾的形态、位置及功能。

2. 输精管的行程，射精管的组成和开口。

3. 阴茎的分部和构成。

4. 男性尿道的分部和结构特点。

（二）熟悉内容

1. 男性生殖器官的组成。

2. 生精小管的结构。

3. 精索的位置和结构。

4. 精囊腺的形态、位置。

（三）了解内容

1. 前列腺的形态、位置及主要毗邻。

2. 尿道球腺的位置和开口。

3. 阴囊的形态和构造。

二、实验材料

1. 男性生殖器概观标本。

2. 男性正中矢状切面标本。

3. 阴茎的解剖标本和横切标本。

4. 睾丸的组织切片。

三、实验内容

1. 取男性生殖器官概观标本观察睾丸和附睾的位置和形态。

2. 取男性生殖器官概观标本观察输精管的起始、行程。

3. 取男性骨盆腔正中矢状切面标本，在膀胱底的后方，观察精囊的形态；在膀胱颈的后下方，观察射精管的合成、行程和开口部位。

4. 取男性骨盆腔正中矢状切面标本和男性生殖器官概观标本观察前列腺的形态及其与周围结构的位置关系，观察尿道球腺的位置和形态。

5. 在标本上观察阴茎头、体及根，观察阴茎的构造及三条海绵体的形态和位置关系，检查尿道外口的位置和形态，查看阴茎包皮及包皮系带的位置和构成，观察阴囊的构造和内容。

6. 取男性骨盆腔正中矢状切面标本，观察男性尿道的起始和、分部、弯曲、扩大和狭窄的形态和部位。

7. 示教睾丸、附睾、前列腺、输精管的组织结构。

实验十五　女性生殖器官

一、实验目的

（一）掌握内容

1. 卵巢的形态、位置及功能。

2. 输卵管的形态、分部及各部的形态结构。

3. 子宫的形态、位置、分部及固定装置。

（二）熟悉内容

1. 阴道的位置、形态。

2. 乳房和会阴的结构。

（三）了解内容

1. 女阴的位置和形态结构。
2. 卵巢的微细结构。
3. 子宫壁的组织结构。

二、实 验 材 料

1. 女性生殖系统的整体观标本。
2. 女性盆腔正中矢状切面标本及模型。
3. 女性内生殖器解剖标本。
4. 乳房解剖标本,女阴标本及模型。
5. 卵巢切片、子宫壁切片(HE 染色)。

三、实 验 内 容

（一）标本观察

取女性生殖系统的整体观标本、盆腔正中矢状切面模型、女性内生殖器解剖标本,观察各器官的形态、结构及其位置关系等。

1. 卵巢　辨认卵巢上方有分叉的血管即髂总动脉,观察卵巢的形态及其与子宫阔韧带的关系。
2. 子宫　观察子宫的外形、分部,辨认子宫峡;观察子宫腔和子宫颈管的形态、连通关系;观察子宫在盆腔中的位置及与膀胱、直肠和阴道的毗邻关系,辨认固定子宫的韧带。
3. 输卵管　寻找输卵管伞,以观察、辨认输卵管的形态,并分别指出输卵管的四部分。
4. 阴道　观察阴道与子宫颈的关系,辨认阴道后穹与直肠的陷凹的关系。
5. 女阴　在女阴模型上注意区分阴道口与尿道外口,辨认阴阜、大阴唇、小阴唇、阴道前庭、阴蒂的形态。
6. 乳房　在乳房解剖标本上,观察乳房的外形、输乳管的排列方向和乳房悬韧带的位置。
7. 会阴　观察会阴的范围和分区,察看男、女会阴区通过的器官及狭义会阴的位置。

（二）示教

取卵巢切片和子宫壁切片示教

实验十六　生殖器官微细结构

一、实 验 目 的

熟悉卵巢和子宫的微细结构。

二、实 验 材 料

1. 卵巢切片
2. 子宫切片(内膜为增生期)
3. 子宫切片(内膜为分泌期)

三、实 验 内 容

(一) 卵巢切片(HE 染色)

1. 肉眼观察　卵巢表面淡红色薄膜结构为卵巢白膜。

2. 低倍镜观察　卵巢皮质位于卵巢的周围部,其内有许多不同发育阶段的卵泡,卵巢髓质位于卵巢的中央部,疏松结缔组织及血管等构成。

3. 高倍镜观察　主要观察卵巢皮质。

(1) 原始卵泡:位于卵巢皮质的浅层,贴近卵巢白膜,体积小,数量多,每个原始卵泡可见中央有一个较大的而圆的初级卵母细胞及包绕在初级卵母细胞周围的一层扁平细胞,及卵泡细胞。

(2) 生长卵泡:初级卵泡和次级卵泡合成为生长卵泡。因多处于不同发育阶段,故其形态结构和大小并不完全相同。主要特点如下:①卵泡中央的初级卵母细胞体积增大,周围出现嗜碱性的透明带。②卵泡细胞增生,形成多层。③卵泡细胞之间有大小不一的小腔隙,并汇合成为一个大卵泡腔。④围绕透明带周围的卵泡细胞呈放射状排列,称放射冠。⑤初级卵母细胞、透明带、放射冠突出于卵泡腔一侧,形成卵丘。⑥卵泡周围的结缔组织形成卵泡膜

(3) 成熟卵泡:体积更大,并向卵巢表面突出,切片上很难见到。

(二) 子宫(子宫内膜为增生期,HE 染色)

(1) 肉眼观察:染成淡紫蓝色的一面为子宫内膜,染成红色的部分主要为子宫肌层。

(2) 低倍镜观察:由子宫内膜向子宫外膜逐层观察。

1) 内膜:内表面为单层柱状上皮,染成淡紫蓝色,上皮深面为固有层,固有层结缔组织较厚,可见许多染成淡紫蓝色的管状腺体。

2) 肌层:最厚,主要有相互交织的平滑肌束构成,故层次不明显,肌层之间有许多较大的血管。

3) 外膜:为浆膜。

(三) 子宫(子宫内膜为分泌期,HE 染色)

低倍镜下观察,此期内膜的主要特点是子宫内膜较增生期明显增厚,管状腺体增长、弯曲。管腔内有染成红色的分泌物。

实验十七　心　　　脏

一、实 验 目 的

(一) 掌握内容

1. 心的位置、外形。

2. 心腔内部结构。

(二) 熟悉内容

1. 心包腔、心的传导系统。

2. 冠状沟起始、引程和分布。

(三) 了解内容

1. 心壁的构造。

2. 心壁的微细结构。

二、实 验 材 料

1. 胸腔的解剖标本。

2. 心离体标本和模型。

3. 心腔的解剖标本。

4. 牛心的传导系统标本。

5. 心壁的组织切片。

三、实 验 内 容

(一) 心

1. 在胸腔解剖标本上,观察心的位置、外形及毗邻关系。

2. 在心的离体标本和模型上,观察心的外形,心尖、心底、心的三缘、胸肋面、膈面的形态和构成。辨认心表面的冠状沟,前室间沟和后室间沟,注意它们与心房和心室的关系。结合标本,在活体的胸前壁划出心的投影。

3. 取心脏的解剖标本观察心腔内部结构:

(1) 右心房:辨认上腔静脉口、下腔静脉口和右房室口。在右房室口与下腔静脉口之间寻找冠状窦口。在房间隔的下部寻找卵圆窝。

(2) 右心室:在右房室口的周缘,观察三尖瓣的形态和开口方向,以及瓣膜、腱索、乳头肌的连接关系。在肺动脉口的周缘,观察肺动脉瓣的形态和开口方向。

(3) 左心房:辨认肺静脉口(每侧两个)和左房室口。

(4) 左心室:在左房室口处,观察二尖瓣的形态和开口方向。观察腱索与瓣膜、乳头肌的连接关系。在主动脉口的周缘,观察主动脉瓣的形态和开口方向。

4. 在心腔的解剖标本上辨认心壁的结构:辨认心内膜、心肌层和心外膜,以及心内膜与瓣膜的关系。比较心房壁和心室壁,以及左、右心室壁的厚度。在左、右心室之间,寻找室间隔,观察其肌部和膜部的位置。

5. 在牛心的传导系统标本或心的模型上,观察窦房结和房室结的位置以及房室束、左右束支的走行。

6. 取心的血管标本,观察心的动脉和静脉。在主动脉的根部附近辨认左、右冠状动脉的起始,并追踪观察其行程、分支和分布。在冠状沟的后部辨认冠状窦和心静脉的主要属支。

7. 取胸腔解剖标本,辨认纤维性心包和浆膜性心包,观察心包腔的构成。

(二) 示教

心壁的组织切片。

实验十八　血　　　管

一、实 验 目 的

(一) 掌握内容

1. 主动脉的起始,行程和分部。

2. 头颈、上肢,胸部、腹部、盆部和下肢动脉主干的名称,行程及其主要分支和分布。

3. 全身主要的动脉搏动部位和止血点。

4. 颈内静脉、颈外静脉、上肢浅静脉、下肢浅静脉的行程、注入部位。

（二）熟悉内容

1. 上腔静脉系的组成。上腔静脉的位置、重要属支的名称及收集范围。

2. 下腔静脉系的组成。下腔静脉的位置、行程、主要属支的名称及收集范围。

3. 肝门静脉组成、主要属支的名称和收集范围。肝门静脉系与上、下腔静脉系的吻合。

（三）了解内容

1. 肺动脉干及左、右肺动脉的行程。

2. 肺静脉的行程和注入部位。

3. 大、中、小动脉和中静脉管壁的微细结构。

二、实 验 材 料

1. 躯干后壁的血管标本。

2. 头颈部、上肢的血管标本。

3. 胸腔和腹腔的血管标本。

4. 盆部和下肢的血管标本。

5. 腹部的静脉标本。

6. 肝标本。

7. 肝门静脉系与上、下腔静脉系的吻合模型。

8. 大、中、小动脉和中静脉的组织切片。

9. 显微镜。

三、实 验 内 容

（一）肺循环的血管

1. 取胸腔解剖标本,观察肺动脉干的起始、行程及左、右肺动脉的行程。在肺动脉干分叉处和主动脉弓下缘之间辨认动脉韧带。

2. 取胸腔解剖标本,观察肺静脉,每侧各两条,在肺动脉的前下方离肺,穿过心包,注入左心房。

（二）体循环的动脉

1. 取躯干后壁的血管标本,观察主动脉的起始、行程和分部和各部分支的分布概况。辨认主动脉弓上的三大分支。

2. 取头颈部的血管标本,观察左、右颈总动脉的起始、行程和分支。在颈总动脉末端和颈内动脉的起始部辨认颈动脉窦,以及位于颈总动脉分叉处后方的颈动脉小球。观察颈内动脉和颈外动脉的行程。确认颈外动脉的各重要分支,并观察其行程和分布。结合标本,在活体上找出和面动脉和颞浅动脉的压迫止血点。

3. 取头颈部、上肢的血管标本。先观察左、右锁骨下动脉的起始和行程然后观察其重要分支。

（1）腋动脉:位于腋窝内,观察其分支的分布。

（2）肱动脉:在肱二头肌的内侧辨认肱动脉,观察其行程和分支的分布。对照标本,在活体上确定肱动脉的压迫止血点和测听血压的部位。

（3）观察尺动脉和桡动脉在前臂的行程和其分支和分布。结合标本,在活体上触摸桡动脉搏动最明显的部位。

（4）对照标本,在活体上划出掌浅弓的投影部位和确定指掌侧固有动脉的压迫止血点。

4. 取躯干后壁的血管标本,观察胸主动脉的位置和分支,辨认肋间后动脉和肋下动脉

5. 在躯干后壁和腹腔的血管标本上进行观察。

（1）腹腔干:在隔的主动脉裂孔下方,辨认腹腔干,并按以下要点辨认其分支:在胃小弯侧近贲门处辨认胃左动脉。在胰头上方辨认向右前方走行的肝总动脉,观察其分支肝固有动脉和胃十二指肠动脉的分布。在胰的上缘辨认脾动脉。在观察完毕后,总结胃的动脉供应和各动脉的走行部位。

（2）肠系膜上动脉:在肠系膜根内辨认肠系膜上动脉,观察其行程和分支分布。注意阑尾动脉的行经部位。

（3）肠系膜下动脉:在肠系膜上动脉起点下方,寻找肠系膜下动脉及其终支直肠上动脉,观察其行程和分支的分布。

（4）肾动脉、肾上腺中动脉和睾丸动脉:先寻查肾动脉,然后在肾动脉的稍上方和稍下方,分别辨认肾上腺中动脉和睾丸动脉,观察它们的行程和分布。

6. 在盆部和下肢的血管标本上,观察髂总动脉、髂外动脉和髂内动脉的位置。

（1）髂内动脉:辨认其主要分支和分布。观察子宫动脉的行程和分布,并注意它与输尿管的位置关系。

（2）髂外动脉:观察其行程和分支的分布。

7. 在盆部和下肢的血管标本上,观察下肢的动脉的行程和分支分布。

（1）股动脉:在股三角内辨认股动脉,观察其与股神经和股静脉的位置关系。对照标本,在活体上触摸股动脉的搏动。

（2）腘动脉及其终支:首先在腘窝内辨认腘动脉,然后在腘窝下部,寻查胫前动脉和胫后动脉的起始。观察胫前动脉的行程和分支的分布,注意它和足背动脉的移行部位。对照标本,在活体上触膜足背动脉的搏动。

（三）体循环的静脉

1. 取胸腔的解剖标本,在升主动脉的右侧寻找上腔静脉,观察其合成、行程和注入部位。观察奇静脉注入上腔静脉的部位。观察头臂静脉的位置和合成。

2. 取头颈部的血管标本,观察以下静脉。

（1）颈内静脉:在颈总动脉的外侧辨认颈内静脉,观察其行程,以及它与锁骨下静脉共同形成的静脉角。在面部辨认与面动脉伴行的面静脉,并辨认它的注入部位。

（2）颈外静脉:在胸锁乳突肌的表面辨认颈外静脉,观察它的收集范围和注入部位。

（3）锁骨下静脉:在胸锁关节的后方,辨认锁骨下静脉,注意它与上肢深静脉的延续关系和与同名动脉的位置关系。

3. 取上肢的血管标本。观察上肢的深静脉和浅静脉。

（1）上肢的深静脉:上肢的深静脉与其同名的动脉伴行,最后合成腋静脉。腋静脉在第1肋的外缘延续为锁骨下静脉。

（2）上肢的浅静脉:在肱二头肌的外侧寻找头静脉,观察其起始、行程及注入部位。在前臂前面的尺侧缘寻找贵要静脉,观察其起始、行程和注入部位。在肘窝的前方观察连接头静脉和贵要静脉的肘正中静脉。在手背观察手背静脉网。

4. 取躯干后臂的血管标本,观察位于脊柱胸段右侧的奇静脉,检查其行程、注入部位和收集范围。在腹主动脉的右侧辨认下腔静脉,观察其合成、行程和注入部位。

5. 取盆部和下肢的血管标本观察。

（1）下肢的深静脉：都与同名动脉伴行。观察时应注意股静脉与股动脉的位置关系，以及股静脉与髂外静脉的移行部位。

（2）下肢的浅静脉：有两条主干，即大隐静脉和小隐静脉，可分别在内踝的前方和外踝后方辨认，确认后，分别追踪它们的起始、行程和注入部位。

6. 取盆部和下肢的血管标本，在小骨盆上口的后部，观察髂总静脉的位置和合成。沿骨盆腔侧壁向内下寻找髂内静脉及其主要属支；检查髂外静脉的位置及其属支。

7. 取腹部的静脉标本观察。

（1）肾静脉：与同名动脉伴行，观察它的注入部位。

（2）睾丸静脉：与同名动脉伴行。比较左、右睾丸静脉的注入部位。

（3）肝静脉：取剥除下腔静脉的肝标本，在右纵沟的后部辨认肝静脉，观察它的注入部位。

（4）肝门静脉：在肝十二指肠韧带内，胆总管和肝固有动脉的后方辨认肝门静脉，观察它的合成和注入部位，在观察其合成时，同时查看肠系膜下静脉的注入部位。

在肝门静脉系与上、下腔静脉系吻合模型上辨认食管静脉丛，直肠静脉丛和脐周静脉网，并由此追踪观察肝门静脉高压时的侧支循环途径，理解肝门静脉高压时呕血和便血的原因。

实验十九　淋巴系统

一、实验目的

（一）掌握内容
1. 胸导管和右淋巴导管的起始、行程、注入部位和收集范围。
2. 脾、胸腺的位置和形态。

（二）熟悉内容
1. 颈外侧深淋巴结的位置、收集范围和颈干的形成。
2. 腋淋巴结的位置、收集范围和锁骨下干的形成。
3. 腹股沟淋巴结群及各群的位置、收集范围及输出管的去向。

（三）了解内容
观察胸、腹、盆腔各淋巴结群的位置、收集范围，以及支气管纵隔干、腰干和肠干的形成。

二、实验材料

1. 全身浅淋巴结的标本和模型。
2. 胸导管和右淋巴导管的标本、模型。
3. 胸、腹、盆腔的淋巴结标本。
4. 小儿胸腺的解剖标本。
5. 胸腔的解剖标本和离体的脾标本。

三、实验内容

（一）胸导管
取胸导管标本观察。在第1腰椎前方辨认膨大的乳糜池，以及汇入其中的左、右腰干和肠干，观察胸导管的行径和注入部位。在观察其行径时，注意胸导管和脊柱、食管的位置关系。在胸导管注入左静脉角处，寻认左颈干、左锁骨下干和左支气管纵隔干。

（二）淋巴结和淋巴结群

1. 淋巴结的形态　选取一个外形正常的淋巴结,仔细辨认其输入淋巴管和输出淋巴管。

2. 全身重要的淋巴结群　在标本上观察下列各淋巴结群的分布:①颈外侧深淋巴结;②腋淋巴结;③胸骨旁淋巴结和支气管肺门淋巴结;④腰淋巴结、胃周围淋巴结合肠系膜上、下淋巴结;⑤髂总淋巴结和髂内、外淋巴结;⑥腹股沟浅淋巴结。

（三）脾

在腹腔标本上,观察脾在腹腔内的位置,脾与左侧肋弓的位置关系。取离体的脾标本,观察其形态,辨认其脏面的脾门和上缘的脾切迹。

（四）胸腺

在小儿胸腺的标本上,观察胸腺的位置和形态。

实验二十　中枢神经系统

一、实验目的

（一）掌握内容

1. 脊髓的内部结构。

2. 脑的组成。

3. 脑干的组成、外形。

4. 小脑的外形,小脑扁桃体的位置及意义。

5. 端脑的分叶及重要的沟和回。

6. 侧脑室、第三脑室、第四脑室的位置及连通情况。

7. 大脑镰、小脑幕的构造,硬脑膜窦的名称及汇流。

（二）熟悉内容

1. 脊髓的外形。

2. 脑干的内部结构。

3. 间脑的组成及功能。

4. 胼胝体的分部、基底核的组成。

5. 脑的动脉供应。

6. 躯干、四肢本体感觉、浅感觉,头面部浅感觉,视觉传导通路,锥体系。

（三）了解内容

1. 小脑的内部结构。

2. 联络纤维、连合纤维。

3. 脊髓的动脉供应。

4. 脑的静脉回流。

二、实验材料

1. 脊髓标本。

2. 脑正中矢状切标本、全脑标本。

3. 硬脑膜标本。

4. 脊髓横断面模型。

5. 脑分部模型。

6. 脑、脊髓血管模型。

7. 主要传导路模型。

8. 脑神经核模型。

三、实验内容

1. 在脊髓标本、模型上观察脊髓的外形。

2. 在脊髓横断面模型上观察、理解脊髓的内部构造。

3. 在脑干模型上观察脑干的外形。

4. 在脑神经核模型上理解脑干的内部构造。

5. 在小脑标本、模型上观察小脑外形,理解小脑内部结构。

6. 在脑干模型上观察理解间脑的分部。

7. 在端脑标本、模型上区分端脑的各叶,主要的沟和回。

8. 在观察硬脑膜标本,重点理解大脑镰、小脑幕的特点,观察硬脑膜窦。

9. 在脑、脊髓血管模型上观察脑和脊髓的动脉供应及主要分支。

10. 在正中矢状切标本、模型上理解脑室的连通情况及脑脊液的循环过程。

11. 在传导路模型上理解各主要传导通路的构成及特点。

实验二十一　周围神经系统

一、实验目的

(一) 掌握内容

1. 颈丛的位置,膈神经的走行及分布。

2. 臂丛的位置,外侧束、内侧束、后束的位置,肌皮神经、正中神经、尺神经、桡神经、腋神经的走行及分布。

3. 腰丛的位置,股神经、闭孔神经的走行及分布。

4. 骶丛的位置,坐骨神经的走行、分支、分布。

5. 12 对脑神经的名称、性质。

(二) 熟悉内容

1. 颈丛皮支的名称、走行及分布。

2. 胸神经前支的走行及分布。

(三) 了解内容

Ⅰ、Ⅱ、Ⅲ、Ⅳ、Ⅵ、Ⅷ、Ⅸ、Ⅺ、Ⅻ对脑神经的走行及分布。

二、实验材料

1. 显示脊神经各神经丛及主要分支的尸体。

2. 颈丛皮支模型。

3. 臂丛模型。

4. 胸神经前支模型。

5. 腰丛、骶丛模型。

6. 脑神经模型(以三叉神经为主)。

7. 面神经颅外分支模型。

8. 三叉神经标本。

9. 面神经标本。

三、实 验 内 容

1. 在尸体、模型上观察颈丛的位置,膈神经的走行,在模型上观察颈丛皮支的浅出过程及分支分布情况。

2. 在臂丛模型、尸体上观察臂丛的位置、辨别臂丛分支,观察其走行过程及分布情况。

3. 在胸神经模型及尸体上观察肋间神经的走行。

4. 在腰丛模型、尸体上观察腰丛位置,分支的走行及分布。

5. 在骶丛模型上观察骶丛的位置,在尸体上观察其分支的走行及分布。

6. 用脑神经模型观察探讨各脑神经的出颅部位及分支分布情况。

实验二十二　内分泌系统

一、实 验 目 的

(一) 掌握内容

1. 内分泌系统的组成。

2. 甲状腺的形态位置。

3. 甲状腺的组织结构。

(二) 熟悉内容

1. 肾上腺的形态位置。

2. 垂体的形态位置。

3. 肾上腺的组织结构。

(三) 了解内容

1. 甲状旁腺的形态位置。

2. 垂体的组织结构。

二、实 验 材 料

1. 颈部的解剖标本。

2. 游离的喉连气管颈段与甲状腺解剖标本。

3. 腹膜后间隙的器官标本。

4. 头部正中矢状切面标本。

5. 组织切片。

三、实 验 内 容

1. 利用颈部的解剖标本,观察甲状腺的位置和外形。

2. 利用游离的喉连气管颈段与甲状腺解剖标本,在甲状腺侧叶后方寻找甲状旁腺。

3. 在腹膜后间隙的器官标本上,观察两肾上腺的位置、左右肾上腺形态上的区别。

4. 利用头部正中矢状切面标本,观察垂体、松果体的位置和形态。

5. 示教甲状腺、肾上腺、垂体的组织结构。

实 验 二 十 三 　 感 觉 器 官

一、实 验 目 的

(一) 掌握内容

1. 眼球壁的层次、分部及形态特点。

2. 眼球内容物的组成及各部的形态特点。

(二) 熟悉内容

耳结构。

(三) 了解内容

眼副器的构成。

二、实 验 材 料

1. 眼球标本。

2. 眼球模型。

3. 耳的模型。

4. 听小骨标本。

5. 迷路模型。

三、实 验 内 容

1. 观察眼球模型及标本的外形、眼球壁的三层结构,晶状体、玻璃体、眼球前、后房。

2. 在活体观察上、下睑、睑缘、睫毛、内、外眦、泪点、结膜上、下穹。

3. 观察耳的模型中耳郭形态,外耳道分部和弯曲,鼓膜的位置、外形和分部。

4. 观察听小骨形态、咽鼓管及其方向与连通。

5. 分别观察骨迷路、膜迷路分部和位置关系。

实 验 二 十 四 　 胚 胎 发 育 概 要

一、实 验 目 的

(一) 掌握内容

1. 人体胚胎前 8 周发育的主要结构。

2. 胎膜的结构。

3. 胎盘的结构。

(二) 熟悉内容

蜕膜的结构。

(三) 了解内容

胎儿期的外形变化。

二、实验材料

1. 受精至胚泡形成模型。
2. 植入过程模型。
3. 三胚层分化模型。
4. 胎膜、胎盘、子宫模型。
5. 胎盘标本。
6. 3 个月至足月胎儿标本。
7. 常见的畸形标本。

三、实验内容

1. 取受精至胚泡形成模型观察受精卵、卵裂和胚泡的形态。
2. 取植入过程模型观察植入部位、过程。
3. 取三胚层分化模型观察三胚层形态的变化。
4. 取胎膜、胎盘、子宫模型观察蜕膜、胎膜的组成、胎盘的结构。
5. 取胎盘标本观察胎盘形态、结构。
6. 取 3 个月至足月胎儿标本观察各时期胚胎的形态。
7. 取常见的畸形标本观察。

参 考 文 献

白咸勇,谌宏鸣.2006.组织学与胚胎学.北京:科学出版社

柏树令,应大军.2013.系统解剖学.第8版.北京:人民卫生出版社

程辉龙,涂腊根.2010.人体解剖学与组织胚胎学.北京:科学出版社

丁国方,张建国.2011.人体解剖学.第2版.北京:人民卫生出版社

丁自海,范真.2012.人体解剖学.第2版.北京:人民卫生出版社

窦肇华.2009.正常人体结构.第2版.北京:人民卫生出版社

傅文学,桂勤,胡小和.2013.人体解剖学与组织胚胎学.北京:科学出版社

盖一峰,范真,路兰红.2011.人体解剖学与组织胚胎学.第2版.西安:第四军医大学出版社

高英茂等.2010.组织学与胚胎学.第2版.北京:人民卫生出版社

李长文,罗明,赵海玉.2003.正常人体学基础学习指导.郑州:河南人民出版社

李一忠,苏传怀.2012.人体解剖学与组织胚胎学.第2版.西安:第四军医大学出版社

刘桂萍.2010.护理应用解剖学.北京:人民卫生出版社

宁国强.2013.人体解剖学与组织胚胎学.南昌:江西科学技术出版社

王怀生.2005.人体解剖学.北京:高等教育出版社

王怀生,袁耀华.2012.人体解剖学基础.第2版.北京:高等教育出版社

邢贵庆.1997.解剖学及组织胚胎学.第3版.北京:人民卫生出版社

杨壮来.2010.人体结构学.北京:高等教育出版社

邹仲之,李继承.2013.组织学与胚胎学.第8版.北京:人民卫生出版社

人体解剖学与组织胚胎学教学大纲

一、课程性质和任务

人体解剖学与组织胚胎学是一门关于正常人体形态结构及其发生发展规律的课程,是医学及医学相关专业学生必修的一门重要基础课程。其主要任务是使学生对正常人体的形态结构和发生发展规律形成初步认识,掌握本课程相关实践操作的基本技能,逐渐培养学生良好的职业素质,为学习后续课程及终身学习奠定基础。

二、课程教学目标

(一)知识教学目标

1. 掌握正常人体主要器官的位置、形态结构。
2. 理解重要器官的组织结构和功能。
3. 了解人体胚胎发育的概况。

(二)技能教学目标

1. 能识别人体主要器官的位置、形态和毗邻。
2. 能规范、熟练地完成相关的一些基本实践操作。
3. 能用基本知识分析、解释一些生活现象和临床问题。

(三)思想教育目标

1. 遵守医学生行为规范,初步形成良好的职业道德。
2. 具有仁爱之心、人际沟通能力和团结协作精神。
3. 具有严谨的求学态度、科学的思维能力和创新精神。

三、教学内容和要求

教学内容	教学要求			教学活动参考	教学内容	教学要求			教学活动参考
	了解	理解	掌握			了解	理解	掌握	
绪论	√			1. 理论讲授:多媒体演示讲授。	第四章　运动系统				
第一章　细胞		√			第一节　骨及骨连接				
第二章　基本组织					一、总论		√		
第一节　上皮组织细胞		√		2. 实验操作:标本、模型、实物观察,实际操作。	二、颅骨及其连接		√		
第二节　结缔组织		√			三、躯干骨及其连接			√	
第三节　肌组织		√		3. 互动教学:案例分析与讨论。	四、四肢骨及其连接			√	
第四节　神经组织		√			第二节　骨骼肌				
第三章　皮肤					一、总论	√			
第一节　皮肤的结构		√			二、头颈肌		√		
第二节　皮下组织		√			三、躯干肌		√		
第三节　皮肤的附属结构	√				四、四肢肌	√			

续表

教学内容	教学要求			教学活动参考	教学内容	教学要求			教学活动参考
	了解	理解	掌握			了解	理解	掌握	
第五章　消化系统					第一节　肾				
第一节　概述		√			一、肾的形态			√	
第二节　消化管					二、肾的位置与毗邻			√	
一、消化管壁的一般结构	√				三、肾的被膜		√		
二、口腔		√			四、肾的构造		√		
三、咽			√		五、肾的微细结构		√		
四、食管			√		第二节　输尿管				
五、胃			√		一、输尿管的行程和分段			√	
六、小肠			√		二、输尿管的狭窄			√	
七、大肠			√		第三节　膀胱				
第三节　消化腺					一、膀胱的形态			√	
一、肝			√		二、膀胱的位置和毗邻		√		
二、胰			√		三、膀胱壁的构造	√			
第四节　腹膜					第四节　尿道				
一、腹膜与腹膜腔的概念	√				第八章　男性生殖器				
二、腹膜与脏器的关系	√				第一节　内生殖器			√	
三、腹膜形成的结构		√			第二节　外生殖器		√		
第六章　呼吸系统					第八章　女性生殖器				
第一节　呼吸道					第一节　内生殖器			√	
一、鼻		√			第二节　外生殖器		√		
二、咽（见第三章消化系统）			√		第三节　会阴和乳房				
三、喉			√		一、会阴		√		
四、气管与主支气管			√		二、乳房		√		
第二节　肺					第九章　心血管系统				
一、肺的位置和形态			√		第一节　心			√	
二、肺内支气管和支气管肺段	√				第二节　动脉		√		
三、肺的微细结构		√			第三节　静脉		√		
第三节　胸膜与纵隔					第十章　淋巴系统				
一、胸膜	√				第一节　淋巴管道		√		
二、胸膜和肺的体表投影	√				第二节　淋巴组织		√		
三、纵隔	√				第三节　淋巴器官		√		
第七章　泌尿系统					第十一章　神经系统				
					第一节　中枢神经系统				
					一、脊髓		√		
					二、脑		√		

续表

教学内容	了解	理解	掌握	教学活动参考	教学内容	了解	理解	掌握	教学活动参考
三、脑和脊髓的被膜、血管与脑脊液	✓				第十三章 感觉器官				
第二节 周围神经系统					第一节 视器				
一、脊神经		✓			一、眼球		✓		
二、脑神经		✓			二、眼副器	✓			
三、内脏神经	✓				第二节 耳				
第三节 神经传导通路					一、外耳	✓			
一、感觉传导通路	✓				二、中耳		✓		
二、运动传导通路	✓				三、内耳		✓		
第十二章 内分泌系统					第十四章 胚胎学概要				
第一节 甲状腺					第一节 受精			✓	
一、甲状腺的形态和位置			✓		第二节 胚胎早期发育	✓			
二、甲状腺的组织结构	✓				一、卵裂、胚泡形成和植入		✓		
第二节 甲状旁腺	✓				二、胚层的形成和分化	✓			
第三节 肾上腺					第三节 胎膜与胎盘				
一、肾上腺的形态和位置		✓			一、胎膜			✓	
二、肾上腺的组织结构		✓			二、胎盘			✓	
第四节 垂体					第四节 胎儿血液循环				
一、垂体的形态和位置		✓			一、胎儿心血管系统的结构特点			✓	
二、垂体的组织结构	✓				二、胎儿血液循环的途径	✓			
第五节 松果体	✓				第五节 双胎和多胎	✓			

四、教学大纲说明

(一) 适用对象与参考学时

本教学大纲可供五年制高职临床医学、护理、助产、药学、医学检验技术等专业使用,也可供三年制高职及中职医学相关专业选用。总学时为 108 学时,其中理论教学 63 学时和实践教学 45 学时。

(二) 教学要求

1. 本课程对理论教学部分要求有掌握、理解、了解三个层次。掌握是指对所学的基本知识、基本理论具有深刻的认识,并能灵活地应用所学知识分析、解释生活现象和临床问题。理解是指能够解释、领会概念的基本含义并会应用所学技能。了解是指能够简单理解、记忆所学知识。

2. 本课程突出以培养能力为本位的教学理念,在实践技能方面分为熟练掌握和学会两个层次。熟练掌握是指能够独立娴熟地进行正确的实践技能操作。学会是指能够在教师指导下进行实践技能操作。

(三) 教学建议

1. 在教学过程中要积极采用现代化教学手段,加强直观教学,充分发挥教师的主导作用和学生的主体作用。注重理论联系实际,并组织学生开展必要的临床案例分析讨论,以培养学生的分析问题和解决问题的能力,使学生加深对教学内容的理解和掌握。

2. 实践教学要充分利用教学资源,案例分析讨论等教学形式,充分调动学生学习的积极性和主观能动性,强化学生的动手能力和专业实践技能操作。

3. 教学评价应通过课堂提问、布置作业、单元目标测试、案例分析讨论、期末考试等多种形式,对学生进行学习能力、实践能力和应用新知识能力的综合考核,以期达到教学目标提出的各项任务。

学时分配建议(108 学时)

教学内容	学时数		
	理论	实践	合计
绪论	2	0	2
第一章 细胞	2	2	4
第二章 基本组织	4	2	6
第三章 皮肤	1	1	2
第四章 运动系统	10	6	16
第五章 消化系统	6	7	12
第六章 呼吸系统	4	4	8
第七章 泌尿系统	4	4	8
第八章 男性生殖系统	4	2	6
第九章 女性生殖系统	4	4	8
第十章 心血管系统	6	4	10
第十一章 淋巴系统	1	1	2
第十二章 神经系统	8	4	12
第十三章 内分泌系统	1	1	2
第十四章 感觉器官	4	2	6
第十五章 胚胎发育概要	2	2	4
合计学时	63	45	108